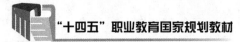

"十四五"职业教育国家规划教材

高等职业教育药学类与食品药品类专业第四轮教材

U0265556

药事管理与法规 第4版

（供药学类、药品与医疗器械类专业用）

主　编　沈　力　李桂荣

副主编　王　强　尹　书　毛　讯　王丹丹　余　虹

编　者（以姓氏笔画为序）

　　　　王　强（益阳医学高等专科学校）

　　　　王丹丹（长春医学高等专科学校）

　　　　王明军（山西药科职业学院）

　　　　毛　讯（漯河医学高等专科学校）

　　　　尹　书（楚雄医药高等专科学校）

　　　　李洁玉（重庆三峡医药高等专科学校）

　　　　李桂荣（山东药品食品职业学院）

　　　　杨怡君（山东医学高等专科学校）

　　　　吴季燕［重庆太极实业（集团）股份有限公司］

　　　　余　虹（重庆医药高等专科学校）

　　　　沈　力（重庆三峡医药高等专科学校）

　　　　林庆云（福建生物工程职业技术学院）

　　　　罗　飞（山东药品食品职业学院）

　　　　舒　阳（长沙卫生职业学院）

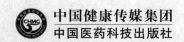

中国健康传媒集团

中国医药科技出版社

内容提要

　　本书是"高等职业教育药学类与食品药品类专业第四轮教材"之一，以国家现行药事管理法规为依据，根据《药事管理与法规》教学大纲的基本要求、课程特点和药品生产、经营、使用等岗位职业能力要求编写而成。内容上涵盖药品注册管理、药品生产管理、药品经营管理、医疗机构药事管理、特殊药品管理等内容。本书突出职业能力培养，岗位针对性强，以项目、任务划分教学单元，以药学实践案例或任务情景设计"学习引导"，以解决任务所必需的法律法规知识构建教材内容，并根据内容需要适时穿插"实例分析""知识链接""即学即练""实践实训"等助学模块，使学生在实际问题情境下能更好地理解法律法规的条文，并能与实际问题结合起来加以解决，提高解决实际问题的能力。本教材为书网融合教材，即纸制教材有机融合电子教材、教学配套资源（PPT、微课、视频等）、题库系统、数字化教学服务（在线教学、在线作业、在线考试），使教学资源更加多样化、立体化。本教材主要供全国高等职业院校药学类、药品与医疗器械类专业使用，也可作为药企、医疗机构工作人员培训教材。

图书在版编目（CIP）数据

　　药事管理与法规/沈力，李桂荣主编 . —4 版 . —北京：中国医药科技出版社，2021.8（2024.9重印）
　　高等职业教育药学类与食品药品类专业第四轮教材
　　ISBN 978 – 7 – 5214 – 2538 – 3

　　Ⅰ.①药…　Ⅱ.①沈…　②李…　Ⅲ.①药政管理－高等职业教育－教材　②药事法规－高等职业教育－教材　Ⅳ.①R95

　　中国版本图书馆 CIP 数据核字（2021）第 143906 号

美术编辑　陈君杞
版式设计　友全图文

出版　**中国健康传媒集团** | 中国医药科技出版社
地址　北京市海淀区文慧园北路甲 22 号
邮编　100082
电话　发行：010 – 62227427　邮购：010 – 62236938
网址　www.cmstp.com
规格　889 × 1194mm $^1/_{16}$
印张　19
字数　517 千字
初版　2008 年 1 月第 1 版
版次　2021 年 8 月第 4 版
印次　2024 年 9 月第 8 次印刷
印刷　河北环京美印刷有限公司
经销　全国各地新华书店
书号　ISBN 978 – 7 – 5214 – 2538 – 3
定价　**55.00** 元

获取新书信息、投稿、为图书纠错，请扫码联系我们。

出 版 说 明

"全国高职高专院校药学类与食品药品类专业'十三五'规划教材"于2017年初由中国医药科技出版社出版，是针对全国高等职业教育药学类、食品药品类专业教学需求和人才培养目标要求而编写的第三轮教材，自出版以来得到了广大教师和学生的好评。为了贯彻党的十九大精神，落实国务院《国家职业教育改革实施方案》，将"落实立德树人根本任务，发展素质教育"的战略部署要求贯穿教材编写全过程，中国医药科技出版社在院校调研的基础上，广泛征求各有关院校及专家的意见，于2020年9月正式启动第四轮教材的修订编写工作。

党的二十大报告指出，要办好人民满意的教育，全面贯彻党的教育方针，落实立德树人根本任务，培养德智体美劳全面发展的社会主义建设者和接班人。教材是教学的载体，高质量教材在传播知识和技能的同时，对于践行社会主义核心价值观，深化爱国主义、集体主义、社会主义教育，着力培养担当民族复兴大任的时代新人发挥巨大作用。在教育部、国家药品监督管理局的领导和指导下，在本套教材建设指导委员会专家的指导和顶层设计下，依据教育部《职业教育专业目录（2021年）》要求，中国医药科技出版社组织全国高职高专院校及相关单位和企业具有丰富教学与实践经验的专家、教师进行了精心编撰。

本套教材共计66种，全部配套"医药大学堂"在线学习平台，主要供高职高专院校药学类、药品与医疗器械类、食品类及相关专业（即药学、中药学、中药制药、中药材生产与加工、制药设备应用技术、药品生产技术、化学制药、药品质量与安全、药品经营与管理、生物制药专业等）师生教学使用，也可供医药卫生行业从业人员继续教育和培训使用。

本套教材定位清晰，特点鲜明，主要体现在如下几个方面。

1. 落实立德树人，体现课程思政

教材内容将价值塑造、知识传授和能力培养三者融为一体，在教材专业内容中渗透我国药学事业人才必备的职业素养要求，潜移默化，让学生能够在学习知识同时养成优秀的职业素养。进一步优化"实例分析/岗位情景模拟"内容，同时保持"学习引导""知识链接""目标检测"或"思考题"模块的先进性，体现课程思政。

2. 坚持职教精神，明确教材定位

坚持现代职教改革方向，体现高职教育特点，根据《高等职业学校专业教学标准》要求，以岗位需求为目标，以就业为导向，以能力培养为核心，培养满足岗位需求、教学需求和社会需求的高素质技能型人才，做到科学规划、有序衔接、准确定位。

3. 体现行业发展，更新教材内容

紧密结合《中国药典》（2020年版）和我国《药品管理法》（2019年修订）、《疫苗管理法》（2019

年）、《药品生产监督管理办法》（2020年版）、《药品注册管理办法》（2020年版）以及现行相关法规与标准，根据行业发展要求调整结构、更新内容。构建教材内容紧密结合当前国家药品监督管理法规、标准要求，体现全国卫生类（药学）专业技术资格考试、国家执业药师职业资格考试的有关新精神、新动向和新要求，保证教育教学适应医药卫生事业发展要求。

4.体现工学结合，强化技能培养

专业核心课程吸纳具有丰富经验的医疗机构、药品监管部门、药品生产企业、经营企业人员参与编写，保证教材内容能体现行业的新技术、新方法，体现岗位用人的素质要求，与岗位紧密衔接。

5. 建设立体教材，丰富教学资源

搭建与教材配套的"医药大学堂"（包括数字教材、教学课件、图片、视频、动画及习题库等），丰富多样化、立体化教学资源，并提升教学手段，促进师生互动，满足教学管理需要，为提高教育教学水平和质量提供支撑。

6.体现教材创新，鼓励活页教材

新型活页式、工作手册式教材全流程体现产教融合、校企合作，实现理论知识与企业岗位标准、技能要求的高度融合，为培养技术技能型人才提供支撑。本套教材部分建设为活页式、工作手册式教材。

编写出版本套高质量教材，得到了全国药品职业教育教学指导委员会和全国卫生职业教育教学指导委员会有关专家以及全国各相关院校领导与编者的大力支持，在此一并表示衷心感谢。出版发行本套教材，希望得到广大师生的欢迎，对促进我国高等职业教育药学类与食品药品类相关专业教学改革和人才培养作出积极贡献。希望广大师生在教学中积极使用本套教材并提出宝贵意见，以便修订完善，共同打造精品教材。

数字化教材编委会

主　编　沈　力　李桂荣

副主编　王　强　尹　书　毛　讯　王丹丹　余　虹

编　者　（以姓氏笔画为序）

王　强（益阳医学高等专科学校）

王丹丹（长春医学高等专科学校）

王明军（山西药科职业学院）

毛　讯（漯河医学高等专科学校）

尹　书（楚雄医药高等专科学校）

李洁玉（重庆三峡医药高等专科学校）

李桂荣（山东药品食品职业学院）

杨怡君（山东医学高等专科学校）

吴季燕［重庆太极实业（集团）股份有限公司］

余　虹（重庆医药高等专科学校）

沈　力（重庆三峡医药高等专科学校）

林庆云（福建生物工程职业技术学院）

罗　飞（山东药品食品职业学院）

舒　阳（长沙卫生职业学院）

本教材以"培养造就大批德才兼备的高素质人才"为目的，以国家现行药事管理法规为依据，参照《药事管理与法规》教学大纲的基本要求、课程特点和药品生产、经营、使用等岗位职业能力要求编写而成。

本教材以党的二十大精神和习近平总书记关于教育的重要论述为指导，以国家现行药事管理法规为依据，参照《药事管理与法规》教学大纲的基本要求、课程特点和药品生产、经营、使用等岗位职业能力要求编写而成。内容上涵盖药品注册管理、药品生产管理、药品经营管理、医疗机构药事管理、特殊药品管理等。本书突出职业能力培养，岗位针对性强，以项目、任务划分教学单元，以药学实践案例或任务情景设计"学习引导"，以任务解决所必需的法律法规知识构建教材内容，根据内容需要适时穿插"实例分析""知识链接""即学即练""实践实训"等助学模块，项目末设置"目标检测"模块，使学生在实际问题情境下更好地理解法律法规的条文，并能与实际问题结合起来加以解决，提高解决实际问题的能力，满足岗位需要、学教需要、社会需要。

本教材紧跟当前药事管理的法律、法规的最新要求，以《药品管理法》（2019 年修订）、《疫苗管理法》《药品生产监督管理办法》（2020 版）、《药品注册管理办法》（2020 版）以及其他现行相关法规为依据编写，保证教材时效性。

本教材为多媒融合教材，实现了纸质教材与数字教材融合，提供师生多种形式的教学资源共享，以满足教与学的需要，教材内容更加生动化、形象化。本套教材在纸质教材建设过程中，搭建与纸质教材配套的"在线学习平台"，增加网络增值服务内容（如课程微课、PPT、试题、视频、文本等），读者可通过 PC、手机阅读电子教材和配套课程资源，并可在线进行同步练习，实时反馈答案和解析。同时，读者也可以直接扫描书中二维码，阅读与教材内容关联的课程资源。

教材编写分工如下：项目一药事管理与药事组织认知由吴季燕编写，项目二药品监督管理体制与法律体系认知由王丹丹编写，项目三药学技术人员管理由余虹编写，项目四药品与药品管理认知由王强、杨怡君编写，项目五特殊管理药品的管理由罗飞、李洁玉编写，项目六中药管理由李洁玉编写，项目七药品信息管理由尹书编写，项目八药品注册管理由毛讯、林庆云编写，项目九药品生产管理由李桂荣编写，项目十药品经营管理由沈力编写，项目十一医疗机构药事管理由王明军、舒阳编写。

本教材供药学类、药品与医疗器械类专业使用，也可供医药行业从业人员继续教育和培训使用。

本教材在编写过程中，得到重庆三峡医药高等专科学校及各位编者所在单位领导的关心和支持，在此表示衷心感谢。药事管理与法规在我国正处于快速发展中，书中疏漏之处在所难免，望广大师生批评指正，以利改进提高。

编 者
2022 年 11 月

目录
CONTENTS

学习引导

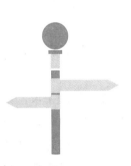

夏季炎热，某超市未办理任何手续而代卖藿香正气水被查，而超市老板不以为然，认为代卖藿香正气水是为了方便老百姓，就像出售米、面、油一样。市场监督执法人员认为，藿香正气水属于药品，药品是特殊商品，其经营行为属于药事范畴，应当纳入药事管理。何为药事？何为药事管理？

本项目主要介绍药事、药事管理、药事管理学、药事组织的概念，药事管理的宗旨、特点、学科发展及药事组织的类型。

学习目标

1. **掌握**　药事、药事管理的概念；药事管理的特点。
2. **熟悉**　药事组织的概念；药事管理的宗旨；药事组织的类型。
3. **了解**　药事管理学的概念；药事管理学科发展。

PPT

任务 1-1　药事管理认知　微课

一、药事

药事是药学事业的简称，指与药品的研发、生产、流通、使用、检验、监管、教育等活动有关的事项。

药品是指用于预防、治疗、诊断人的疾病，有目的的调节人的生理机能并规定有适应症或者功能主治、用法和用量的物质，包括中药、化学药和生物制品等。

药学事业的每项工作都是围绕药品展开的。由于药品具有与人体健康和生命安全密切相关的特殊属性，药品的管理日益受到政府和社会的重视。保障人民群众合理、安全、有效用药，已经成为药学事业的核心任务。

我国医药卫生体制改革坚持以人为本，把维护人民健康权益放在第一位。坚持医药卫生事业为人民健康服务的宗旨，以保障人民健康为中心。药学事业不能单纯考虑药品的盈利性，而是作为医药卫生事业的一部分必须坚持公益性原则。

药学自产生之日起，经历了漫长的发展历程，现代药学承担了新药研制、生产、流通和保证合理用药、规范药品管理、培养药学人才、组织药学力量等诸多社会职能，而合理用药、研发新药和药事管理已经成为现代药学发展的主要方向。药学的发展进一步促进了药学事业的发展壮大。

二、药事管理

1. 药事管理概念 药事管理是指对药学事业的综合管理，是运用管理学、法学、社会学、经济学的原理和方法对药事活动进行研究，总结其规律，并用以指导药事工作健康发展的社会活动。药事管理应当以人民健康为中心，坚持风险管理、全程管控、社会共治的原则，建立科学、严格的监督管理制度，全面提升药品质量，保障药品的安全、有效、可及。

国家依据宪法通过制定并实施相关法律法规以及药事组织的相关管理措施，对药事活动实施必要的监督管理。药事管理的事项与活动涉及与药品安全、经济、有效、合理直接相关的，包括药品的研制、生产、流通、使用和监督管理等在内的药学事业各个领域。

2. 药事管理的宗旨 保障人民用药的安全、有效、合理、经济、方便、及时，不断提高人民健康水平。

药事管理是以宪法与法律为管理依据，通过制定相关法律，将相关管理措施作为管理手段。药事管理分为两个层面，即宏观药事管理和微观药事管理。宏观药事管理是指政府和国家的药事管理，包括药品监督管理、基本药物管理、药品储备管理、药品价格管理、医疗保险用药和定点药店管理；微观药事管理，是指药事组织内部的药事管理，包括药品研发质量管理、药品生产质量管理、药品经营质量管理、药学服务质量管理、药品临床试验质量管理。宏观药事管理为药事组织的微观管理提供法律依据、标准和程序。

3. 药事管理的特点 药事管理具有专业性、实践性和政策性三大特点。专业性是指药事管理是对药学事业的管理，药学事业的核心是药物，药物是防病治病、保障公众身体健康的物质基础和必要条件；实践性是指药事管理的法规、管理办法和行政规章的制定来自于药品生产、经营以及使用的实践，通过总结、升华而形成的，并用于指导药事管理的实践工作；政策性是指药事管理必须遵循国家法律、政策法令以及行政规章，行使国家权利对药品进行公平、科学、严谨的管理。

即学即练

药事管理的特点不包括（ ）

答案解析　A. 专业性　　　　　B. 实践性　　　　　C. 政策性　　　　　D. 一贯性

三、药事管理学

药事管理学是一门交叉学科，涉及管理学、法学以及经济学、社会学，药事管理和保障公众安全用药会产生良好的社会效益，具有很高的社会意义。法学是指导药品监管机关规范日常的执法行为，国家药品监督管理机关在执法过程中必须以法律的授权按法定的程序，执行相关的监管活动。药事管理学这门课必须借鉴经济学、管理学的分析方法，有别于其他传统的药学理论课，如药剂学、药理学等，也不同于普通的经济学和管理学，是两者的有机结合。药事管理学的一个重要组成部分就是在药学领域中运用管理学、经济学的手段来分析问题，药事管理学具有明显的社会属性，涉及药学事业的各个层面，与药学活动有紧密的联系。如果没有药事管理的约束，药学活动就不能有秩序、有规律、公平合法地进行。因此，任何药学工作者都离不开药事管理学这门学科的指导。

中华人民共和国成立后，我国对药品的管理主要是通过调整政策、下达命令进行约束。例如20世纪 50 年代的查禁烟毒，60 年代查禁滥用麻黄素、安钠咖等案件。60 年代到 70 年代药政管理被认为是"管、卡、压"，已经建立的一套行之有效的药政管理规章被废除。改革开放后，我国加强了对药品的监督管理，1985 年，我国实施了《中华人民共和国药品管理法》，之后在《实用药事管理学》这本书里面从药事管理、药品管理、特殊药品管理、药品遴选、药品审批和法律监督等六个方面，概述了药品监督管理工作的基本内容与方法，为从事药品生产、药品经营、医院药房、药品检验、药政管理人员以及医药院校师生提供了参考。《药事管理学》以药学的社会和管理原则为重点，概述了药学事业管理发展简史和现代管理科学基本原理、内容、方法，简介了国外有关情况和经验。此后，药事管理引起了教育界的重视，通过组建药事管理教研组，开始讲授药事管理学。后来，各药学院校也陆续开办了相同的课程，涌现了大量研究药事管理的文章、论文。

通过学习药事管理与法规这门课程，使学生掌握、熟悉药品监督管理的知识和法规，增强学生适应职业的能力，提高综合素质。药事管理与法规课程将改变当前药学教育模式中重视自然科学知识、技能，而轻视人文和社会科学知识的弊端；培养学生有效地表达思想、具备清晰思维的能力，进一步适应社会发展需要，出色完成药学社会任务。

 知识链接

我国最早的医药管理制度

周代建立了我国最早的医药管理制度。据《周礼·天宫》记载，当时已建有医官制度，把从医者分成医师、士、府、史、徒等不同职业、不同等级。其中医师为众医之长，职权是"掌众医之政令，聚毒药以供药事"。医师的下属官职为士，分为食医、疾医、疡医、兽医四种。食医，主管王室之饮食卫生，相当于现代的营养师；疾医，近似现今的内科医生，主治万民之疾苦；疡医，专管医治肿瘤、溃疡金创、骨折等病，相当于现代外科和骨伤科医生；兽医，专理牲畜之病。士之下的府，掌管药物、器具和会计事务；史，掌管文书及医案；徒，供役使、看护。医生等级的升降和俸禄的多寡，年终由"医师"考核，根据成绩优劣，确定他们的级别和俸禄。

任务 1-2　药事组织认知

PPT

一、药事组织的概念

药事组织是药事组织机构、体系、体制的综合。通常情况下，药事组织有广义和狭义之分。

1. 广义的药事组织　是指以实现药学社会任务为共同目标而建立起来的人们的集合体。它是药学人员相互影响的社会心理系统，是运用药学知识和药学技术的技术系统，是人们以特定形式的结构关系而共同工作的系统。

2. 狭义的药事组织　是指为了实现药学社会任务所提出的目标，经人为分工形成的各种形式的组织机构的总称。

二、药事组织的类型

药事组织在我国药学事业发展的各个方面都起到十分重要的作用，主要有以下几类：

1. 药品生产、经营组织 药品生产企业是指生产药品的专营或兼营企业，是依法成立、从事药品生产活动、给社会提供药品、具有法人资格的经济组织。药品生产企业按照其投资主体的不同可分为国营企业、民营企业、股份企业、外资企业、中外合资企业；按照所生产的药品种类不同可分为化学药品生产企业、中成药生产企业、中药饮片生产企业、生物制药生产企业。

药品经营企业是指经营药品的专营企业或兼营企业。按照规模不同可分为大型药品经营企业、中型药品经营企业、小型药品经营企业；按照销售对象不同可分为药品批发企业、药品零售连锁企业、药品零售企业。

2. 事业性药房组织 事业性药房组织是指医疗机构内以服务病人为中心，临床药学为基础，为促进临床科学、合理用药的药学技术服务和相关药品管理工作的药学部门，这类组织基本特征是以患者为中心，直接给患者提供药品和提供药学服务，以保证患者安全、有效、合理用药，如药剂科（药学部）。

3. 药学教育和科研组织 药学教育组织主要以教育为主体，为维持和发展药学事业而培养药学工程师、药学企业家和药事管理的专门型技术人才，包括高等药学教育、中等药学教育和药学继续教育。

药学科研组织主要功能是研究开发新药、改进现有药品，以及围绕药品和药学的发展进行基础研究，提高创新能力，发展药学事业。包括独立的药物研究机构、企业以及高等院校的药物研究部门。

4. 药学社会团体、学术组织 在我国的药学工作中，药学社会团体组织在药事组织兴起和形成过程中，发挥统一行为规范、监督管理、联系与协调等积极作用，协助政府管理药事的服务作用，推动了药学事业的发展。

5. 药品管理的行政组织 药品管理的行政组织是指在政府机构中管理药品和药学企事业组织的国家行政机构，其主要作用是代表国家对药品和药学事业组织进行监督和管理，通过制定宏观政策，对药事组织发挥引导作用，保证国家意志的执行。它的主要功能是通过法律授予的权利对药品进行全程的质量监督管理，确保向社会提供合格药品，并依法处理违反药品管理法律法规的行为。因此，从这个意义上来讲，这类行政组织又分为药品监督管理行政组织和药品行业规划管理行政组织。

实践实训

实训1 药事组织及服务功能的查询与检索

【实训目的】

利用所学知识，会使用网络查找药事组织及服务功能。

【实训要求】

检索查询我国最新药事法规，了解其基本内容，如药品上市许可持有人制度。

【实训内容】

1. 以 3～5 人为一组，登录国家药品监督管理局网站，查询、检索我国药事管理与法规有关文件。
2. 查找药事组织。
3. 搜索药事组织及服务功能。

【实训评价】

各组同学对各自查询情况进行互评，交流心得与体会。在此基础上，教师进行总评。

目标检测

A 型题（最佳选择题）

1. 药事管理的特点是（　）

   A. 专业性、政策性、实践性　　　　　　B. 专业性、政策性、综合性

   C. 专业性、综合性、实践性　　　　　　D. 综合性、政策性、实践性

   E. 综合性、全面性、时效性

2. 药事管理的宗旨是（　）

   A. 保证药品质量

   B. 保障人民用药的安全、有效、合理、经济、方便、及时

   C. 维护人民身体健康

   D. 维护用药的合法权益

3. 药事组织的类型包括药品生产、经营组织以及（　）

   A. 事业性药房组织、药学教育和科研组织、药品管理的行政组织

   B. 药学社会团体组织、事业性药房组织、药学教育和科研组织

   C. 药品管理的行政组织、药学社会团体组织、事业性药房组织

   D. 事业性药房组织、药学教育和科研组织、药品管理的行政组织、药学社会团体和学术组织

4. 药品管理的行政组织是指在（　）机构中管理药品和药学企事业组织的国家行政机构

   A. 国家　　　　　B. 政府　　　　　C. 立法　　　　　D. 司法

书网融合……

知识回顾　　　　　微课　　　　　习题

（吴季燕）

学习引导

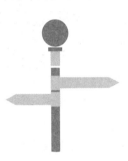

据国家药品监督管理局官网报道，2018 年，国家药监局根据线索组织检查组对长春长生生物科技有限责任公司（以下简称"长春长生"）生产现场进行飞行检查。检查组发现，该企业在生产冻干人用狂犬病疫苗的过程中，存在记录造假等严重违反《药品生产质量管理规范》（药品 GMP）和国家药品标准有关规定的行为。国家药品监督管理局迅速责成吉林省食品药品监督管理局收回企业相关《药品 GMP 证书》，责令企业停止生产狂犬疫苗，迅速控制所有涉事批次产品，责成企业严格落实主体责任，全面排查风险隐患，主动采取控制措施，确保公众用药安全。吉林省药品监督管理局有关调查组对相关违法违规行为立案调查。

药品是特殊商品，为了保证人民的用药安全，要求药品监督管理部门根据法律法规授予的职权，依照法律法规的规定，对药品的研制、生产、经营和使用等环节进行严格的监督管理。药品监督管理机构与职责有哪些？药品监管过程中出现的违法行为又应该如何进行处罚呢？

本项目主要介绍药品监督管理机构、药品管理立法及药品监督管理行政法律制度等的认知。

学习目标

1. **掌握** 药品监督管理组织体系以及药品的行政执法。
2. **熟悉** 药品法律法规的基本知识以及药品监督管理机构的职能。
3. **了解** 行政执法的相关规定。

任务 2-1　药品监督管理机构认知

PPT

药品监督管理是指药品监督管理部门根据法律法规授予的职权，依照法律法规的规定，对药品的研制、生产、经营和使用等环节进行监督管理的活动和过程。

一、药品监督管理的性质及作用

（一）药品监督管理的性质

1. 药品监督管理属于国家行政管理　药品监督管理是国家行政管理的重要组成部分，是国家对药品领域实施的监督管理。国家对药品的监督管理主要是通过行政的管理制度和行政强制手段来实施的，目的是维护药品管理的有效性。如违反国家行政管理，会受到相应的行政处罚。

2. 药品监督管理的法律性　药品监督管理的法律依据是《中华人民共和国药品管理法》等法律法规，药品监督管理主体依法对药事活动实施管理，体现的是国家意志，具有强制性。如有违法，会受到相关的处罚。

3. 药品监督管理的双重性　药品监督管理的双重性是指具有行政权力的行政机构依法实施行政管理活动和行政权受监督主体的监督，这种双重性是同时存在、相互联系和作用的，目的是既保障监督管理的有效性，又防止行政权的滥用。

（二）药品监督管理的作用

1. 保证药品的质量　药品的质量具有有效性、安全性、稳定性和均一性等特性，是防病治病的必需物品。在现实生活中，为了谋取经济利益，存在降低药品的生产质量标准、经营中以次充好等现象，严重损害患者的利益。为保证公众的安全用药，需要加强对药品的监督管理，对生产或销售假药、劣药的行为进行严惩，规范药品的生产、经营和使用，保证药品的质量，从而保障公众的用药安全。

2. 促进新药研究开发　新药研发经历的时间长，在研发的不同环节和阶段要求也不同，需要全面质量管理，制定新药的评审标准以及临床试验要求，目的是尽量减少新药可能带来的危害，保证新药的质量以及公众的用药安全。同时，对新药研发的监督管理，可以保证新药产业的健康有序发展。

3. 提高制药工业的竞争力　药品的质量是制药企业竞争力的核心，公众用药的安全也与药品的生产质量密切相关，因此，药品的质量会产生社会效应，具有公共性。但是，由于制药的企业是需要追求经济利益的，经济效益的目标必然与社会效益产生矛盾，就会导致药品的社会效益难以靠制药企业的自觉行为来实现，需要有另外的外在约束力量。因此，政府对药品实施监督管理，通过制定有关药品的生产管理制度，调节药品的经济效益和社会效益之间的矛盾，促使制药企业保证药品的质量，将制药工业的竞争力体现到药品的质量上，从而推动制药行业的健康发展。

4. 保证药品的供应　药品市场的影响因素包括药品的质量、经营管理、市场流通、社会环境等各个方面，比较难以管理。随着互联网药品交易的兴起，药品的供应过程更为复杂。因此，需要加强对药品的监督管理，通过制定《药品经营质量管理规范》等制度性文件，规范药品交易市场，杜绝市场上的一些不正当交易竞争手段和违法犯罪活动，保证市场上药品供应的质量，同时也保障药品的及时供应。

5. 保证合理用药　药品具有双重性，虽然可以挽救生命和减轻病痛，但其毒副作用也需要引起重视，目前全球及中国每年都有数以万计因不合理用药或药物滥用所带来的不良反应，合理用药和安全用药引起公众的广泛关注。影响合理用药的因素包括药品的质量、药师的服务水平、医师的处方等，因此需要建立合理用药的规范和制度，通过完善药师的注册制度，加强对药学专业技术人员的职业道德教育，提高职业能力和药学服务水平，强化合理用药科普教育，从而保障公众用药安全和合理用药。

二、我国药品监督管理机构设置

（一）我国药品监督管理的历史沿革

1949 年中华人民共和国成立后，药品监督管理的主管机构是卫生行政部门。按照属地管理的原则，县级及以上卫生行政部门下设药品监督管理机构，负责本行政辖区内的药品监督管理工作。1963 年，首次颁布了药品行政管理的行政法规《关于药政管理的若干规定》，对药品的生产进行调整和整顿。

改革开放以后，随着政府职能的转变，国家对药品的行政管理体制也相应地进行了调整。1998 年九届全国人大一次会议审议通过了国务院机构改革方案，决定组建国家药品监督管理局，将原卫生部下属的药政管理局职能、原国家经贸委管理的医药管理局职能、国家中医药管理局的中药流通监督管理职能等并入其中，并作为国务院直属机构。

2000 年，国务院对药品监督管理体制进行改革，对省级以下的药品监督管理机构实行垂直管理，省级以下的药品监督管理机构由各省级药品监督管理局领导，其所属的技术机构设置按照区域设置和重组联合的原则，统筹规划和合理布局。

2003 年，十届全国人大一次会议审议通过了国务院机构改革方案，将原卫生部的食品监督管理职能并入国家药品监督管理局，新组建国家食品药品监督管理局，作为国务院的直属机构。新的机构在履行对药品监督管理职能的同时，负责对食品、保健品以及化妆品的监督管理。

2008 年，十届全国人大五次会议审议通过了国务院机构改革方案，为了理顺药品管理与医疗管理的关系，将国家食品药品监督管理局由国务院直属机构改由原卫生部管理，将省级以下垂直管理的食品药品监督管理机构改由地方政府管理，业务上接受上级食品药品监督主管部门和同级卫生行政部门的指导和监督。

2013 年，十二届全国人大一次会议审议通过了国务院机构改革方案，为进一步提高食品药品监督管理水平，将食品药品监督管理局的职责、食品安全办公室的职责、质检总局食品生产安全监督管理职责、工商总局食品流通安全监督管理职责等进行整合，新组建国家食品药品监督管理总局，加挂国务院食品安全委员会办公室的牌子，承担国务院食品安全委员会的具体工作。各省（区、市）参照国务院机构改革和设置要求，结合实际，相应地对本区域内的食品药品监督管理部门的职责进行整合，调整管理体制，从中央到地方形成完善统一的食品药品监督管理体制。

2018 年，根据第十三届全国人民代表大会第一次会议批准的国务院机构改革方案，将国家工商行政管理总局、国家质量监督检验检疫总局、国家食品药品监督管理总局、国家发展和改革委员会的价格监督检查与反垄断执法、商务部的经营者集中反垄断执法以及国务院反垄断委员会办公室等整合，组建国家市场监督管理总局，为国务院直属机构。考虑到药品监管的特殊性，单独组建国家药品监督管理局，由国家市场监督管理总局管理。市场监管实行分级管理，药品监管机构只设到省一级，药品经营销售等行为的监管，由市县两级市场监管部门统一承担。

（二）我国现行药品监督管理机构的设置

为了保证药品监督管理的有效性，必须建立一个统一的药品监督管理组织体系。我国现行的药品监督管理组织体系主要包括药品监督管理行政机构和药品监督管理技术机构。

1. 药品监督管理行政机构　我国药品监督管理行政机构分为四个层级，分别是国家级、省级、地市级和县级，其中国家级为中央级监督管理机构，省级、地市级和县级为地方级药品监督管理机构。

（1）中央级药品监督管理机构　国家药品监督管理局主管全国药品监督管理工作，内设综合和规划财务司、政策法规司、药品注册管理司（中药民族药监督管理司）、药品监督管理司、医疗器械注册管理司、医疗器械监督管理司、化妆品监督管理司、科技和国际合作司（港澳台办公室）、人事司、机关党委、离退休干部局。

（2）地方级药品监督管理机构　省级药品监督管理局是省级人民政府的工作部门，履行法定的药品监督管理职责。市县两级不单独设立药品监督机构，药品监督管理工作由市县两级市场监管部门统一承担。

2. 药品监督管理技术机构　药品监督管理技术机构为药品监督管理提供技术支持和保障，是药品监督管理的重要组成部分。药品监督管理技术机构主要包括各级药品检验机构及其他国家药品监督管理局直属技术机构。

（1）药品检验机构　各级药品检验机构为同级药品监督管理机构的直属事业单位，承担依法实施药品审批和药品质量监督检查所需的药品检验工作。国家药品监督管理局设置中国食品药品检定研究院（医疗器械标准管理中心、中国药品检验总所）；省级药品监督管理局设置省级药品检验所；市级、县级药品检验机构根据需要设置。对行使进口药品检验职能的药品检验机构，加挂口岸药品检验所的牌子。

（2）其他技术机构　国家药品监督管理局直属技术机构包括：国家药典委员会、药品审评中心、食品药品审核查验中心（国家疫苗检查中心）、药品评价中心（国家药品不良反应监测中心）、国家中药品种保护审评委员会、行政事项受理服务和投诉举报中心、执业药师资格认证中心、高级研修学院（安全应急演练中心）等。

3. 药品监督管理相关部门　药品监督管理工作涉及多个政府职能部门，除了药品监督管理部门以外，还涉及以下行政管理部门。

（1）国家卫生健康部门　国家卫生健康委员会负责组织制定国家药物政策和国家基本药物制度，开展药品使用监测、临床综合评价和短缺药品预警，提出国家基本药物价格政策的建议，会同国家药品监督管理局组织国家药典委员会制定《中国药典》，建立重大药品不良反应和医疗器械不良事件相互通报机制和联合处置机制，管理国家中医药管理局等。

（2）中医药管理部门　国家中医药管理局负责组织开展中药资源普查，促进中药资源的保护、开发和合理利用，参与制定中药产业发展规划、产业政策和中医药的扶持政策，参与国家基本药物制度建设，保护濒临消亡的中医诊疗技术和中药生产加工技术，组织拟订中医药人才发展规划等。

（3）发展和改革部门　国家发展和改革委员会负责监测和管理药品宏观经济。

（4）医疗保障部门　国家医疗保障局负责拟订医疗保险、生育保险、医疗救助等医疗保障制度的法律法规草案、政策、规划和标准，制定部门规章并组织实施；组织制定并实施医疗保障基金监督管理办法；组织制定医疗保障筹资和待遇政策；组织制定医保目录和支付标准，制定医保目录准入谈判规则并组织实施；建立医保支付医药服务价格合理确定和动态调整机制，建立价格信息监测和信息发布制度；制定药品、医用耗材的招标采购政策并监督实施，指导药品、医用耗材招标采购平台建设；制定定点医药机构协议和支付管理办法并组织实施等。

（5）市场监督管理部门　国家、省（区、市）市场监督管理机构管理同级药品监督管理机构；市县两级市场监督管理部门负责药品零售、医疗器械经营的许可、检查和处罚，以及化妆品经营和药品医疗器械使用环节质量的检查和处罚；市场监督管理部门负责相关市场主体登记注册和营业执照核发，查处准入、生产、经营、交易中的有关违法行为，实施反垄断执法、价格监督检查和反不正当竞争，负责药品、保健食品、医疗器械、特殊医学用途配方食品广告审查及监督处罚。

（6）工业和信息化管理部门　工业和信息化部负责拟订高技术产业中涉及生物医药新材料等的规划、政策和标准并组织实施，承担食品、医药工业等的行业管理工作；承担中药材生产扶持项目管理、国家药品储备管理工作。

（7）商务管理部门　商务部负责研究制定药品流通行业的发展规划和政策。

（8）海关　海关负责药品进出口口岸的设置以及药品进出口的监管、统计和分析。药品监督管理部门配合海关部门对药品的进出口进行监管。

（9）公安部门　负责组织指导药品、医疗器械和化妆品犯罪案件侦查工作。

三、我国药品监督行政机构的职责

（一）国家药品监督管理部门的职责

国家药品监督管理部门是国家药品监督管理局，其主要职责包括：

1. 负责药品（含中药、民族药，下同）、医疗器械和化妆品安全监督管理。拟订监督管理政策规划，组织起草法律法规草案，拟订部门规章，并监督实施。研究拟订鼓励药品、医疗器械和化妆品新技术新产品的管理与服务政策。

2. 负责药品、医疗器械和化妆品标准管理。组织制定、公布国家药典等药品、医疗器械标准，组织拟订化妆品标准，组织制定分类管理制度，并监督实施。参与制定国家基本药物目录，配合实施国家基本药物制度。

3. 负责药品、医疗器械和化妆品注册管理。制定注册管理制度，严格上市审评审批，完善审评审批服务便利化措施，并组织实施。

4. 负责药品、医疗器械和化妆品质量管理。制定研制质量管理规范并监督实施。制定生产质量管理规范并依职责监督实施。制定经营、使用质量管理规范并指导实施。

5. 负责药品、医疗器械和化妆品上市后风险管理。组织开展药品不良反应、医疗器械不良事件和化妆品不良反应的监测、评价和处置工作。依法承担药品、医疗器械和化妆品安全应急管理工作。

6. 负责执业药师资格准入管理。制定执业药师资格准入制度，指导监督执业药师注册工作。

7. 负责组织指导药品、医疗器械和化妆品监督检查。制定检查制度，依法查处药品、医疗器械和化妆品注册环节的违法行为，依职责组织指导查处生产环节的违法行为。

8. 负责药品、医疗器械和化妆品监督管理领域对外交流与合作，参与相关国际监管规则和标准的制定。

9. 负责指导省、自治区、直辖市药品监督管理部门工作。

10. 完成党中央、国务院交办的其他任务。

（二）地方药品监督管理部门的职责

地方药品监督管理部门是各省药品监督管理局及市、县市场监督管理局。

省级药品监督管理部门的主要职责包括：

1. 负责药品（含中药、民族药，下同）、医疗器械和化妆品安全监督管理。贯彻执行药品、医疗器械和化妆品监督管理方面的法律、法规，研究拟订鼓励药品、医疗器械和化妆品新技术新产品的管理与服务政策。

2. 负责药品、医疗器械和化妆品标准管理。监督实施《中国药典》等药品、医疗器械、化妆品标准和分类管理制度，配合实施基本药物目录和国家基本药物制度。

3. 组织实施药品、医疗器械和化妆品相关行政许可和备案。严格上市审评审批，完善审评审批服务便利化措施，并组织实施。

4. 负责药品、医疗器械和化妆品质量管理。监督实施药品、医疗器械和化妆品生产质量管理规范。依职责权限监督、指导实施药品、医疗器械和化妆品经营、使用质量管理规范。

5. 负责药品、医疗器械和化妆品上市后风险管理。组织开展药品不良反应、医疗器械不良事件和化妆品不良反应的监测、评价和处置工作。依法承担药品、医疗器械和化妆品安全应急管理工作。

6. 组织实施执业药师资格准入管理。贯彻执行国家执业药师资格准入管理制度，负责执业药师注册工作。

7. 负责组织实施药品、医疗器械和化妆品监督检查。依职责权限制定、落实检查制度，依法查处药品、医疗器械和化妆品相关环节的违法行为。

8. 指导全省药品、医疗器械和化妆品监督管理部门工作。

四、我国药品监督技术机构的职责

（一）药品检验机构的职责

1. 国家药品检验机构　中国食品药品检定研究院作为国家级药品检定机构，设立了化学药品检定所、食品检定所、中药民族药检定所、生物制品检定所、化妆品检定所、医疗器械检定所、体外诊断试剂检定所、药用辅料和包装材料检定所、实验动物资源研究所、标准物质和标准化管理中心、安全评价研究所、医疗器械标准管理研究所等业务部门，其主要职责包括：①承担食品、药品、医疗器械、化妆品及有关药用辅料、包装材料与容器（以下统称为食品药品）的检验检测工作。组织开展药品、医疗器械、化妆品抽验和质量分析工作。负责相关复验、技术仲裁。组织开展进口药品注册检验以及上市后有关数据收集分析等工作。②承担药品、医疗器械、化妆品质量标准、技术规范、技术要求、检验检测方法的制修订以及技术复核工作。组织开展检验检测新技术新方法新标准研究。承担相关产品严重不良反应、严重不良事件原因的实验研究工作。③负责医疗器械标准管理相关工作。④承担生物制品批签发相关工作。⑤承担化妆品安全技术评价工作。⑥组织开展有关国家标准物质的规划、计划、研究、制备、标定、分发和管理工作。⑦负责生产用菌毒种、细胞株的检定工作。承担医用标准菌毒种、细胞株的收集、鉴定、保存、分发和管理工作。⑧承担实验动物饲育、保种、供应和实验动物及相关产品的质量检测工作。⑨承担食品药品检验检测机构实验室间比对以及能力验证、考核与评价等技术工作。⑩负责研究生教育培养工作。组织开展对食品药品相关单位质量检验检测工作的培训和技术指导。开展食品药品检验检测国际（地区）交流与合作。

2. 地方药品检验机构　省、自治区、直辖市设立药品检验所，一般设有业务技术管理室、质量管理室、中药室、生化生检室、中成药室、中药材室、化学药品室、抗生素室、药理毒理室等业务部门，其主要职能是承担药品、生物制品、保健食品、化妆品、药品包装材料、洁净区（室）、药用辅料、医疗器械等质量检验（抽验、委托检验、进出口检验）与技术仲裁检验；新药及新医院制剂的技术复核工作；参与各类标准的起草与修订；检验用对照品、标准品的协作标定及分发工作；检验方法及产品质量的科学研究工作；本市各类检验人员的业务指导和培训等工作。

（二）其他国家药品监督管理局直属事业单位

1. 国家药典委员会 国家药典委员会是法定的国家药品标准工作专业管理机构，其主要职责包括：①组织编制、修订和编译《中华人民共和国药典》（以下简称《中国药典》）及配套标准。②组织制定修订国家药品标准。参与拟订有关药品标准管理制度和工作机制。③组织《中国药典》收载品种的医学和药学遴选工作。负责药品通用名称命名。④组织评估《中国药典》和国家药品标准执行情况。⑤开展药品标准发展战略、管理政策和技术法规研究。承担药品标准信息化建设工作。⑥开展药品标准国际（地区）协调和技术交流，参与国际（地区）间药品标准适用性认证合作工作。⑦组织开展《中国药典》和国家药品标准宣传培训与技术咨询，负责《中国药品标准》等刊物编辑出版工作。⑧负责药典委员会各专业委员会的组织协调及服务保障工作。

2. 药品审评中心 药品审评中心是药品注册技术审评机构，其主要职责包括：①负责药物临床试验、药品上市许可申请的受理和技术审评。②负责仿制药质量和疗效一致性评价的技术审评。③承担再生医学与组织工程等新兴医疗产品涉及药品的技术审评。④参与拟订药品注册管理相关法律法规和规范性文件，组织拟订药品审评规范和技术指导原则并组织实施。⑤协调药品审评相关检查、检验等工作。⑥开展药品审评相关理论、技术、发展趋势及法律问题研究。⑦组织开展相关业务咨询服务及学术交流，开展药品审评相关的国际（地区）交流与合作。⑧承担国家局国际人用药品注册技术协调会议（ICH）相关技术工作。

3. 药品评价中心（国家药品不良反应监测中心） 药品评价中心的主要职责包括：①组织制定修订药品不良反应、医疗器械不良事件、化妆品不良反应监测与上市后安全性评价以及药物滥用监测的技术标准和规范。②组织开展药品不良反应、医疗器械不良事件、化妆品不良反应、药物滥用监测工作。③开展药品、医疗器械、化妆品的上市后安全性评价工作。④指导地方相关监测与上市后安全性评价工作。组织开展相关监测与上市后安全性评价的方法研究、技术咨询和国际（地区）交流合作。⑤参与拟订、调整国家基本药物目录。⑥参与拟订、调整非处方药目录。

4. 食品药品审核查验中心（国家疫苗检查中心） 食品药品审核查验中心的主要职责包括：①组织制定修订药品、医疗器械、化妆品检查制度规范和技术文件。②承担药物临床试验、非临床研究机构资格认定（认证）和研制现场检查。承担药品注册现场检查。承担药品生产环节的有因检查。承担药品境外检查。③承担医疗器械临床试验监督抽查和生产环节的有因检查。承担医疗器械境外检查。④承担化妆品研制、生产环节的有因检查。承担化妆品境外检查。⑤承担国家级检查员考核、使用等管理工作。⑥开展检查理论、技术和发展趋势研究、学术交流及技术咨询。⑦承担药品、医疗器械、化妆品检查的国际（地区）交流与合作。⑧承担市场监管总局委托的食品检查工作。

5. 行政事项受理服务和投诉举报中心 行政事项受理服务和投诉举报中心的主要职责包括：①负责药品、医疗器械、化妆品行政事项的受理服务和审批结果相关文书的制作、送达工作。②受理和转办药品、医疗器械、化妆品涉嫌违法违规行为的投诉举报。③负责药品、医疗器械、化妆品行政事项受理和投诉举报相关信息的汇总、分析、报送工作。④负责药品、医疗器械、化妆品重大投诉举报办理工作的组织协调、跟踪督办，监督办理结果反馈。⑤参与拟订药品、医疗器械、化妆品行政事项和投诉举报相关法规、规范性文件和规章制度。⑥负责投诉举报新型、共性问题的筛查和分析，提出相关安全监管建议。承担国家局执法办案、整治行动的投诉举报案源信息报送工作。⑦承担国家局行政事项受理服务大厅的运行管理工作。参与国家局行政事项受理、审批网络系统的运行管理。承担国家局行政事项收费工作。⑧参与药品、医疗器械审评审批制度改革以及国家局"互联网＋政务服务"平台建设、受理服务工作。⑨指导协调省级药品监管行政事项受理服务及投诉举报工作。⑩开展与药品、医疗器械、化妆品行政事项受理及投诉举报工作有关的国际（地区）交流与合作。

6. 执业药师资格认证中心　执业药师资格认证中心的主要职责包括：①开展执业药师资格准入制度及执业药师队伍发展战略研究，参与拟订完善执业药师资格准入标准并组织实施。②承担执业药师资格考试相关工作。组织开展执业药师资格考试命审题工作，编写考试大纲和考试指南。负责执业药师资格考试命审题专家库、考试题库的建设和管理。③组织制订执业药师认证注册工作标准和规范并监督实施。承担执业药师认证注册管理工作。④组织制订执业药师认证注册与继续教育衔接标准。拟订执业药师执业标准和业务规范，协助开展执业药师配备使用政策研究和相关执业监督工作。⑤承担全国执业药师管理信息系统的建设、管理和维护工作，收集报告相关信息。⑥指导地方执业药师资格认证相关工作。⑦开展执业药师资格认证国际（地区）交流与合作。⑧协助实施执业药师能力与学历提升工程。

即学即练2－1

下列属于国家级药品监督管理行政机构的是（　　）

A. 国家药品监督管理局　　　　　　　　B. 中国食品药品检定研究院

C. 国家药典委员会　　　　　　　　　　D. 食品药品审核查验中心

答案解析

（三）药品监督检验

药品监督检验不同于药品研制、生产、经营和使用等机构自身的检验，属于专业和专门的监督检验，具有公正性和权威性，是国家对药品质量监督管理的重要方式。药品监督检验可以分为以下几种类型。

1. 抽查检验　是药品检验机构对生产、经营和使用的药品质量进行抽查检验，分为评价抽验和监督抽验。评价抽验是通过抽验方式，依据科学的方式评价抽验药品种类的质量状况；监督抽验是指对监督检查中发现的质量可疑药品进行有针对性的抽验，保证公众的用药安全。药品抽查检验分为两级：一是国家级抽验，以评价抽验为主；二是省级抽验，以监督抽验为主。无论是哪一级抽查检验，都应对抽验的结果以报告或公告的形式对外公布。

2. 注册检验　药品注册检验由国家或省、市各级药品检验机构承担，但进口药品的注册检验必须由国家级药品检定机构组织实施。药品注册检验包括两个方面：一是药品样品检验，即对样品进行检验，看检验的结果是否符合申请人申报或国家药品监督管理部门核定的标准；二是药品标准复核，即药品检验机构对申报的药品标准中检验方法进行的可行性、科学性进行检验和审核。

3. 指定检验　指定检验是指根据药品管理方面的规定，对某些药品在销售或进口前必须由指定的机构进行检验。如《药品管理法》规定，以下三种情况的药品在销售前或进口时，必须经过指定的药品检验机构进行检验，检验不合格的，不得销售或者进口：一是国务院药品监督管理部门规定的生物制品；二是首次在中国销售的药品；三是国务院规定的其他药品。

4. 复验　被抽验药品的机构如对药品检验机构的检验结果有异议的，可以在收到检验结果之日起7日内向上一级或同级药品检验机构提出复验申请，也可以直接向中国食品药品检定研究院提出复验申请，除此以外的其他药品检验机构不得受理复验申请。

知识链接

国外药品监督管理机构

1. 世界卫生组织　世界卫生组织是联合国的专门机构，是国际上最大的政府间卫生组织。其活动宗旨是使全世界人民获得可能的最高水平的健康，它的主要职能是促进流行病和地方病的防治；提供和改进公共卫生、疾病医疗和有关事项的教学与训练；推动确定生物制品的国际标准。

2. 美国　美国联邦政府卫生与人类服务部下设食品药品管理局（FDA），负责全国食品、人用药品、兽用药品、医疗器械用品、化妆品等的监督管理，下设药品局、食品局、兽药局、放射卫生局、生物制品局医疗器械及诊断用品局和国家独立研究中心、区域工作管理机构，其中药品局负责人用药品的审批工作。

3. 日本　日本厚生劳动省医药食品局所管辖的独立行政法人——医药品医疗器械综合机构（PMDA）为药品管理的主管机构，设有中央药事委员会和药务局等部门。中央药事委员会负责讨论有关药事方面的重要事情，下设有药典委员会、药品委员会、药品安全委员会、非处方药委员会和药效再评价委员会等12个专门委员会；药务局负责食品、药品、化妆品、生物制剂、医疗器械等管理工作。

五、现行主要相关法律法规

《中华人民共和国药品管理法》（2019年8月26日第十三届全国人民代表大会常务委员会第十二次会议第二次修订）。

任务2-2　药品管理立法认知 微课

PPT

药品管理立法是指国家立法机关根据法定的权限和程序，制定、认可、修订、补充和废除药品管理法律规范的活动。

一、法的基本知识

（一）法的概念

法是指统治阶级为了实现统治并管理国家的目的，经过一定立法程序所颁布的基本法律和普通法律。我国的法分为宪法、法律、行政法规、地方性法规、自治条例和单行条例等几个层次。

根据宪法及立法的有关规定，全国人民代表大会和全国人民代表大会常务委员会行使国家立法权；国务院根据宪法和法律，制定行政法规；省、自治区和直辖市人民代表大会及其常务委员会根据本区域的实际情况，在不同宪法、法律或行政法规定相抵触的前提下，可以制定地方性法规；国务院各直属机构可以根据法律、行政法规以及部门的权限制定规章。

（二）法的特征

1. 规范性　法调整着人们的社会关系，为人们的行为提供模式、标准、样式和方向，分为三种情况：一是以这样行为，称为授权性规范；二是必须这样行为，称为命令性规范；三是不许这样行为，称为禁止性规范。

2. 国家意志性　法律是国家制定或认可的行为规范，其产生的两种方式，一是国家制定形成的成文法，二是国家认可形成的习惯法。法律是国家确认权利和义务的行为规范不同于其他社会规范的权利和义务，它是由国家确认或认可和保障的一种关系。

3. 强制性　法不同于其他的社会规范，它具有国家强制性，依靠国家的力量强迫人们遵守，否则会受到国家强制力量的干涉和相应的法律制裁。法实施的保障手段就是国家的强制力，国家强制力的组织包括法院、检察院、监狱、军队、警察等。

4. 普遍性　法作为一般的行为规范，在一定范围内具有普遍使用的特性，包括两个方面的含义：一是法律所提供的行为标准是按照法律规定所有公民一概适用的，不允许有法律规定之外的特殊，即要求"法律面前人人平等"，一旦触犯法律，便会受到相应的惩罚；二是法对人们的行为具有反复使用的效力，在同样情况下，法可以反复使用。

5. 程序性　法的制定和实施都必须遵守一定的制度化体系，不能主观随意改变。如法的制定，包括法律草案的提出、法律草案的审议、法律草案的通过和法律的公布等程序。

（三）法律的效力

法律效力是指法律在什么范围内发生作用，即法律在什么领域、什么时期和对谁有效的问题。

1. 空间效力　空间效力是指法律在什么地方发生效力。国家制定的法律和中央机关规定的规范性文件，在全国范围内有效；地方性法规只在本地区内有效。

2. 时间效力　时间效力是指法律从何时生效和何时终止效力，以及新法律颁布生效之前发生的事情是否适用该项法规的问题。时间效力一般有三个原则，即不溯及既往原则、后法废止前法的原则、法律条文到达时间的原则。

3. 对人的效力　对人的效力是指法律适用于什么样的人。对人的效力分为属地主义、属人主义和保护主义。属地主义是指不论人的国籍是哪里，在哪个国家领域内就适用该国的法律；属人主义是指不论人在哪里，是哪个国家的公民就适用该国的法律；保护主义是指任何人只要损害了本国的利益，不论损害者的国籍与所在地如何，都要受到该国法律的制裁。

（四）法律效力的层次

1. 上位法的效力优于下位法　对于不同位阶法的冲突解决的原则是上位法优于下位法。宪法具有法律的最高效力，其他一切法律法规都不得与宪法相抵触。法律的效力高于行政法规、地方性法规和规章。行政法规的效力高于地方性法规和规章。地方性法规高于本级和下级地方性规章。部门之间规章、部门规章与地方规章之间对同一事项的规定不一致时，由上一级行政机关裁决。根据《立法法》的规定，下位法违法上位法规定的，由有关机构依照该法规定的权限予以改变或撤销。

2. 特别规定优于一般规定，新的规定优于旧的规定　《立法法》规定，同一机关制定的法律、行政法规、地方性法规、自治条例和单行条例、规章，特别规定与一般规定不一致的，适用特别规定；新的规定与旧的规定不一致的，适用新的规定。当法律之间对同一事项的新的规定与旧的特别规定不一致，不能确定如何适用时，由全国人民代表大会常务委员会裁决。行政法规之间对同一事项的新的一般规定与旧的特别规定不一致，不能确定如何适用时，由国务院裁决。同一机关制定的新的一般规定与旧的特别规定不一致时，由制定机关裁决。

（五）法律责任

依据违法的性质和危害程度可以分为刑事违法、民事违法和行政违法，法律责任是指人们对自己的违法行为所应承担的带有强制性的否定法律后果。

1. 刑事责任　刑事责任是指由于发生了实施刑事法律禁止的行为，所必须据此承担的刑事法律规定的责任，包括有期徒刑、无期徒刑或死刑等。

2. **民事责任** 民事责任是指因违反民事法律规定侵犯他人的合法权益，所以必须据此承担的民事法律规定的责任，如经济赔偿、声誉恢复等。

3. **行政责任** 行政责任是指因违反行政法规的规定，应该承担行政法律所规定的责任，包括行政处罚（如警告、罚款、拘留等）和行政处分（如警告、记过、记大过、降级、撤职、开除等）。

二、药品管理法律体系和法律关系

（一）药品管理法律体系

法律体系是指全部现行法律法规分类并组合形成有机统一的整体，药品管理法律体系按照法律效力进行分类，包括法律、行政法规、地方性法规、部门规章、地方政府规章等。

1. **法律** 法律是由全国人大及其常委会制定的规范性文件，由国家主席签署主席令公布。与药品监督管理密切相关的法律有：《中华人民共和国药品管理法》《中华人民共和国疫苗管理法》《中华人民共和国禁毒法》《中华人民共和国基本医疗卫生与健康促进法》。除此，与药品管理有关的法律还包括：《中华人民共和国刑法》《中华人民共和国价格法》《中华人民共和国广告法》《中华人民共和国消费者权益保护法》《中华人民共和国反不正当竞争法》《中华人民共和国专利法》等。

2. **行政法规** 由国务院制定、发布的有关药品监督管理的行政法规主要包括：《药品管理法实施条例》《中药品种保护条例》《戒毒条例》《易制毒化学品管理条例》《麻醉药品和精神药品管理条例》《反兴奋剂条例》《血液制品管理条例》《医疗用毒性药品管理办法》《放射性药品管理办法》《野生药材资源保护管理条例》等。

3. **地方性法规** 由省、自治区、直辖市等的人大及其常委会，根据本行政区的具体情况和实际需要，依法制定规范性文件，其只在本行政区域内具有法律效力，如：《江苏省药品监督管理条例》《湖南省药品和医疗器械流通监督管理条例》等。

4. **部门规章** 由国务院各部、委或有行政管理职能的直属机构制定的。目前有关药品监督管理的部门规章主要包括：《药品注册管理办法》《药物非临床研究质量管理规范》《药物临床试验质量管理规范》《药品生产监督管理办法》《药品生产质量管理规范》《药品经营监督管理办法》《药品经营质量管理规范》《医疗机构制剂配制质量管理规范》《中药材生产质量管理规范》《处方药与非处方药分类管理办法》《药品不良反应报告和监测管理办法》《药品进口管理办法》《药品召回管理办法》《药品、医疗器械、保健食品、特殊医学用途配方食品广告审查管理暂行办法》《互联网药品信息服务管理办法》等。

5. **地方政府规章** 由省、自治区、直辖市等的人民政府，依法制定规范性文件，其只在本行政区域内具有法律效力，如：《安徽省药品和医疗器械监督管理办法》《湖北省药品使用质量管理规定》等。

6. **中国政府承认或加入的相关国际条约** 由于特殊管理药品的特殊性，为了药品管理的有效性，我国加入了《1961年麻醉品单一公约》和《1971年精神药物公约》等。

> **即学即练2-2**
>
>
>
> 答案解析
>
> 药品管理法律体系按照法律效力等级由高到低排序，正确的是（　　）
>
> A. 法律，部门规章，行政法规，地方性规章
>
> B. 法律，行政法规，部门规章，地方性规章
>
> C. 部门规章，行政法规，地方性规章，法律
>
> D. 地方性规章，部门规章，行政法规，法律

（二）药品管理的法律关系

药品管理法律关系是指国家机关、企事业单位和公民个人在药事活动中，依据药品管理法律规范所形成的权利和义务关系。

1. 药事管理法律关系主体

（1）国家药品监督管理部门　政府药品监督管理部门与其他部门形成的行政法律关系，政府药品监督管理部门内部形成的管理与被管理的关系。

（2）与药品有关的企事业单位　以药品监督管理相对人的身份，同药品监督管理部门形成的法律关系；以提供药品及药学服务的身份，同药品和药学服务需求的机构或个人形成的服务关系。

（3）公民个人　药学技术人员因个人事务与药品监督管理部门形成的行政法律关系；药学服务人员与服务对象之间形成的服务关系。

2. 药品管理法律关系客体

（1）药品　药品管理的物质载体和核心就是药品以及与药品有关的服务，这是主要的客体。

（2）个人　包括物质和精神两个方面，因用药对人体健康造成伤害的，提供药品的主体将承担法律责任；因新药和新技术的使用，造成人的精神上的伤害，也应依法承担相应的责任。

3. 药品管理法律关系的内容及法律事实　《药品管理法》对药品的研制、生产、经营、使用和监督管理等活动都进行了有关规定，而且必须经过申请和审批后才可以开展相应的活动，违反者必须依法承担相应的法律责任。法律事实是指客观发生或存在的现象，如销售假药的行为，会依据行为后果的严重性，相应的产生行政法律关系、刑事法律关系或民事法律关系。

三、药品管理法简介

（一）药品管理法发展

《中华人民共和国药品管理法》是与药品监督管理最为直接和密切的法律。

《中华人民共和国药品管理法》于1984年9月20日第六届全国人民代表大会常务委员会第七次会议通过，自1985年7月1日起施行。2001年2月28日第九届全国人民代表大会常务委员会第二十次会议第一次修订，自2001年12月1日起施行。根据2013年12月28日第十二届全国人民代表大会常务委员会第六次会议《关于修改〈中华人民共和国海洋环境保护法〉等七部法律的决定》第一次修正。根据2015年4月24日第十二届全国人民代表大会常务委员会第十四次会议《关于修改〈中华人民共和国药品管理法〉的决定》第二次修正。

现行药品管理法是2019年8月26日由中华人民共和国第十三届全国人民代表大会常务委员会第十二次会议修订通过并颁布，自2019年12月1日起施行。

（二）现行药品管理法的特点

现行的《中华人民共和国药品管理法》分为总则、药品研制和注册、药品上市许可持有人、药品生产、药品经营、医疗机构药事管理、药品上市后管理、药品价格和广告、药品储备和供应、监督管理、法律责任、附则，共12章，一百五十五条。全面体现了最严谨的标准、最严格的监管、最严厉的处罚、最严肃的问责。

1. 鼓励创新　①引入药品上市许可持有人制度，药品上市许可持有人对药品全生命周期承担主体责任。②实行优先审评审批，对临床急需的短缺药、防治重大传染病和罕见病等疾病的新药、儿童用药开设绿色通道，优先审评审批。

2. 加大了惩罚力度 ①加大了对生产、销售假（劣）药的罚款力度，对生产、销售假药行为的罚款额度由原来的违法生产销售药品货值金额两倍以上五倍以下，提高到十五倍以上三十倍以下。对生产、销售劣药的行为的罚款额度由原来的违法生产销售药品货值金额一倍以上三倍以下，提高到十倍以上二十倍以下。②综合运用多种处罚措施，包括没收、罚款、责令停产停业整顿、吊销许可证件、一定期限内不受理许可申请、从业禁止等。③实行"双罚制"制度，对一些严重违法行为处罚到企业和个人。如生产、销售假药，或者生产、销售劣药且情节严重的，对法定代表人、主要负责人、直接负责的主管人员和其他责任人员，没收违法行为发生期间自本单位所获收入，并处所获收入百分之三十以上三倍以下的罚款，终身禁止从事药品生产经营活动，并可以由公安机关处五日以上十五日以下的拘留。

3. 体现民生 ①以人民健康为中心，将药品管理和人民的健康紧密结合起来，明确规定保护和促进公众健康。②保障短缺药品供应，国家实行短缺药品清单管理制度、建立药品供求监测体系、实行短缺药品优先审评制度等。③实行了附条件审批。对于治疗严重危及生命且尚无有效治疗手段的疾病，以及公共卫生方面急需的药品，临床试验已有数据显示疗效，并且能够预测临床价值的可以附条件审批，以提高临床急需药品的可及性。④修改了假药劣药范围。对于未经批准进口少量境外合法上市的药品，情节较轻的，可以减轻或者免予处罚。

四、其他现行主要相关法律

《中华人民共和国立法法》经第十二届全国人民代表大会第三次会议于 2015 年 3 月 15 日通过并公布，自公布之日起施行。

任务 2 - 3　药品监督管理行政法律制度认知

PPT

药品监督管理行政法律制度是指依据有关行政法律制度所实施的行政管理办法，以及由此而形成的规范化行政管理行为，包括行政许可、行政检查、行政强制、行政处罚、行政复议、行政诉讼。行政管理法律包括《行政许可法》《行政处罚法》《行政复议法》《行政诉讼法》等。

一、药品行政许可

行政许可是指行政机关根据公民、法人或者其他组织的申请，经依法审查，准予其从事特定活动的行为。在药品监督管理方面，主要是包括药物临床研究许可、药品生产许可、药品经营许可、药品上市许可、进口药品上市许可、执业药师执业许可等。

（一）设定和实施行政许可的原则

1. 法定原则　设定和实施行政许可，应当依照法定的权限、范围、条件和程序。

2. 公开、公平和公正原则　设定和实施行政许可，应当遵循公开、公平、公正的原则，维护行政相对人的合法权益。

3. 便民和效率原则　实施行政许可，应当遵循便民的原则，提高办事效率，提供优质服务。

4. 信赖保护原则　公民、法人或者其他组织依法取得的行政许可受法律保护，行政机关不得擅自改变已经生效的行政许可。

(二) 行政许可的申请与受理

1. 申请与受理　公民、法人或者其他组织从事特定活动，依法需要取得行政许可的，应当向行政机关提出申请。申请书需要采用格式文本的，行政机关应当向申请人提供行政许可申请书格式文本。申请书格式文本中不得包含与申请行政许可事项没有直接关系的内容。行政机关受理或者不予受理行政许可申请，应当出具加盖本行政机关专用印章和注明日期的书面凭证。

2. 审查与决定　行政机关应当对申请人提交的申请材料进行审查。申请人的申请符合法定条件、标准的，行政机关应当依法作出准予行政许可的书面决定。行政机关依法作出不予行政许可的书面决定的，应当说明理由，并告知申请人享有依法申请行政复议或者提起行政诉讼的权利。行政机关作出准予行政许可的决定，需要颁发行政许可证件的，应当向申请人颁发加盖本行政机关印章的下列行政许可证件，如许可证、执照或者其他许可证书；资格证、资质证或者其他合格证书；行政机关的批准文件或者证明文件；法律、法规规定的其他行政许可证件。

3. 期限　除可以当场作出行政许可决定的之外，行政机关应当自受理行政许可申请之日起二十日内作出行政许可决定。二十日内不能作出决定的，经本行政机关负责人批准，可以延长十日，并应当将延长期限的理由告知申请人。但是，法律、法规另有规定的，依照其规定。

4. 听证　法律、法规、规章规定实施行政许可应当听证的事项，或者行政机关认为需要听证的其他涉及公共利益的重大行政许可事项，行政机关应当向社会公告，并举行听证。行政机关应当根据听证笔录，作出行政许可决定。

5. 变更与延续　被许可人要求变更行政许可事项的，应当向作出行政许可决定的行政机关提出申请；符合法定条件、标准的，行政机关应当依法办理变更手续。被许可人需要延续依法取得的行政许可的有效期的，应当在该行政许可有效期届满三十日前向作出行政许可决定的行政机关提出申请。但是，法律、法规、规章另有规定的，依照其规定。行政机关应当根据被许可人的申请，在该行政许可有效期届满前作出是否准予延续的决定；逾期未作决定的，视为准予延续。

(三) 药品行政许可事项

根据药品管理法及其实施条例等法律、行政法规，国家对药品生产、经营及上市等设定了一系列行政许可项目。如在药品上市许可方面，表现为颁发药品注册证、进口药品注册证和医药产品注册证等；在药品生产许可方面，表现为颁发药品生产许可证和医疗机构制剂许可证；在药品经营许可方面，表现为颁发药品经营许可证；在执业药师执业方面，表现为颁发执业药师注册证。

二、药品行政监督检查

行政检查是指行政主体依法对行政管理相对人守法情况作单方面了解的行政行为。药品监督管理部门是监督检查的行政主体，从事药品生产、经营和使用活动的企事业单位是行政管理相对人。药品行政监督检查就是药品监督管理部门对药品生产、经营和使用的企事业单位的药事活动进行了解和监督管理。在一些其他与药品监督管理的有关领域，如海关检查、税务检查等，也都属于行政监督检查行为。

三、药品行政强制

根据《行政强制法》，行政强制是指行政机关为了实现预防或制止正在发生或可能发生的违法行为、危险状态以及不利后果，或者是为了全证据、确保案件查处工作的顺利进行等行政目的，而对相对人的人身或财产采取强制性措施的行为，包括行政强制措施和行政强制执行。

（一）行政强制的设定和实施

行政强制的设定和实施应当依照法定的权限、范围、条件和程序。行政强制的设定和实施，应当适当。采用非强制手段可以达到行政管理目的的，不得设定和实施行政强制。实施行政强制，应当坚持教育与强制相结合。行政机关及其工作人员不得利用行政强制权为单位或者个人谋取利益。公民、法人或者其他组织对行政机关实施行政强制，享有陈述权、申辩权；有权依法申请行政复议或者提起行政诉讼；因行政机关违法实施行政强制受到损害的，有权依法要求赔偿。公民、法人或者其他组织因人民法院在强制执行中有违法行为或者扩大强制执行范围受到损害的，有权依法要求赔偿。

（二）行政强制措施

行政强制措施是指行政机关在行政管理过程中，为制止违法行为、防止证据损毁、避免危害发生、控制危险扩大等情形，依法对公民的人身自由实施暂时性限制，或者对公民、法人或者其他组织的财物实施暂时性控制的行为。行政强制措施的种类有：限制公民人身自由；查封场所、设施或者财物；扣押财物；冻结存款、汇款；其他行政强制措施。法律、法规以外的其他规范性文件不得设定行政强制措施。

（三）行政强制执行

行政强制执行是指行政机关或者行政机关申请人民法院，对不履行行政决定的公民、法人或者其他组织，依法强制履行义务的行为。行政强制执行的方式有：加处罚款或者滞纳金；划拨存款、汇款；拍卖或者依法处理查封、扣押的场所、设施或者财物；排除妨碍、恢复原状；代履行；其他强制执行方式。法律没有规定行政机关强制执行的，作出行政决定的行政机关应当申请人民法院强制执行。

（四）药品行政强制措施

药品行政强制措施是行政执法主体依据药品管理的有关法律规范，依法对行政执法对象实施的管理活动。《药品管理法》第一百条规定：对有证据证明可能危害人体健康的药品及其有关材料，药品监督管理部门可以查封、扣押，并在七日内作出行政处理决定；药品需要检验的，应当自检验报告书发出之日起十五日内作出行政处理决定。

四、药品行政处罚

根据《行政处罚法》，行政处罚是指特定的国家行政机关对有违法行为尚未构成犯罪的相对人给予行政制裁的具体行政行为，如行政拘留、罚款、吊销证照、没收等。

（一）行政处罚的原则

1. 法定原则　公民、法人或者其他组织违反行政管理秩序的行为，应当给予行政处罚的，依照法律、法规或者规章规定，并由行政机关依照本法规定的程序实施。没有法定依据或者不遵守法定程序的，行政处罚无效。

2. 公正、公开的原则　对违法行为给予行政处罚的规定必须公布；未经公布的，不得作为行政处罚的依据。

3. 处罚与违法行为相适应的原则　设定和实施行政处罚必须以事实为依据，与违法行为的事实、性质、情节以及社会危害程度相当。

4. 处罚与教育相结合的原则　实施行政处罚，纠正违法行为，应当坚持处罚与教育相结合，教育公民、法人或者其他组织自觉守法。

5. 不免除民事和刑事责任原则 公民、法人或者其他组织因违法受到行政处罚，其违法行为对他人造成损害的，应当依法承担民事责任。违法行为构成犯罪，应当依法追究刑事责任，不得以行政处罚代替刑事处罚。

（二）行政处罚的种类和设定

行政处罚的种类包括警告、通报批评；罚款、没收违法所得、没收非法财物；暂扣许可证、降低资质等级、吊销许可证件；限制开展生产经营活动、责令停产停业、责令关闭、限制从业；行政拘留；法律、行政法规规定的其他行政处罚等。法律可以设定各种行政处罚，限制人身自由的行政处罚，只能由法律设定。

行政法规可以设定除限制人身自由以外的行政处罚，法律对违法行为已经作出行政处罚规定，行政法规需要作出具体规定的，必须在法律规定的给予行政处罚的行为、种类和幅度的范围内规定。地方性法规可以设定除限制人身自由、吊销企业营业执照以外的行政处罚，法律、行政法规对违法行为已经作出行政处罚规定，地方性法规需要作出具体规定的，必须在法律、行政法规规定的给予行政处罚的行为、种类和幅度的范围内规定。国务院部、委员会制定的规章可以在法律、行政法规规定的给予行政处罚的行为、种类和幅度的范围内作出具体规定，可以设定警告或者一定数量罚款的行政处罚。省、自治区、直辖市人民政府和省、自治区人民政府所在地的市人民政府以及经国务院批准的较大的市人民政府制定的规章可以在法律、法规规定的给予行政处罚的行为、种类和幅度的范围内作出具体规定。

（三）行政处罚的管辖和适用

行政处罚由违法行为发生地的县级以上地方人民政府具有行政处罚权的行政机关管辖。法律、行政法规另有规定的除外。对管辖发生争议的，报请共同的上一级行政机关指定管辖。违法行为构成犯罪的，行政机关必须将案件移送司法机关，依法追究刑事责任。行政机关实施行政处罚时，应当责令当事人改正或者限期改正违法行为。对当事人的同一个违法行为，不得给予两次以上罚款的行政处罚。

当事人有下列情形之一的，应当依法从轻或者减轻行政处罚：主动消除或者减轻违法行为危害后果的；受他人胁迫有违法行为的；配合行政机关查处违法行为有立功表现的；其他依法从轻或者减轻行政处罚的。违法行为轻微并及时纠正，没有造成危害后果的，不予行政处罚。违法行为构成犯罪，人民法院判处拘役或者有期徒刑时，行政机关已经给予当事人行政拘留的，应当依法折抵相应刑期。违法行为构成犯罪，人民法院判处罚金时，行政机关已经给予当事人罚款的，应当折抵相应罚金。违法行为在二年内未被发现的，不再给予行政处罚。法律另有规定的除外。

（四）行政处罚的决定及程序

公民、法人或者其他组织违反行政管理秩序的行为，依法应当给予行政处罚的，行政机关必须查明事实；违法事实不清的，不得给予行政处罚。行政机关在作出行政处罚决定之前，应当告知当事人作出行政处罚决定的事实、理由及依据，并告知当事人依法享有的权利。当事人有权进行陈述和申辩。行政机关必须充分听取当事人的意见，对当事人提出的事实、理由和证据，应当进行复核；当事人提出的事实、理由或者证据成立的，行政机关应当采纳。行政机关不得因当事人申辩而加重处罚。

1. 简易程序（当场处罚程序） 违法事实确凿并有法定依据，对公民处以二百元以下、对法人或者其他组织处以三千元以下罚款或者警告的行政处罚的，可以当场作出行政处罚决定。执法人员当场作出的行政处罚决定，必须报所属行政机关备案。当事人对当场作出的行政处罚决定不服的，可以依法申请行政复议或者提起行政诉讼。

2. 一般程序（普通程序）　行政机关发现公民、法人或者其他组织有依法应当给予行政处罚的行为的，必须全面、客观、公正地调查，收集有关证据；必要时，依照法律、法规的规定，可以进行检查。调查终结，行政机关负责人应当对调查结果进行审查，根据不同情况，分别作出如下决定：确有应受行政处罚的违法行为的，根据情节轻重及具体情况，作出行政处罚决定；违法行为轻微，依法可以不予行政处罚的，不予行政处罚；违法事实不能成立的，不得给予行政处罚；违法行为已构成犯罪的，移送司法机关。对情节复杂或者重大违法行为给予较重的行政处罚，行政机关的负责人应当集体讨论决定。

3. 听证程序　行政机关作出责令停产停业、责令关闭、限制从业；降低资质等级、吊销许可证、较大数额罚款等行政处罚决定之前，应当告知当事人有要求举行听证的权利；当事人要求听证的，行政机关应当组织听证。听证依照以下程序组织：当事人要求听证的，应当在行政机关告知后五日内提出；行政机关应当在听证的七日前，通知当事人举行听证的时间、地点；除涉及国家秘密、商业秘密或者个人隐私外，听证公开举行；听证由行政机关指定的非本案调查人员主持；当事人认为主持人与本案有直接利害关系的，有权申请回避；当事人可以亲自参加听证，也可以委托一至二人代理；举行听证时，调查人员提出当事人违法的事实、证据和行政处罚建议；当事人进行申辩和质证；听证应当制作笔录；笔录应当交当事人审核无误后签字或者盖章。

（五）药品管理行政处罚措施

药品管理行政处罚主要涉及人身罚、行为罚、资格罚、财产罚和声誉罚。

1. 人身罚　是指行政机关对违法人员基于限制人身自由的一种行政处罚。就药品管理而言，如果与药品有关活动的机构法人或个人有违反药品管理的法律规范，药品监督管理机关配合公安机关对相关人员采取行政强制措施，如行政拘留。

2. 行为罚　是指对行政相对人的违法行为，行政主体采取限制或剥夺其特定行为能力或资格的处罚措施。包括限制开展生产经营活动、责令停产停业、责令关闭、限制从业等。如《药品管理法》规定，生产、销售假药，或者生产、销售劣药且情节严重的，除没收违法生产、销售的药品和违法所得外，可以责令停产停业整顿，对法定代表人、主要负责人、直接负责的主管人员和其他责任人员，终身禁止从事药品生产经营活动。

3. 资格罚　是指对行政相对人的违法行为，行政主体采取限制、暂停或取消某种行为资格的处罚措施。包括暂扣许可证件、降低资质等级、吊销许可证件等。如《药品管理法》规定，生产、销售假药，或者生产、销售劣药且情节严重的，吊销药品批准证明文件、吊销《药品生产许可证》《药品经营许可证》或者《医疗机构制剂许可证》。药品使用单位使用假药、劣药情节严重的，法定代表人、主要负责人、直接负责的主管人员和其他责任人员有医疗卫生人员执业证书的，应当吊销执业证书。

4. 财产罚　是指行政主体依法对违法行为人给予的剥夺财产的处罚形式，主要形式有罚款、没收违法所得、没收非法财物等。如《药品管理法》规定，未取得《药品生产许可证》《药品经营许可证》或者《医疗机构制剂许可证》生产药品、销售药品的，没收违法生产、销售的药品和违法所得，并处违法生产、销售的药品（包括已售出和未售出的药品）货值金额十五倍以上三十倍以下的罚款；生产、销售假药的，没收违法生产、销售的药品和违法所得，并处违法生产、销售药品货值金额十五倍以上三十倍以下的罚款；伪造、变造、出租、出借、非法买卖许可证或者药品批准证明文件的，没收违法所得，并处违法所得一倍以上五倍以下的罚款；情节严重的，并处违法所得五倍以上十五倍以下的罚款。

5. 声誉罚　是指行政主体对违反行政法律规范的个人或组织的谴责和警戒，主要是对违法者的名誉、信誉或精神上造成一定损害的处罚方式，主要有警告和通报批评两种形式。如《药品管理法》规定，生产、销售的中药饮片不符合药品标准，尚不影响安全性、有效性的，责令限期改正，给予警告；药品经营企业购销药品未按照规定进行记录，零售药品未正确说明用法、用量等事项，或者未按照规定调配处方的，责令改正，给予警告；药品上市许可持有人未按照规定开展药品不良反应监测或者报告疑似药品不良反应的，责令限期改正，给予警告；药品检验机构出具虚假检验报告的，责令改正，给予警告；对直接负责的主管人员和其他直接责任人员依法给予降级、撤职、开除处分；情节严重的，撤销其检验资格。

>> **实例分析**

药品经营企业生产假药受到处罚的案例

　　某市市场监督管理局在对某大药房检查时，发现某知名公司旗下品牌的人血白蛋白注射液，颜色、澄明度、外包装均有异常。执法人员立即依法对可疑商品进行扣押，并进行抽样送检。经省食品药品检验研究院检验，该药品无人血白蛋白成分。经查，该药店负责人宋某和王某在无《药品生产许可证》《药品经营许可证》的情况下，利用双黄连口服液、生理盐水勾兑的方式，伪造某知名公司人血白蛋白注射液，以每瓶50元的价格出售给有需要的客户1260瓶，获利63000元。

　　经检验，宋某和王某生产的人血白蛋白系假药，处罚如下：没收违法所得，并处违法生产、销售的药品货值金额的十五倍罚款，吊销该药房的《药品经营许可证》、注销药店执业药师注册证。宋某和王某已被公安机关依法采取刑事强制措施。

　　讨论　1. 该案例中提到了哪些药品监督管理机构？

　　　　　2. 药品监督管理的行政处罚有哪些？

　　　　　3. 本案例中涉及到了哪些行政处罚措施？

答案解析

五、药品行政复议

行政复议是行政相对人通过行政机关救济权利的一种方式，是指公民、法人或其他组织认为行政主体的具体行政行为侵犯其合法权益，依法向行政复议机关提出复议申请，行政复议机关依照法定程序对申请复议的具体行政行为的合法性、适当性进行审查并作出决定的一种法律制度。行政复议的目的是防止和纠正违法的或者不当的具体行政行为，保护公民、法人和其他组织的合法权益，保障和监督行政机关依法行使职权。

（一）行政复议的原则

1. 合法原则　在行政复议过程中，申请人、被申请人以及行政复议机关都要根据现行的法律规范来开展活动。合法性原则的核心要求就是行政复议机关依法开展行政复议活动。

2. 公正原则　行政复议机关以事实为依据，平等、公正地对待行政复议各方当事人。

3. 公开原则　行政复议机关在行政复议过程中，除了涉及国家、商业及个人秘密外，整个过程应当向行政复议申请人和社会公开，包括行政行为依据、行政复议审查过程、行政复议结果等。

4. 及时原则　行政复议机构在收到行政复议申请后，应当在法律规定的期限内，尽快完成复议案件的审查，并作出相应的决定。

5. 便民原则 行政复议机关应当在行政复议过程中，尽量为行政复议当事人提供必要的便利，从而确保行政复议当事人参加行政复议目的的实现。

（二）行政复议的范围

1. 可申请复议的具体行政行为 公民、法人或者其他组织可以依照《行政复议法》申请行政复议：①对行政机关作出的警告、罚款、没收违法所得、没收非法财物、责令停产停业、暂扣或者吊销许可证、暂扣或者吊销执照、行政拘留等行政处罚决定不服的。②对行政机关作出的限制人身自由或者查封、扣押、冻结财产等行政强制措施决定不服的。③对行政机关作出的有关许可证、执照、资质证、资格证等证书变更、中止、撤销的决定不服的。④认为行政机关侵犯合法的经营自主权的。⑤认为符合法定条件，申请行政机关颁发许可证、执照、资质证、资格证等证书，或者申请行政机关审批、登记有关事项，行政机关没有依法办理的。⑥申请行政机关履行保护人身权利、财产权利、受教育权利的法定职责，行政机关没有依法履行的。

2. 附带申请复议的抽象行政行为 公民、法人或者其他组织认为行政机关的具体行政行为所依据的下列规定不合法，在对具体行政行为申请行政复议时，可以一并向行政复议机关提出对该规定的审查申请：①国务院部门的规定。②县级以上地方各级人民政府及其工作部门的规定。③乡、镇人民政府的规定。前款所列规定不含国务院部、委员会规章和地方人民政府规章。规章的审查依照法律、行政法规办理。对行政机关作出的行政处分或者其他人事处理决定不服的，依照有关法律、行政法规的规定提出申诉。对行政机关对民事纠纷作出的调解或者其他处理不服的，依法申请仲裁或者向人民法院提起诉讼。

（三）行政复议的程序

1. 行政复议申请 公民、法人或者其他组织认为具体行政行为侵犯其合法权益的，可以自知道该具体行政行为之日起六十日内提出行政复议申请；但是法律规定的申请期限超过六十日的除外。依照《行政复议法》申请行政复议的公民、法人或者其他组织是申请人。申请人申请行政复议，可以书面申请，也可以口头申请；口头申请的，行政复议机关应当当场记录申请人的基本情况、行政复议请求、申请行政复议的主要事实、理由和时间。公民、法人或者其他组织申请行政复议，行政复议机关已经依法受理的，或者法律、法规规定应当先向行政复议机关申请行政复议、对行政复议决定不服再向人民法院提起行政诉讼的，在法定行政复议期限内不得向人民法院提起行政诉讼。公民、法人或者其他组织向人民法院提起行政诉讼，人民法院已经依法受理的，不得申请行政复议。

2. 行政复议受理 行政复议机关收到行政复议申请后，应当在五日内进行审查，对不符合《行政复议法》规定的行政复议申请，决定不予受理，并书面告知申请人；对符合本法规定，但是不属于本机关受理的行政复议申请，应当告知申请人向有关行政复议机关提出。法律、法规规定应当先向行政复议机关申请行政复议、对行政复议决定不服再向人民法院提起行政诉讼的，行政复议机关决定不予受理或者受理后超过行政复议期限不作答复的，公民、法人或者其他组织可以自收到不予受理决定书之日起或者行政复议期满之日起十五日内，依法向人民法院提起行政诉讼。

3. 行政复议决定 行政复议原则上采取书面审查的办法，但是申请人提出要求或者行政复议机关负责法制工作的机构认为有必要时，可以向有关组织和人员调查情况，听取申请人、被申请人和第三人的意见。行政复议机关在对被申请人作出的具体行政行为进行审查时，认为其依据不合法，本机关有权处理的，应当在三十日内依法处理；无权处理的，应当在七日内按照法定程序转送有权处理的国家机关依法处理。处理期间，中止对具体行政行为的审查。

行政复议机关应当自受理申请之日起六十日内作出行政复议决定；但是法律规定的行政复议期限少于六十日的除外。情况复杂，不能在规定期限内作出行政复议决定的，经行政复议机关的负责人批准，可以适当延长，并告知申请人和被申请人；但是延长期限最多不超过三十日。行政复议机关作出行政复议决定，行政复议决定书一经送达，即发生法律效力，被申请人应当履行行政复议决定。

（四）药品行政复议措施

药品监督管理对象，即药品生产、经营或使用机构或法人对药品监督管理主体的处罚措施或结果存在异议的，可以按照《行政复议法》的有关规定，向有管辖权的上一级药品监督管理部门提出行政复议，根据程序和要求提供复议所需的所有材料，由受理的药品监督管理部门进行行政复议。

六、药品行政诉讼

行政诉讼是行政相对人通过司法机关救济权利的一种形式，是指公民、法人或者其他组织认为行政机关或者法律、法规授权的组织作出的行政行为侵犯其合法权益时，依法定程序向人民法院起诉，人民法院对该行政行为合法性进行审查并作出裁决的活动。行政诉讼的构成要件包括原告、被告、具体行政行为、法定期限内以及与行政复议的衔接符合法律法规的规定。

（一）行政诉讼的原则

1. 平等的原则　行政诉讼的双方当事人在行政关系中的地位是不平等的，但是在行政诉讼中，他们的法律地位是平等，即法律面前一律平等。

2. 合法性审查的原则　行政诉讼中，人民法院原则上只审查具体行政行为及其合法性，而不审查具体行政行为的合理性。对于合法的具体行政行为，法院应予以支持；对于违法的具体行政行为，法院应给予撤销；只有行政处罚显失公正的，法院才对具体行政行为进行变更。

3. 不停止执行的原则　在行政诉讼期间，原行政机关的具体行政行为不因为原告的起诉和法院的审理而停止执行。行政机关的行政行为一旦作出，即认定具有合法性，必须遵守和执行，除非法院认为或裁定停止执行。

4. 不适用调解原则　在行政诉讼中，法院不能把调解作为行政诉讼的一种方式，或以调解的结果作为法院的判决结果；法院只能根据客观事实和证据，依据有关规律法规的规定作出判决。但是，行政赔偿、补偿以及行政机关行使法律、法规规定的自由裁量权的案件可以调解。

（二）行政诉讼的程序

1. 起诉与受理　公民、法人或者其他组织不服复议决定的，可以在收到复议决定书之日起十五日内向人民法院提起诉讼。复议机关逾期不作决定的，申请人可以在复议期满之日起十五日内向人民法院提起诉讼。公民、法人或者其他组织直接向人民法院提起诉讼的，应当自知道或者应当知道作出行政行为之日起六个月内提出。提起诉讼应当符合下列条件：①原告是符合《行政诉讼法》第二十五条规定的公民、法人或者其他组织。②有明确的被告。③有具体的诉讼请求和事实根据。④属于人民法院受案范围和受诉人民法院管辖。人民法院在接到起诉状时对符合本法规定的起诉条件的，应当登记立案。

2. 审理与判决　民法院公开审理行政案件，但涉及国家秘密、个人隐私和法律另有规定的除外。人民法院应当在立案之日起五日内，将起诉状副本发送被告。人民法院应当在立案之日起六个月内作出第一审判决。适用简易程序审理的行政案件，由审判员一人独任审理，并应当在立案之日起四十五日内审结。当事人不服人民法院第一审判决的，有权在判决书送达之日起十五日内向上一级人民法院提起上诉。人民法院审理上诉案件，应当对原审人民法院的判决、裁定和被诉行政行为进行全面审查。人民法院审理上诉案件，应当在收到上诉状之日起三个月内作出终审判决。

3. 执行　当事人必须履行人民法院发生法律效力的判决、裁定、调解书。公民、法人或者其他组织拒绝履行判决、裁定、调解书的，行政机关或者第三人可以向第一审人民法院申请强制执行，或者由行政机关依法强制执行。

（三）药品行政诉讼措施

药品监督管理对象，即药品生产、经营、使用机构或法人对药品监督管理主体的处罚措施或结果存在异议的，可以按照《行政复议法》的有关规定，向有管辖权的上一级药品监督管理部门提出行政复议，对行政复议结果不满意的，再向人民法院提起行政诉讼，也可直接向人民法院提起行政诉讼。在行政诉讼时，原告需要提出诉讼的理由、相关的证据以及诉求的请求，人民法院根据提供的诉讼材料，作出立案或不立案的决定。如果人民法院立案了，就进入了审理和判决程序，判决的结果具有法律效力，必须遵守和执行。

七、现行主要相关法律

1. 《中华人民共和国行政许可法》（2003 年 8 月 27 日第十届全国人民代表大会常务委员会第四次会议通过，2019 年 4 月 23 日修正）。

2. 《中华人民共和国行政强制法》（中华人民共和国第十一届全国人民代表大会常务委员会第二十一次会议于 2011 年 6 月 30 日通过并公布，自 2012 年 1 月 1 日起施行）。

3. 《中华人民共和国行政处罚法》（1996 年 3 月 17 日中华人民共和国主席令第六十三号公布，1996 年 10 月 1 日起施行；2009 年 8 月 27 日第一次修正，2017 年 9 月 1 日第二次修正，2021 年 1 月 22 日修订，2021 年 7 月 15 日施行）。

4. 《中华人民共和国行政复议法》（1999 年 4 月 29 日第九届全国人民代表大会常务委员会第九次会议通过，2009 年 8 月 27 日第一次修正，2017 年 9 月 1 日第二次修正）。

5. 《中华人民共和国行政诉讼法》（1989 年 4 月 4 日第七届全国人民代表大会第二次会议通过，2014 年 11 月 1 日第一次修正，2017 年 6 月 27 日第二次修正）。

✐ 实践实训

实训 2-1　药品行政执法情况调研

【实训目的】

1. 了解药品监督管理行政执法的过程。
2. 能够查阅相关资料，了解相关违法案件，并做出正确的判断。
3. 了解行政处罚的程序。

【实训要求】

以 5 人左右为一组，深入当地药品监督管理行政执法机构，了解药品监督管理执法的过程及程序，在此基础上撰写专题调研报告。

【实训内容】

一、调研准备

1. 根据调研要求，各小组提前查阅和熟悉《药品管理法》等相关法律法规。

2. 拟出调研提纲。

3. 联系当地药品监督管理机构。

4. 准备好身份证明、介绍信、笔记本、调查问卷等。在单位允许的情况下，必要时可准备录像、录音、照相设备。

二、调研内容

1. 调研药品监督管理执法的一般程序。

2. 调研相关机构依据有关法律法规，对违法案件是如何定性和处理的。

三、调研报告

针对调研情况及发现的问题进行思考、分析、探讨，形成不少于800字的调研报告。

【实训评价】

教师根据学生调研工作态度和调研报告撰写质量实施评价。

实训2-2 我国药品监督管理机构检索与查询

【实训目的】

1. 了解我国药品监督管理的机构设置。

2. 熟悉我国药品监督管理行政机构、技术机构的职能配置。

3. 学会查阅我国药品监督管理工作的动态信息。

【实训要求】

以5人左右为一组，上网查阅我国药品监督管理行政机构和技术机构，并分别了解其内部机构设置及职能。

【实训内容】

一、查阅准备

熟悉药品监督管理行政机构及技术机构的分类。

二、查阅内容

1. 查阅药品监督管理行政机构及技术机构的职能，内部机构设置及各内部机构的职能。

2. 区别行政机构及技术机构的职能。

三、查阅总结

列出我国药品监督管理行政机构和技术机构的设置机构，整理各机构的职能，查阅和总结近一年内各机构工作的开展情况。

【实训评价】

各小组派代表对本小组的查阅总结进行课堂汇报，组织各小组进行互评，教师进行总结评价。

实训2-3 各级药品监督组织机构图绘制

【实训目的】

1. 了解我国药品监督管理的机构设置。

2. 熟悉各户籍所在地的药品监督机构。

3. 学会查阅资料,完成组织机构图。

【实训要求】

每个学生利用互联网,画出国家及各自户籍地的药品监督组织机构图。

【实训内容】

一、准备工作

1. 熟悉药品监督组织机构。

2. 认识组织结构图。

二、实训实施

1. 查阅国家药品监督管理机构的设置。

2. 查阅户籍所在地的药品监督管理机构的设置。

三、实训结果

采用"直线职能制"的组织结构图表示我国药品监督管理机构的设置,采用"直线型"的组织结构图表示户籍所在地的药品监督管理机构的设置。

【实训评价】

每个学生将自己所画出的药品监督组织机构图在班级进行公开展示,学生之间进行交流和评价,然后再完善各自所画的组织机构图,教师最后进行总评。

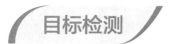 目标检测

答案解析

一、选择题

(一) A 型题 (最佳选择题)

1. 下列规范性文件中,法律效力最高的是( )

A. 《医疗机构药事管理规定》

B. 《中华人民共和国药品管理法实施条例》

C. 《中华人民共和国药品管理法》

D. 《处方管理办法》

E. 《药品不良反应报告和监测管理办法》

2. 根据《中华人民共和国药品管理法实施条例》,药品被抽检单位没有正当理由,拒绝抽查检验的,国务院药品监督管理部门和被抽检单位所在地省级药品监督管理部门可以( )

A. 撤销药品批准证明文件

B. 宣布停止该单位拒绝抽检的药品上市销售和使用

C. 责令被抽查单位停产、停业

D. 吊销被抽查单位许可证

E. 宣布该单位拒绝抽验的药品为假药或劣药

3. 负责药品标准制定和修订的部门是（　　）

　　A. 国家药典委员会　　　　　　　　B. 药品审评中心

　　C. 药品评价中心　　　　　　　　　D. 中国食品药品检定研究院

　　E. 国家药品监督管理局

4. 负责组织对药品注册申请进行技术审评的机构是（　　）

　　A. 国家药典委员会　　　　　　　　B. 药品审评中心

　　C. 药品评价中心　　　　　　　　　D. 中国食品药品检定研究院

　　E. 国家药品监督管理局

5. 负责组织制定国家药物政策和国家基本药物制度的部门是（　　）

　　A. 商务部门　　　　　　　　　　　B. 发展和改革宏观调控部门

　　C. 人力资源和社会保障部门　　　　D. 卫生健康部门

　　E. 中医药管理部门

（二）B 型题（配伍选择题）

（6～9 题共用备选答案）

　　A. 行政处分　　　　　　B. 行政处罚　　　　　　C. 民事责任

　　D. 刑事责任　　　　　　E. 违宪责任

6. 药品监督管理部门发现药品生产企业生产假药，吊销《药品生产许可证》，属于（　　）

7. 药品零售企业在购销活动中违反合同约定，承担违约责任，属于（　　）

8. 药品监督人员玩忽职守被撤职，属于（　　）

9. 药品生产企业负责人，因生产假药，被判处 10 年有期徒刑，属于（　　）

（10～15 题共用备选答案）

　　A. 法律　　　　　　　　B. 行政法规　　　　　　C. 地方性法规

　　D. 部门规章　　　　　　E. 地方政府规章

10.《中华人民共和国药品管理法》属于（　　）

11.《麻醉药品与精神药品管理条例》属于（　　）

12.《医疗用毒性药品管理办法》属于（　　）

13.《药品生产质量管理规范》属于（　　）

14.《江苏省药品监督管理条例》属于（　　）

15.《安徽省药品和医疗器械监督管理办法》属于（　　）

（三）X 型题（多项选择题）

16. 法律责任包括（　　）

　　A. 民事责任　　　　　　B. 刑事责任　　　　　　C. 行政责任

　　D. 赔偿责任　　　　　　E. 调查责任

17. 根据《中华人民共和国行政处罚法》，行政处罚的种类包括（　　）

A. 拘役   B. 责令停产停业   C. 吊销许可证

D. 罚款   E. 警告

18. 我国现行药事管理相关法律法规确定的行政许可有（ ）

     A. 麻醉药品生产许可   B. 精神药品经营许可   C. 疫苗临床试验许可

     D. 医疗机构制剂许可   E. 执业药师执业许可

19. 下列关于法的知识，叙述正确的是（ ）

     A. 不同位阶的法之间，上位法效力高于下位法

     B. 法律效力高于行政法规，行政法规效力高于地方性法规和部门规章

     C. 同一位阶的法之间，一般规定优于特殊规定，新的规定优于旧的规定

     D. 法的时间效力包括不溯及既往原则

     E. 法的效力包括空间效力、时间效力、对人的效力

20. 下列属于药品监督技术机构的是（ ）

     A. 国家药典委员会

     B. 中国食品药品检定研究院

     C. 国家中药品种保护审评委员会

     D. 国家食品药品监督管理局药品审评中心

     E. 国家药品监督管理局

二、综合问答题

1. 我国药品监督行政机构及药品监督技术机构有哪些？

2. 请举例说明我国药品管理行政处罚的种类有哪些？

书网融合……

知识回顾   微课   习题

（王丹丹）

项目三　药学技术人员管理 微课

学习引导

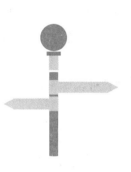

《国家药监局关于规范药品零售企业配备使用执业药师的通知》（国药监药管〔2020〕25号）提到，执业药师是开展药品质量管理和提供药学服务的专业力量，是合理用药的重要保障。药品零售企业按规定配备执业药师是维护公众用药安全的基本要求，也是实现"健康中国"战略、促进行业高质量发展的现实需要。针对当前部分地区执业药师不够用、配备难的实际情况，省级药品监督管理部门在不降低现有执业药师整体配备比例前提下，可制定实施差异化配备使用执业药师的政策，并设置过渡期。过渡期内，对于执业药师存在明显缺口的地区，允许药品零售企业配备使用其他药学技术人员承担执业药师职责，过渡期不超过2025年。药学技术人员作为一线的工作人员，分布于药学各个领域，其职业素质是影响整个药品行业健康发展的关键。什么是药学技术人员？对药学技术人员有哪些规定呢？

本项目主要介绍药学技术人员配备、药学职称考试、执业药师管理的相关要求。

📖 学习目标

1. **掌握**　我国执业药师的概念；执业药师职业资格考试、注册、继续教育管理；执业药师的职责、职业道德准则以及服务规范。
2. **熟悉**　药学技术人员配备依据；药学职称类别以及职称取得。
3. **了解**　药学技术人员的定义；实施执业药师资格制度的目的；我国执业药师制度的发展；执业药师执业活动的监督管理。

任务3-1　药学技术人员配备

PPT

药品是一种特殊的商品，关系到国计民生，因此药学技术人员的素质将直接影响到药品的质量、人们用药安全以及整个药品行业的发展。

一、药学技术人员的定义

药学技术人员是指取得药学类专业学历，经过国家相关部门考试合格，依法取得专业技术职务任职资格或执业药师职业资格，遵守药事管理法律法规和职业道德规范，在药品研制、生产、经营、使用、检验和管理等相关领域从事实践活动的技术人员。药学技术人员包括药师、执业药师、临床药师等。

二、药学技术人员配备依据

（一）药品生产企业配备药品技术人员的依据

1. 《中华人民共和国药品管理法》规定 开办药品生产企业，必须具有依法经过资格认定的药学技术人员、工程技术人员及相应的技术工人。

2. 《药品生产质量管理规范》规定 生产管理负责人应当至少具有药学或相关专业本科学历（或中级专业技术职称或执业药师资格），具有至少三年从事药品生产和质量管理的实践经验，其中至少有一年的药品生产管理经验，接受过与所生产产品相关的专业知识培训。

质量管理负责人应当至少具有药学或相关专业本科学历（或中级专业技术职称或执业药师资格），具有至少五年从事药品生产和质量管理的实践经验，其中至少一年的药品质量管理经验，接受过与所生产产品相关的专业知识培训。

质量受权人应当至少具有药学或相关专业本科学历（或中级专业技术职称或执业药师资格），具有至少五年从事药品生产和质量管理的实践经验，从事过药品生产过程控制和质量检验工作。

（二）药品经营企业配备药品技术人员的依据

1. 《中华人民共和国药品管理法》规定 开办药品经营企业必须具有依法经过资格认定的药学技术人员。

2. 《中华人民共和国药品管理法实施条例》规定 经营处方药、甲类非处方药的药品零售企业，应当配备执业药师或者其他依法经资格认定的药学技术人员。经营乙类非处方药的药品零售企业，应当配备经设区的市级药品监督管理机构或者省、自治区、直辖市人民政府药品监督管理部门直接设置的县级药品监督管理机构组织考核合格的业务人员。

3. 《药品流通监督管理办法》规定 经营处方药和甲类非处方药的药品零售企业，执业药师或者其他依法经资格认定的药学技术人员不在岗时，应当挂牌告知，并停止销售处方药和甲类非处方药。

4. 《药品经营质量管理规范》规定 药品批发企业负责人应当具有大学专科以上学历或者中级以上专业技术职称，经过基本的药学专业知识培训，熟悉有关药品管理的法律法规及本规范。

药品批发企业质量负责人应当具有大学本科以上学历、执业药师资格和 3 年以上药品经营质量管理工作经历，在质量管理工作中具备正确判断和保障实施的能力。

药品批发企业质量管理部门负责人应当具有执业药师资格和 3 年以上药品经营质量管理工作经历，能独立解决经营过程中的质量问题。

药品批发企业应当配备符合以下资格要求的质量管理、验收及养护等岗位人员：①从事质量管理工作的，应当具有药学中专或者医学、生物、化学等相关专业大学专科以上学历或者具有药学初级以上专业技术职称；②从事验收、养护工作的，应当具有药学或者医学、生物、化学等相关专业中专以上学历或者具有药学初级以上专业技术职称；③从事中药材、中药饮片验收工作的，应当具有中药学专业中专以上学历或者具有中药学中级以上专业技术职称；从事中药材、中药饮片养护工作的，应当具有中药学专业中专以上学历或者具有中药学初级以上专业技术职称；直接收购地产中药材的，验收人员应当具有中药学中级以上专业技术职称。

经营疫苗的企业还应当配备 2 名以上专业技术人员专门负责疫苗质量管理和验收工作，专业技术人员应当具有预防医学、药学、微生物学或者医学等专业本科以上学历及中级以上专业技术职称，并有3年以上从事疫苗管理或者技术工作经历。

药品批发企业从事采购工作的人员应当具有药学或者医学、生物、化学等相关专业中专以上学历，从事销售、储存等工作的人员应当具有高中以上文化程度。

药品零售企业法定代表人或者企业负责人应当具备执业药师资格。企业应当按照国家有关规定配备执业药师，负责处方审核，指导合理用药。

药品零售企业质量管理、验收、采购人员应当具有药学或者医学、生物、化学等相关专业学历或者具有药学专业技术职称。从事中药饮片质量管理、验收、采购人员应当具有中药学中专以上学历或者具有中药学专业初级以上专业技术职称。

营业员应当具有高中以上文化程度或者符合省级药品监督管理部门规定的条件。中药饮片调剂人员应当具有中药学中专以上学历或者具备中药调剂员资格。

（三）医疗机构配备药品技术人员的依据

1.《中华人民共和国药品管理法》规定　医疗机构必须配备依法经过资格认定的药学技术人员。非药学技术人员不得直接从事药剂技术工作。

2.《中华人民共和国药品管理法实施条例》规定　医疗机构审核和调配处方的药剂人员必须是依法经资格认定的药学技术人员。

3.《医疗机构药事管理规定》规定　二级以上医院药学部门负责人应当具有高等学校药学专业或者临床药学专业本科以上学历，及本专业高级技术职务任职资格；除诊所、卫生所、医务室、卫生保健所、卫生站以外的其他医疗机构药学部门负责人应当具有高等学校药学专业专科以上或者中等学校药学专业毕业学历，及药师以上专业技术职务任职资格。

医疗机构药学专业技术人员按照有关规定取得相应的药学专业技术职务任职资格。

医疗机构药学专业技术人员不得少于本机构卫生专业技术人员的8%。建立静脉用药调配中心（室）的，医疗机构应当根据实际需要另行增加药学专业技术人员数量。

4.《处方管理办法》规定　取得药学专业技术职务任职资格的人员方可从事处方调剂工作。药师在执业的医疗机构取得处方调剂资格。具有药师以上专业技术职务任职资格的人员负责处方审核、评估、核对、发药以及安全用药指导；药士从事处方调配工作。

三、现行主要相关法规

除《中华人民共和国药品管理法》（2019年8月26日第十三届全国人民代表大会常务委员会第十二次会议第二次修订）、《中华人民共和国药品管理法实施条例》（2019年3月2日《国务院关于修改部分行政法规的决定》第二次修订）外，现行主要相关法规如下：

1.《药品生产质量管理规范》（卫生部令第79号，2010年）。

2.《药品流通监督管理办法》（国家食品药品监督管理局令第26号，2007年）。

3.《药品经营质量管理规范》（国家食品药品监督管理总局令第28号，2016年）。

4.《医疗机构药事管理规定》（卫医政法〔2011〕11号）。

5.《处方管理办法》（卫生部令第53号，2007年）。

PPT

任务 3-2 药学职称考试认知

药师是保障人民用药安全、合理、有效的关键人员，是医药卫生体系中极其重要的组成部分。因此，大多数国家都通过建立药师管理制度来规范药师的资格和职责。

一、药师的定义

从广义上说，药师是指受过高等药学专业教育，通过有关部门的考核并依法获得相应资格，从事药学专业技术工作的人员。

二、药学职称类别

职称制度是我国评价专业技术人员学术水平和职业素质能力的一项主要制度。专业技术人员拥有何种专业技术职称，表明其具有从事某一专业领域所必备的学识、技能水平以及工作成就。按照国家相关政策规定，凡获得职称资格并被单位聘任的人员，可享受相应的工资福利等待遇。专业技术职称的专业范围领域基本覆盖关系国计民生的各个行业，例如医疗卫生、教育科研、工程、会计等等。

药学（中药学）职称按高低级别依次为：主任（中）药师、副主任（中）药师、主管（中）药师、（中）药师、（中）药士。其中，主任（中）药师、副主任（中）药师为高级职称；主管（中）药师为中级职称；（中）药师、（中）药士为初级职称。

三、药学职称取得

《关于加强卫生专业技术职务评聘工作的通知》（人发〔2000〕114 号）明确要求：要逐步建立政府宏观管理、个人自主申请、社会合理评价、单位自主聘任的管理体制；逐步推行卫生专业技术资格考试制度。卫生系列医、药、护、技各专业中的中、初级专业技术资格逐步实行以考代评和与执业准入制度并轨的考试制度，高级专业技术资格采取考试和评审结合的办法取得。

目前，全国卫生专业初、中级技术资格实行以考代评的考试制度。药学专业技术人员通过考试依法取得资格，代表其已具备相应级别技术职务要求的水平与能力。所在单位可将其作为聘任该人员相应技术职务的必要依据。

在原卫生部下发的《关于印发〈预防医学、全科医学、药学、护理、其他卫生技术等专业技术资格考试暂行规定〉及〈临床医学、预防医学、全科医学、药学、护理、其他卫生技术等专业技术资格考试实施办法〉的通知》（人发〔2001〕164 号）进一步明确了卫生专业技术资格考试相关政策和规定。

（一）资格考试组织机构

人社部和卫健委共同负责卫生专业技术资格考试的政策制定、组织协调等工作。卫健委、人社部成立"卫生专业技术资格考试专家委员会"和"卫生专业技术资格考试办公室"，办公室设在卫健委人事司，具体考务工作委托卫健委人才交流服务中心实施。

各省、自治区、直辖市为考区。省级卫生、人事行政部门按照规定，设立考试管理机构，负责本地区考试考务工作。省辖市以上的中心城市或行政专员公署所在地为考点。考场一般设在具有计算机设备的高考定点学校或高等院校。

（二）资格考试管理

初、中级药学（中药学）专业技术资格考试实行全国统一组织、统一考试时间、统一考试大纲、统一考试命题、统一合格标准的考试制度，原则上每年进行一次。

1. 申请参加考试的条件 报名参加初、中级资格考试的人员，要遵守中华人民共和国的宪法和法律，具备良好的医德医风和敬业精神，同时具备下列相应条件。

（1）参加（中）药士资格考试的条件：取得药学（中药学）专业中专或专科学历，从事本专业技术工作满 1 年。

（2）参加（中）药师资格考试的条件：①取得药学专业中专学历，受聘担任药士职务满 5 年；②取得药学专业专科学历，从事本专业技术工作满 3 年；③取得药学专业本科学历或硕士学位，从事本专业技术工作满 1 年。

（3）参加主管（中）药师资格考试的条件：①取得药学专业中专学历，受聘担任药师职务满 7 年；②取得药学专业专科学历，受聘担任药师职务满 6 年；③取得药学专业本科学历，受聘担任药师职务满 4 年；④取得药学专业硕士学位，受聘担任药师职务满 2 年；⑤取得药学专业博士学位。

报名条件中涉及的"学历"或"学位"即国家教育行政部门认可的正规院校毕业的学历或学位；"工作年限"即取得上述学历前后从事本专业工作时间的总和，工作年限计算的截止日期为考试前一年度的年底。

有下列情形之一的不得申请参加药学专业技术资格的考试：①医疗事故责任者未满 3 年；②医疗差错责任者未满 1 年；③受到行政处分者在处分时期内；④伪造学历或考试期间有违纪行为未满 2 年；⑤省级卫生行政部门规定的其他情形。

📱 **知识链接** ┈┈┈┈┈┈┈┈┈┈┈┈┈┈┈┈┈┈┈┈┈┈┈┈┈┈┈┈┈┈┈┈┈┈┈┈┈┈┈

新冠肺炎疫情防控一线医务人员职称报考相关规定

根据《中央应对疫情工作领导小组关于全面落实进一步保护关心爱护医务人员若干措施的通知》（国发明电〔2020〕5 号）和《人力资源社会保障部办公厅关于做好新冠肺炎疫情防控一线专业技术人员职称工作的通知》（人社厅发〔2020〕23 号）相关要求，在符合原卫生部、人事部印发的《临床医学专业技术资格考试暂行规定》（卫人发〔2000〕462 号）和《预防医学、全科医学、药学、护理、其他卫生技术等专业技术资格考试暂行规定》（卫人发〔2001〕164 号）中报名条件的基础上，参加新冠肺炎疫情防控的一线医务人员，晋升高一级职称可以提前一年申报参加卫生专业技术资格考试；对做出突出贡献，获得省部级以上表彰奖励的，晋升高一级职称可以直接申报参加考试。参加新冠肺炎疫情防控的一线医务人员范围按照《国务院应对新型冠状病毒感染肺炎疫情联防联控机制关于聚焦一线贯彻落实保护关心爱护医务人员措施的通知》（国发明电〔2020〕10 号）规定执行。上述享受提前申报的人员，原则上只享受一次政策优惠。

┈┈┈

2. 考试报名 符合报名条件的考生先登录中国卫生人才网（http：//www.21wecan.com/）进行网上预报名，再按各地区要求进行现场确认，具体步骤如下。

（1）登录中国卫生人才网，通过"考生入口"进入报名页面。

（2）点击"全国卫生专业技术资格考试（中初级）网上报名入口"，进入"网上报名系统"完成注册、登录。

（3）进行网上报名（图3-1）。

（4）根据各地区要求进行现场确认（图3-2）。

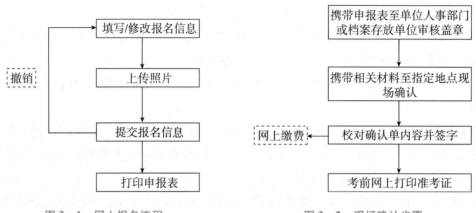

图3-1 网上报名流程　　　　　图3-2 现场确认步骤

3. 考试科目　初、中级药学（中药学）专业技术资格考试设置"基础知识""相关专业知识""专业知识""专业实践能力"等4个科目，具体内容详见表3-1。

表3-1　初、中级药学（中药学）专业技术资格考试科目

类别	级别	考试科目			
		基础知识	专业知识	相关专业知识	专业实践能力
药学类	药士	生理学、生物化学、病原生物学与免疫学基础、天然药化、药物化学、药物分析、医疗机构从业人员行为规范与医学伦理学	药理学、生物药剂与药动学	药剂学、医院药事管理	岗位技能、临床药物治疗学
	药师	生理学、生物化学、病理生理学、微生物学、天然药化、药物化学、药物分析、医疗机构从业人员行为规范与医学伦理学			岗位技能、临床药物治疗学、专业进展
	主管药师				
中药学类	中药士	中药学、方剂学	中药炮制学、中药鉴定学	中医学基础、药事管理	中药药剂学、中药调剂学
	中药师			中医学基础、中药药理学、药事管理	
	主管中药师	中药学、中药化学、方剂学			

4. 考试周期　各科目成绩实行两年为一个周期的滚动管理办法，在连续两个考试年度内通过同一专业4个科目的考试，方可取得该专业资格证书。

5. 资格的获得　参加初、中级药学（中药学）专业技术资格考试且成绩合格者，由所在地人事部门颁发人事部统一印制，人力资源和社会保障部、国家卫生健康委员会用印的专业技术资格证书。该证书在全国范围内有效。

四、现行主要相关法规

除《中华人民共和国药品管理法》（2019年8月26日第十三届全国人民代表大会常务委员会第十二次会议第二次修订）、《中华人民共和国药品管理法实施条例》（2019年3月2日《国务院关于修改部分行政法规的决定》第二次修订）外，现行主要相关法规如下：

1.《关于加强卫生专业技术职务评聘工作的通知》（人发〔2000〕114号）。

2.《关于印发〈预防医学、全科医学、药学、护理、其他卫生技术等专业技术资格考试暂行规定〉及〈临床医学、预防医学、全科医学、药学、护理、其他卫生技术等专业技术资格考试实施办法〉的通知》（人发〔2001〕164号）。

任务3-3　执业药师管理

PPT

一、执业药师资格制度

（一）执业药师资格制度的内涵

1. 实行执业药师资格制度的目的　为了实行对药学技术人员的执业准入控制，科学、公正、客观地评价和选拔人才，全面提高药学技术人员的素质，建设一支既有专业知识和实际能力，又有药事管理与法规知识，能严格依法执业的药师队伍，以确保药品质量、保障人民用药的安全有效，国家实行执业药师资格制度，并将执业药师资格制度纳入全国专业技术人员执业资格制度统一规划的范围。

实施执业药师资格制度是深化医药人事制度改革，实行科学化管理，提高药学技术人员素质，加强药师队伍建设的有效措施，也是维护社会公共利益，净化医药市场，规范药品生产、经营、使用行为，保证药品质量、保障人民用药安全有效的重大措施。

2. 执业药师的概念　根据《执业药师职业资格制度规定》的规定，执业药师（Licensed Pharmacist）是指经全国统一考试合格，取得《中华人民共和国执业药师职业资格证书》（以下简称《执业药师职业资格证书》）并经注册，在药品生产、经营、使用和其他需要提供药学服务的单位中执业的药学技术人员。

从事药品生产、经营、使用和其他需要提供药学服务的单位，应当按规定配备相应的执业药师。国家药监局负责对需由执业药师担任的岗位作出明确规定。《执业药师职业资格证书》在全国范围内有效。通过全国统一考试取得《执业药师职业资格证书》的人员，单位根据工作需要可聘任其为主管药师或主管中药师专业技术职务。

（二）执业药师管理部门

在我国，国家药监局与人力资源和社会保障部共同负责全国执业药师资格制度的政策制定，并按照职责分工对该制度的实施进行指导、监督和检查。在职责分工上，国家药监局负责组织拟定考试科目和考试大纲、建立试题库、组织命审题工作，提出考试合格标准建议。人力资源和社会保障部负责组织审定考试科目、考试大纲，会同国家药监局对考试工作进行监督、指导并确定合格标准。

（三）执业药师制度的发展

我国于1994年、1995年分别开始实施执业药师、执业中药师资格制度，这时执业药师和执业中药师分别由原国家医药管理局和国家中医药管理局管理。1998年，国务院机构改革，明确中药、西药领域的执业药师资格认证、注册和监督工作统一由原国家药品监督管理局管理。1999年4月，原人事部与原国家药品监督管理局修订印发《执业药师资格制度暂行规定》和《执业药师资格考试实施办法》（人发〔1999〕34号），将执业药师与执业中药师合并统称为执业药师，实行全国统一大纲、统一考试、统一注册、统一管理，国家不断修订和完善相应的执业药师管理规定，逐渐形成了一套较为完整的考试、注册、继续教育和监督管理等内容的执业药师管理规定。2009 年 4 月，中共中央、国务院发布了《关于深化医药卫生体系改革的意见》，要求建立严格有效的医药卫生监管体制，规范药品临床使用，发挥执业药师指导合理用药与药品质量管理方面的作用。2012 年 1 月，国务院印发《国家药品安全"十二五"规划》，要求推动执业药师立法，完善执业药师制度，药品经营 100% 符合《药品经营质量管理规范》要求，新开办零售药店均配备执业药师，2015 年零售药店和医院药房全部实现营业时有执业药师指导合理用药，标志着我国执业药师制度将步入深化改革、健康发展的新阶段。2017 年 2 月，国务院印发《"十三五"国家药品安全规划》，要求到 2020 年，所有零售药店主要管理者具备执业药师资格、营业时有执业药师指导合理用药。执业药师将成为国家药品安全工作的重要技术力量。2019 年 3 月，国家药监局、人力资源和社会保障部在原执业药师资格制度基础上，制定了《执业药师职业资格制度规定》和《执业药师职业资格考试实施办法》，加强了对药学技术人员的职业准入管理，进一步规范了执业药师的管理权责，促进了执业药师队伍建设和发展。

二、执业药师职业资格考试与注册管理

（一）执业药师职业资格考试

1. 考试管理

（1）考试管理部门　目前，执业药师职业资格考试工作由国家药监局与人力资源和社会保障部共同负责，日常工作委托国家药监局执业药师资格认证中心承担，考务工作委托人力资源和社会保障部人事考试中心负责。

（2）考试政策　考试实行全国统一大纲、统一命题、统一组织。原则上每年举办一次。凡报名参加考试的人员，应当由本人提出，所在单位审核同意，携带有关证明材料到当地考试管理机构办理报名手续。报名时间一般为每年的 3 至 6 月份，考试日期原则上为每年的 10 月份，考试分为 4 个半天，每个科目的考试时间均为 2.5 个小时。

（3）考试周期和成绩管理　考试成绩管理以四年为一个周期，参加全部科目考试的人员必须在连续四个考试年度内通过全部科目的考试，才能获得执业药师职业资格。考试周期对参加部分科目免试的人员不适用，参加免试部分科目的人员须在两个考试年度内通过应试科目。

2. 报考条件

（1）凡中华人民共和国公民和获准在我国境内就业的外籍人员，具备以下条件之一者，均可申请参加执业药师职业资格考试：①取得药学类、中药学类专业大专学历，在药学或中药学岗位工作满 5 年；②取得药学类、中药学类专业大学本科学历或学士学位，在药学或中药学岗位工作满 3 年；③取得药学类、中药学类专业第二学士学位、研究生班毕业或硕士学位，在药学或中药学岗位工作满 1 年；④取得药学类、中药学类专业博士学位；⑤取得药学类、中药学类相关专业相应学历或学位的人员，在药学或中药学岗位工作的年限相应增加 1 年。

（2）报名条件中关于"相关专业"的规定，由国家药监局、人力资源和社会保障部另行确定。

3. 报名流程

（1）登录中国人事考试网（http：//www.cpta.com.cn/），通过"网上报名"进入报名页面。

（2）点击"报名入口"，进入"报名服务平台"完成注册、登录。

（3）进行执业药师职业资格考试报名流程（图3-3）。

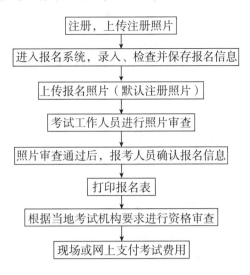

图3-3 执业药师职业资格考试报名流程

4. 考试科目 国家执业药师职业资格考试分为药学类和中药学类两类。药学类和中药学类每一类别都包括四个考试科目。其中，药事管理与法规为药学类、中药学类的公共科目。执业药师职业资格考试科目见表3-2。

表3-2 执业药师职业资格考试科目

类别	科目一	科目二	科目三	科目四
药学类	药学专业知识（一）	药学专业知识（二）	药事管理与法规	药学综合知识与技能
中药学类	中药学专业知识（一）	中药学专业知识（二）		中药学综合知识与技能

符合《执业药师职业资格制度规定》报考条件，按照国家有关规定取得药学或医学专业高级职称并在药学岗位工作的，可免试药学（或中药学）专业知识（一）、药学（或中药学）专业知识（二），只需参加药事管理与法规、综合知识与技能两个科目。

（二）执业药师注册管理

1. 执业药师注册要求

（1）执业药师注册制度 我国实行执业药师注册制度。取得《执业药师职业资格证书》者，应当通过全国执业药师注册管理信息系统向所在地注册管理机构申请注册。经注册后，方可从事相应的执业活动。未经注册者，不得以执业药师身份执业。

（2）执业药师注册条件 申请注册的执业药师，必须具备以下条件：①取得《执业药师职业资格证书》；②遵纪守法，遵守执业药师职业道德，无不良信息记录；③身体健康，能坚持在执业药师岗位工作；④经所在单位考核同意。

有下列情形之一的申请注册人员，不予注册：①不具备完全民事行为能力的；②因受刑事处罚，自刑罚执行完毕之日到申请注册之日不满2年的；③受过取消执业药师执业资格处分不满2年的；④国家规定不宜从事执业药师业务的其他情形的（主要包括：甲、乙类传染病传染期、精神病发病期等健康状况不适宜或者不能胜任执业药师业务工作的）。

（3）执业药师注册管理机构 国家药监局负责执业药师注册的政策制定和组织实施，指导全国执业药师注册管理工作。各省、自治区、直辖市药品监督管理部门负责本行政区域内的执业药师注册管理工作。

（4）执业药师注册范围　执业药师应当按照执业类别、执业范围、执业地区到执业单位所在省级执业药师注册机构进行注册。执业类别为药学类、中药学类、药学与中药学类；执业范围为药品生产、药品经营、药品使用和其他需要提供药学服务的单位；执业地区为省、自治区、直辖市。执业药师只能在一个执业药师注册机构注册，在一个执业单位按照注册的执业类别、执业范围执业。

2. 执业药师注册程序

（1）首次注册与延续注册　执业药师首次（延续）注册应填写《执业药师首次（或延续）注册申请表》，并按要求准备相关材料，交执业药师注册机构办理注册手续。

执业药师注册有效期为五年。需要延续的，应当在有效期届满三十日前，向所在地注册管理机构提出延续注册申请。超过期限，不办理延续注册手册的人员，其《执业药师注册证》自动失效，并不能再以执业药师身份执业。办理延续注册时，同时变更执业单位的，须提交新执业单位合法开业证明。

（2）变更注册　执业药师变更执业地区、执业单位、执业范围应及时变更注册手续，填写《执业药师变更注册手续注册申请表》，并按要求准备相关材料，交执业单位所在地省级药品监督管理部门（变更执业地区的申请材料应交新执业单位所在地省级药品监督管理部门）办理变更注册手续。变更执业范围、执业地区、执业单位，注册有效期不变。

（3）注销注册　执业药师注册后如有下列情况之一的，应予以注销注册：①死亡或被宣告失踪的；②受刑事处罚的；③被吊销《执业药师职业资格证书》的；④受开除行政处分的；⑤因健康或其他原因不能从事执业药师业务的；⑥无正当理由不在岗执业超过半年以上者；⑦注册许可有效期届满未延续的。

注册手续有执业药师本人或其所在单位向注册机构申请办理。

（4）执业药师注册网上申报办理流程（图3-4）。

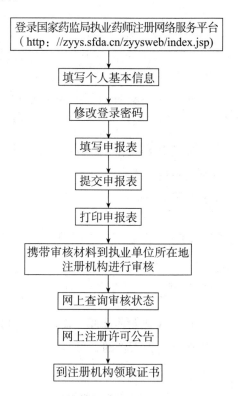

图3-4　执业药师注册网上申报流程

三、执业药师的职责

《执业药师职业资格制度规定》（国药监人〔2019〕12号）中明确了执业药师具体职责。

1. 基本准则　执业药师应当遵守执业标准和业务规范，以保障和促进公众用药安全有效为基本准则。

2. 守法、执法，制止违法行为 执业药师必须严格执行《药品管理法》及国家有关药品研制、生产、经营、使用的各项法规及政策，对违反《药品管理法》及有关法规的行为或决定，有责任提出劝告、制止、拒绝执行并向当地负责药品监督管理的部门报告。

3. 药品质量的监督和管理 执业药师在执业范围内负责对药品质量的监督和管理，参与制定和实施药品全面质量管理制度，参与单位对内部违反规定行为的处理工作。

4. 处方审核调配，指导合理用药 执业药师负责处方审核及监督调配，提供用药咨询与信息，指导合理用药，开展治疗药物的监测及药品疗效的评价等临床药学工作。

四、执业药师继续教育

取得《执业药师职业资格证书》的人员，每年必须接受执业药师的继续教育。接受继续教育是执业药师的义务和权利，执业药师必须按规定积极参加继续教育，完善知识机构、增强创新能力、提高专业水平。用人单位应当保障执业药师参加继续教育的权利。执业药师的继续教育学分，应由继续教育管理机构及时记入全国执业药师注册管理信息系统。执业药师应按要求完成规定的学分，取得的学分证明是执业药师延续注册的必备条件之一。

目前，执业药师继续教育的内容包括公需科目和专业科目。

（一）公需科目内容

学习内容涵盖执业药师应当掌握的思想政治、法律法规、职业道德、诚信自律等基本知识。

1. 思想政治 应当坚持以习近平新时代中国特色社会主义思想为指导，涵盖中国共产党的历史、理论和建设，世界观、人生观和价值观的教育等。

2. 法律法规 涵盖法律及其历史发展、中国特色社会主义法制体系等公共领域的法律法规等。

3. 职业道德 涵盖社会主义道德、社会主义核心价值观、职业道德准则和职业素养等。

4. 诚信自律 涵盖信用体系建设、行为规范、自律承诺、公益服务等。

（二）专业科目内容

学习内容包括从事药学服务工作应当掌握的专业领域法律法规、专业知识和专业技能。

1. 专业领域法规 涵盖卫生健康管理、药事管理等法律法规和有关政策。

2. 专业知识 涵盖药学专业知识、临床医学知识、药物治疗学知识、心理学知识、统计学知识、药学服务信息技术应用知识；药物合理使用的技术规范，常见病症的诊疗指南与应用；国内外药学领域的新理论、新知识、新技术和新方法等。

 知识链接

执业药师继续教育的方式和学分要求

根据人社部《专业技术人员继续教育规定》（人力资源社会保障部令第 25 号）、《执业药师职业资格制度规定》（国药监人〔2019〕12 号）的有关要求，2020 年度全国执业药师继续教育要求全年 90 学时，30 学分。其中，公需科目 30 学时（每学时时长 45 分钟），计 10 学分；专业科目 60 学时（每学时时长 40 分钟），计 20 学分。

公需科目学习方式：自 2020 年 5 月 1 日起，统一在人社部国家人事人才培训网执业药师公需平台

（网址：www.chinanet.gov.cn）或手机客户端免费学习，考核合格，授予学分。专业科目学习方式：可自主选择以下方式，考核合格，授予学分，学分全国范围内有效。①中国药师协会开展的示范性网络培训；②省级（执业）药师协会或药监部门认可的机构组织开展的各类业务培训；③药学相关专业的在职学历（学位）教育；④经省级（执业）药师协会认可的其他方式。

参加"抗击新冠肺炎"疫情一线（定点医院）的执业药师，参加援藏、援疆、援外工作6个月以上的执业药师视同参加本年度继续教育（含公需科目和专业科目）的学习。

五、执业药师行为规范与职业道德准则

（一）执业药师的服务规范

执业药师业务规范是指执业药师在运用药学等相关专业知识和技能从事业务活动时，应当遵守的行为准则。根据《执业药师业务规范》，执业药师的业务活动包括处方调剂、用药指导、药物治疗管理、药品不良反应监测、健康宣教等。

执业药师应当遵纪守法、爱岗敬业、遵从伦理、服务健康、自觉学习、提升能力，达到本规范的基本要求。执业药师应当佩戴执业药师徽章上岗，以示身份。执业药师应当掌握获取医药卫生信息资源的技能，通过各种方式与工具收集、整理、归纳分析各类有价值的信息，用于开展各项业务活动。执业药师所在单位应当为执业药师履行本规范提供必要的条件，支持并保障执业药师开展药学服务。

（二）执业药师的职业道德准则

2006年10月18日，原中国执业药师协会发布了《中国执业药师职业道德准则》（简称《准则》），2009年6月5日又对《准则》进行了修订。同时，为了指导全国广大执业药师更好地贯彻、实施《准则》，规范执业药师的执业行为，原中国执业药师协会又在《准则》的基础上，于2007年3月13日发布了《中国执业药师职业道德准则适用指导》，并在2009年6月5日进行了修订。《准则》包含五条职业道德准则，适用于中国境内的执业药师，包括依法履行执业职责的其他药学技术人员。执业药师在执业过程中应当接受各级药品监督管理部门、执业药师协会和社会公众的监督。具体内容如下：

1. 救死扶伤，不辱使命 执业药师应当将患者及公众的身体健康和生命安全放在首位，以专业知识、技能和良知，尽心、尽职、尽责为患者及公众提供药品和药学服务。

2. 尊重患者，平等相待 执业药师应当尊重患者或消费者的价值观、知情权、自主权、隐私权，对待患者或消费者应不分年龄、性别、民族、信仰、职业、地位、贫富、一视同仁。

3. 依法执业，质量第一 执业药师应当遵守药品管理法律、法规，恪守职业道德，依法独立执业，确保药品质量和药学服务质量，科学指导用药，保证公众用药安全、有效、经济、适当。

4. 进德修业，珍视声誉 执业药师应当不断学习新知识、新技术，加强道德修养，提高专业水平和执业能力；知荣明耻，正直清廉，自觉抵制不道德行为和违法行为，努力维护职业声誉。

5. 尊重同仁，密切协作 执业药师应当与同仁和医护人员相互理解，相互信任，以诚相待，密切配合，建立和谐的工作关系，共同为药学事业的发展和人类的健康奉献力量。

六、执业药师执业活动的监督管理

根据《执业药师职业资格制度规定》，负责药品监督管理的部门按照有关法律、法规和规章的规

定，对执业药师配备情况及其执业活动实施监督检查。监督检查时应当查验《执业药师注册证》、处方审核记录、执业药师挂牌明示、执业药师在岗服务等事项。执业单位和执业药师应当对负责药品监督管理的部门的监督检查予以协助、配合，不得拒绝、阻挠。

执业药师有下列情形之一的，县级以上人力资源社会保障部门与负责药品监督管理的部门按规定对其给予表彰和奖励：①在执业活动中，职业道德高尚，事迹突出的；②对药学工作做出显著贡献的；③向患者提供药学服务表现突出的；④长期在边远贫困地区基层单位工作且表现突出的。

建立执业药师个人诚信记录，对其执业活动实行信用管理。执业药师的违法违规行为、接受表彰奖励及处分等，作为个人诚信信息由负责药品监督管理的部门及时记入全国执业药师注册管理信息系统。

对以不正当手段取得《执业药师职业资格证书》的，按照国家专业技术人员资格考试违纪违规行为处理规定处理；构成犯罪的，依法追究刑事责任。以欺骗、贿赂等不正当手段取得《执业药师注册证》的，由发证部门撤销《执业药师注册证》，三年内不予执业药师注册；构成犯罪的，依法追究刑事责任。严禁《执业药师注册证》挂靠，持证人注册单位与实际工作单位不符的，由发证部门撤销《执业药师注册证》，并作为个人不良信息由负责药品监督管理的部门记入全国执业药师注册管理信息系统。买卖、租借《执业药师注册证》的单位，按照相关法律法规给予处罚。

》》 实例分析

内蒙古自治区药监局官网曝光，从 2019 年 4 月份开始，内蒙古包头市在全市范围内集中开展了药品零售企业执业药师"挂证"行为专项整治。此次专项整治，全市共检查零售药店 1571 家，查实"挂证"执业药师 375 人。其中，主动办理执业药师变更注册 157 人，注销注册 80 人，剩余 138 人正在办理注销和变更手续。已注销《药品经营许可证》10 家，撤销 GSP 证书 9 个，查处未按规定销售处方药的零售药店 20 家，核减经营范围 72 家，下达责令改正通知书 364 份。

讨论　对非法"挂证"的执业药师和药品零售企业应采取怎样的处罚措施呢？

答案解析

七、现行主要相关法规

除《中华人民共和国药品管理法》（2019 年 8 月 26 日第十三届全国人民代表大会常务委员会第十二次会议第二次修订）、《中华人民共和国药品管理法实施条例》（2019 年 3 月 2 日《国务院关于修改部分行政法规的决定》第二次修订）外，现行主要相关法规如下：

1.《执业药师职业资格制度规定》（国药监人〔2019〕12 号）。

2.《执业药师资格考试实施办法》（国药监人〔2019〕12 号）。

3.《执业药师注册管理暂行办法》（国药管人〔2000〕156 号）。

4. 关于《执业药师注册管理暂行办法》的补充意见（国食药监人〔2004〕342 号）。

5. 关于《执业药师注册管理暂行办法》的补充意见（食药监人函〔2008〕1 号）。

6.《执业药师继续教育管理试行办法》（国药协发〔2015〕8 号）。

7.《专业技术人员继续教育规定》（人力资源社会保障部令第 25 号）。

8.《执业药师业务规范》（食药监执〔2016〕31 号）。

实践实训

实训 3-1 药师与执业药师网上报名

【实训目的】

1. 熟悉药师、执业药师报名网站。
2. 学会运用相关网站进行药师、执业药师网上报名。

【实训要求】

1. 登录中国卫生人才网，查找本年度考试的相关公告，能够正确使用网上报名系统并能准确填写报名信息，完成药师资格考试的网上报名。
2. 登录中国人事考试网，完成国家执业药师资格考试的网上报名。

【实训内容】

一、药师网上报名

1. 登录中国卫生人才网，查找本年度卫生考试安排通知，找到网上预报名时间段、考试时间。

2. 查找考生报名操作指导

通过"全国卫生专业技术资格考试（中初级）"考试专区查找考生报名操作指导。

3. 熟悉网上报名系统

登录中国卫生人才网，通过"考生入口"进入报名页面。点击"全国卫生专业技术资格考试（中初级）网上报名入口"，进入"网上报名系统"。在报名通道开启的情况下，录入、检查并保存报名信息。

4. 查找考场规则

返回中国卫生人才网首页，通过"考生入口"查找考场规则。

二、国家执业药师资格考试的网上报名

1. 登录中国人事考试网，下载"照片处理工具"。
2. 准备一张 1 寸标准证件片，按照要求，对照片进行审核。
3. 登录中国人事考试网，进行注册。
4. 在各地区报名通道开启的情况下，进入报名系统，录入、检查并保存报名信息。

【实训评价】

教师根据学生工作态度、网上报名的完成情况实施评价。

实训 3-2 执业药师现状及地位调研

【实训目的】

通过对执业药师现状及地位的调研，进一步了解我国执业药师资格制度的实施情况，锻炼学生分析、解决问题的能力和团队合作精神，强化执业药师的服务意识，为今后能够依法执业打下基础。

【实训要求】

将全班分成 3 个组，通过发放问卷、实地考察或网络、报刊、书籍等分别调查药品生产企业、药品经营企业以及医疗机构中执业药师的现状及地位，在此基础上撰写专题调研报告，并制作 PPT 进行汇报交流。

【实训内容】

一、调研准备

1. 将全班分成 3 个组，抽签决定每组的调研对象（药品生产企业、药品经营企业或医疗机构）。

2. 根据调研内容，各小组提前查阅、熟悉执业药师管理的相关规定。

3. 拟出调研提纲。

4. 通过教师帮助或自行联系当地药品生产企业、药品经营企业或医疗机构。

5. 准备好身份证明、介绍信、笔记本、调查问卷等。在单位允许的情况下，必要时可准备录像、录音、照相设备。

二、调研内容

1. 通过问卷、实地考察或网络、报刊、书籍等分别调查药品生产企业、药品经营企业以及医疗机构中执业药师的现状及地位。

2. 调研的内容包括各类单位对执业药师需求情况、实际配备执业药师的情况、执业药师岗位设置、执业药师的素质、执业药师作用的发挥情况、执业药师自我满意度，社会认可度以及参加继续教育情况等。

三、调研报告

1. 学生进行组内交流讨论，对完善我国执业药师制度以及如何更好地发挥执业药师的作用提出看法。

2. 将调研结果汇总，撰写专题调研报告。

3. 制作 PPT，每组派 1～2 名代表进行汇报交流。

【实训评价】

教师根据学生调研工作态度、调研报告撰写质量以及 PPT 制作汇报情况实施评价。

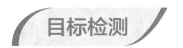

目标检测

答案解析

一、选择题

（一）A 型题（最佳选择题）

1. 执业药师职业资格考试属于（　　）

　　A. 执业资格准入考试　　　　B. 职业资格准入考试　　　　C. 药师资格准入考试

　　D. 主管药师资格考核　　　　E. 主任药师资格考核

2. 到 2020 年，所有零售药店法人或主要管理者必须具备（　　）

　　A. 药师资格　　　　　　　　B. 主管药师资格　　　　　　C. 主任药师资格

　　D. 执业药师资格　　　　　　E. 药师或执业药师资格

3. 药品零售企业负责处方审核，指导合理用药的人员（　　）

A. 应当具备执业药师资格

B. 应当具有药学或者医学、生物、化学等相关专业学历或者具有药学专业技术职称

C. 应当具有中药学专业中专以上学历或者具有中药学初级以上专业技术职称

D. 应当具有高中以上文化程度或者符合省级药品监督管理部门规定的条件

E. 大学本科以上学历、执业药师资格和3年以上药品经营质量管理工作经历

4. 《执业药师职业资格证书》的有效范围是（　　）

A. 在全国范围内有效　　　　　　　　　　B. 在颁发机关所在省份内有效

C. 在取得者的身份证发放地有效　　　　　D. 在取得者的执业所在地有效

E. 在取得者长期居住所在的省份有效

5. 申请执业药师注册的条件不包括（　　）

A. 取得《执业药师职业资格证书》　　　　B. 经所在单位考核同意

C. 从事药品调剂工作　　　　　　　　　　D. 身体健康，能坚持在执业药师岗位工作

E. 遵纪守法，遵守执业药师职业道德

6. 执业药师欲变更执业地区，应当（　　）

A. 直接到新地区执业，不需办理注册手续　　B. 办理变更注册手续

C. 办理注销注册手续　　　　　　　　　　D. 办理延续注册手续

E. 重新申请执业药师职业资格考试

7. 执业药师注销注册的情形不包括（　　）

A. 因健康或其他原因不能从事执业药师业务的

B. 受刑事处罚的

C. 被吊销《执业药师职业资格证书》的

D. 变更执业范围的

E. 死亡或被宣告失踪的

8. 执业药师注册有效期为（　　）

A. 1年　　　　　　　　B. 2年　　　　　　　　C. 3年

D. 4年　　　　　　　　E. 5年

9. 执业药师注册证有效期满前，申请延续注册的时限为（　　）

A. 30日　　　　　　　B. 3个月　　　　　　　C. 6个月

D. 9个月　　　　　　　E. 12个月

10. 执业药师应当紧密配合医师对患者进行药物治疗，体现了（　　）

A. 尊重同仁，密切协作　　B. 尊重患者，一视同仁　　C. 依法执业，质量第一

D. 进德修业，珍视声誉　　E. 救死扶伤，不辱使命

11. 执业药师资格注册机构为（　　）

A. 国家药品监督管理部门　　　　　　　　B. 国家人力资源和社会保障部门

C. 省级药品监督管理部门　　　　　　　　D. 省级人力资源和社会保障部门

E. 中国药学会

12. 小周考试合格取得《执业药师职业资格证书》后，可以（　　）

A. 直接在跨省、市的药品零售企业以执业药师身份执业

B. 直接在所在省、市的药品零售企业以执业药师身份执业

C. 直接在所在省、市的药品生产企业以执业药师身份执业

D. 经注册后，在注册所在省、市以执业药师身份执业

E. 经注册后，同时在多个单位以执业药师身份执业

13. 执业药师继续教育实行（　　）

    A. 备案制度　　　　　　　　B. 考试制度　　　　　　　　C. 注册制度

    D. 登记制度　　　　　　　　E. 核准制度

14. 负责处方审核及监督调配是（　　）

    A. 执业药师应履行的职责　　　　　　B. 对执业药师继续教育的要求

    C. 执业药师注册的规定　　　　　　　D. 执业药师延续注册的规定

    E. 执业药师变更注册的规定

15. 须提供参加继续教育的证明是（　　）

    A. 执业药师应履行的职责　　　　　　B. 对执业药师继续教育的要求

    C. 执业药师注册的规定　　　　　　　D. 执业药师延续注册的规定

    E. 执业药师变更注册的规定

16. 掌握最新医药信息，保持较高的专业水平是（　　）

    A. 执业药师应履行的职责　　　　　　B. 对执业药师继续教育的要求

    C. 执业药师注册的规定　　　　　　　D. 执业药师延续注册的规定

    E. 执业药师变更注册的规定

17. 对违反药品管理法及有关法规的行为或决定，提出劝告、制止、拒绝执行并向上级报告是（　　）

    A. 执业药师应履行的职责　　　　　　B. 对执业药师继续教育的要求

    C. 执业药师注册的规定　　　　　　　D. 执业药师延续注册的规定

    E. 执业药师变更注册的规定

（二）B 型题（配伍选择题）

（18～21 题共用备选答案）

    A. 具有大学专科以上学历或者中级以上专业技术职称

    B. 具有大学本科以上学历、执业药师资格和 3 年以上药品经营质量管理工作经历

    C. 具有执业药师资格和 3 年以上药品经营质量管理工作经历

    D. 具有药学中专或者医学、生物、化学等相关专业大学专科以上学历或者具有药学初级以上专业技术职称

    E. 具有高中以上文化程度

18. 药品批发企业负责人应当（　　）

19. 药品批发企业质量管理部门负责人应当（　　）

20. 药品批发企业质量负责人应当（　　）

21. 药品批发企业从事质量管理工作的人员应当（　　）

（22～24 题共用备选答案）

    A. 不予注册　　　　　　　　B. 注销注册　　　　　　　　C. 延续注册

    D. 变更注册　　　　　　　　E. 延迟注册

22. 执业药师到注册地以外的省、自治区、直辖市执业的，重新申请注册前应办理（　　）

23. 已注册的执业药师受取消执业药师资格处分的予以（　　）

24. 在药品生产企业的执业药师，去药品经营企业执业的应办理（　　）

（25～28题共用备选答案）

    A. 救死扶伤，不辱使命　　　　　　　　　　B. 尊重患者，平等相待

    C. 依法执业，质量第一　　　　　　　　　　D. 进德修业，珍视声誉

    E. 尊重同仁，密切协作

25. 执业药师应当科学指导用药，确保药品质量，体现了（　　）

26. 执业药师应当自觉抵制不道德和违法行为，体现了（　　）

27. 执业药师对待患者不得有任何歧视行为，体现了（　　）

28. 执业药师在患者生命安全存在危险时，应当提供必要的救助措施，体现了（　　）

（三）X型题（多项选择题）

29. 《医疗机构药事管理规定》规定，二级以上医院药学部门负责人应当具有（　　）

    A. 高等学校药学专业或者临床药学专业专科以上学历

    B. 高等学校药学专业或者临床药学专业本科以上学历

    C. 本专业初级以上技术职务任职资格

    D. 本专业中级以上技术职务任职资格

    E. 本专业高级技术职务任职资格

30. 不得申请参加药学专业技术资格考试的情形有（　　）

    A. 医疗事故责任者未满3年　　　　　　　　B. 医疗差错责任者未满1年

    C. 受到行政处分者在处分时期内　　　　　　D. 伪造学历或考试期间有违纪行为未满2年

    E. 省级卫生行政部门规定的其他情形

31. 药学高级职称指的是（　　）

    A. 主任药师　　　　　　B. 副主任药师　　　　　　C. 主管药师

    D. 药师　　　　　　　　E. 药士

32. 执业药师不得（　　）

    A. 同时在两个或者两个以上执业地区执业　　B. 在药品零售企业只挂名而不现场执业

    C. 无故拒绝为患者调配处方、提供药品　　　D. 在执业场所以外从事经营性药品零售业务

    E. 坚持效益原则，维护公众健康

33. 需办理执业药师变更注册手续的有（　　）

    A. 变更执业地区　　　　B. 变更执业类别　　　　C. 变更执业单位

    D. 变更执业范围　　　　E. 注册许可有效期届满未延续的

34. 执业药师注册必须具备的条件包括（　　）

    A. 取得《执业药师职业资格证书》　　　　　B. 取得继续教育的证明

    C. 遵纪守法，遵守药师执业道德　　　　　　D. 经执业单位同意

    E. 有2年以上的药学实践经验

35. 有关执业药师管理的说法，正确的有（　　）

    A. 《执业药师职业资格证书》在全国范围内有效

B. 执业药师变更执业地区应办理变更注册手续

C. 执业药师被吊销《执业药师职业资格证书》的，应办理注销注册手续

D. 执业药师继续教育实行复核制度

E. 《执业药师职业资格证书》有效期是 3 年

36. 执业药师应当（ ）

A. 按规定进行注册，参加继续教育   B. 依法独立执业，认真履行职责

C. 坚持效益原则，维护公众健康   D. 拒绝调配、销售超剂量的处方

E. 科学指导用药

37. 执业药师应当（ ）

A. 服从领导，不折不扣按药品经营企业负责人的要求做好工作

B. 不以任何形式向公众进行误导性的药品宣传和推荐

C. 注意收集药品不良反应信息

D. 理解同行收受药品回扣的行为

E. 定期参加继续教育

38. 中国执业药师职业道德准则包括（ ）

A. 救死扶伤，不辱使命   B. 尊重患者，平等相待   C. 依法执业，质量第一

D. 进德修业，珍视声誉   E. 尊重同仁，密切协作

二、综合问答题

1. 我国执业药师职业道德准则的具体内容是什么？

2. 执业药师的具体职责有哪些？

书网融合……

知识回顾   微课   习题

（余 虹）

学习引导

2016 年上半年，某市食品药品监督管理局在集中开展药品流通领域专项整治行动中发现，某县某连锁有限公司一连锁药店涉嫌销售假药"弊疼舒康冬虫夏草全蝎胶囊"。该产品外包装及说明书明确标示与药品相同的"适用症状（风湿、类风湿关节炎等）"、适用人群（疼痛人群）、用法用量、禁忌证（严重胃溃疡慎用）等内容，符合药品定义，但未取得药品产品注册批文，也没取得药品生产许可。检验结果显示，该胶囊铬含量为 226mg/kg（超出《中国药典》规定的 113 倍），对人体危害极大，为假药。怎样辨别假药或劣药？

本项目主要介绍药品的定义、基本特征、假药、劣药的定义和各种类型，处方药和非处方药的相关规定，国家基本药物和基本医疗保险药品的管理，药品不良反应报告和监测管理。

学习目标

1. **掌握**　药品的概念及基本特征、药品标准；药品与假药、劣药的定义；药品不良反应的概念及分类。
2. **熟悉**　处方药和非处方药的相关规定；药品不良反应报告和监测的相关规定。
3. **了解**　国家基本药物、医保药品、药品召回等制度的相关规定。

任务 4-1　药品辨识

PPT

一、药品的概念

《药品管理法》规定，药品是指用于预防、治疗、诊断人的疾病，有目的的调节人的生理功能并规定有适应症或者功能主治、用法和用量的物质，包括中药材、化学药和生物制品等。

这一药品定义包含如下含义：①其使用目的和使用方法是区别药品和食品、保健食品、化妆品、医疗器械等其他物质的基本点。当人们为了预防或治疗疾病，需遵照医嘱或说明书，按照一定方法使用某种物质，达到治疗、预防和诊断人的某种疾病的目的或有目的的调节某些生理功能时，该物质被称为药品。而食品、保健食品、化妆品、医疗器械等物质的使用目的显然与药品不同，使用方法也不完全相同。②明确了《药品管理法》所监督管理的是人用药品，而兽用药等不在《药品管理法》的监督管理范围之内。③该定义明确了药品包括传统药（中药材、中药饮片、中成药）和现代药（化学药品等），其中化学原料药、中药材等物质虽然没有规定用于治疗疾病的用法、用量，但也作为药品管理。

二、药品的特殊性

药品作为一种特殊商品，它既具有一般商品的特征，但同时药品还具有专属性、两重性、质量的重要性、时限性等特殊的性质。药品的特殊性决定了药品在质量的判别上只有合格品与不合格品（即假药、劣药）之分，而没有优等品、一等品等之分。依据药品有关法律的规定，只有质量合格的药品才会被允许生产、流通和使用。药品主要具有以下四个特殊性。

（一）专属性

药品的专属性表现在对症治疗，患者患什么病，才能用什么药，不能像一般商品，彼此之间可以互相替代。

（二）两重性

药品的两重性是指药品在防病治病的同时，也会发生不良反应，如：副作用、毒性反应、继发性反应、后遗效应、特异性反应、变态反应、三致反应等。

因此药品管理有方，使用得当，可以治病；反之，则可致病，甚至致命。例如盐酸哌替啶，使用合理时是镇痛良药，如管理不善，滥用就会成瘾，就会给社会带来不安定因素。

药品使用强调安全有效，安全是前提，有效是期望。因此对药品宣传应实事求是，科学严谨，不能言过其实，要指出使用时可能出现的副作用和不良反应，用药过量会发生危险，所以为了安全，药品必须规定其安全剂量。

（三）质量的重要性

药品是直接关系到人们的身体健康甚至生命存亡，是治病救人的特殊商品，因此，其质量容不得有半点马虎，只有符合法定质量标准的药品才能保证疗效。因此药品只能是合格品，不能像其他商品一样有等级品、等外品和次品等。为此，国家制订了严格的药事管理法律法规，对药品实行严格地监督管理，并制订和颁布了国家药品标准，规定了严格的检验制度。

《药品管理法》规定，所有不合格药品不得出厂、不准销售、不准使用。

（四）时限性

人们只有防病治病或诊断疾病时才需用药，但药品生产、经营企业平时就应有适当储备。只能药等病，不能病等药；另外，药品均有有效期，一旦过了有效期，即报废销毁；国家对药品实行储备制度，如有些药品用量少，效期短，宁可到期报废，也要有所储备；有些药品即使无利可图，也必须保证生产、供应。

在以上特性中，最重要的是质量的重要性。作为药品，质量出不得任何差错，一旦出现质量问题，就可能危害到人民的生命安全。因此在生产过程中，要严格控制药品质量，把可能影响产品质量的风险因素在生产过程中控制到最低。

三、药品的质量特性要求

药品的质量特性是指药品满足预防、治疗、诊断人的疾病，有目的的调节人的生理功能的要求有关的固有特性。一般常指药品的安全性、有效性、稳定性和均一性。

（一）安全性

指按规定的适应症和用法、用量使用药品后，人体产生毒副反应的程度。大多数药品均有不同程度的毒副反应，因此，只有在衡量有效性大于毒副反应或可解除、缓解毒副作用的情况下才可使用某种药品。假如某物质对防治、诊断疾病非常有效，但是对人体可能存在致癌、致畸、致突变，甚至致死，那么该物质仍不能作为药品。

（二）有效性

指在规定的适应症、用法和用量的条件下能满足预防、治疗、诊断人的疾病，有目的的调节人的生理功能的要求。疗效确切，适应症肯定，是药品质量根本的要求，是药品的基本特征。若对防治疾病没有效，则不能成为药品。有效性也必须在一定的前提条件下，即有一定的适应症和用法、用量。我国对药品的有效性按在人体能达到所规定的效应程度分为"痊愈""显效""有效"。

（三）稳定性

指药品在规定的条件下，能够保持其有效性和安全性的能力。这里所说的规定的条件是指在规定的有效期内，以及生产、贮存、运输和使用中达到标准规定的条件。某些物质虽具有预防、治疗、诊断疾病的有效性和安全性，但如其极其容易变质，非常不稳定，采取了目前可能采取的有效措施仍不能保证其在运输、贮存、使用过程中的质量，则该物质不能作为药品流入医药市场。

（四）均一性

指药物制剂的每一单元产品都必须符合安全性、有效性的规定要求，主要表现为物理分布方面的特性，是制剂过程中形成的固有特性。因人们的用药剂量一般与药品的单位产品（如一片药、一包冲剂、一粒胶囊等）有密切关系，特别是有效成分在单位产品中含量很少的药品，若含量不均一，则可能等于没有用药，或用量过大而使患者中毒，甚至危害人民生命安全。

保证药品的质量即保证药品的安全性、有效性、稳定性、均一性。这样方可部分有效地防止药品不良反应、药源性疾病的发生。

四、药品标准

（一）药品标准的定义

药品标准是指对药品的质量指标、生产工艺和检验方法所作法定的技术要求和规定，内容包括药品的名称、成分或处方的组成；含量测定及其检查、检验方法；制剂的辅料；允许的杂质及其限量要求以及药品的作用、用途、用法、用量；注意事项；贮藏方法等。药品标准是药品生产、供应、使用、检验和管理部门共同遵循的法定依据；凡正式批准生产的药品、辅料和基质以及商品经营的中药材，都应制定标准。

其他商品可以从外观、性能来判断其质量好坏，而一般情况下，药品的外观难以反映其内在质量。如想知道药品是否合格只能依靠药品标准检验，药品标准是衡量、检验、确定某个药品是否合格的法定技术依据，在药品质量管理中具有非常重要的作用。

（二）药品标准的分类

药品标准分为法定标准和企业标准两种。法定标准属于强制性标准，无法定标准和达不到法定标准的药品意味着其质量不能符合国家对其安全性、有效性和质量可控性的认可，即被称为不符合法定要求的药品，因而不得作为药品生产、销售和使用。

《药品管理法》规定：国务院药品监督管理部门颁布的《中华人民共和国药典》（简称《中国药典》）和药品标准为国家药品标准。法定标准主要指国家药品标准，如《中国药典》、部颁标准、注册标准等。国家药品标准包括《中国药典》及其增补本，经国家药品监督管理部门批准的药品注册标准和颁布的其他药品标准，以及与药品质量指标、生产工艺和检验方法相关的技术指导原则和规范。

《中国药典》，由国家药典委员会编撰，由国家药品监督管理局颁布。《中国药典》是国家为保证药品质量、保护人民用药安全而制定的法典。

新中国成立以来，先后颁布《中国药典》十一版，即1953年版、1963年版、1977年版、1985年版、1990年版、1995年版、2000年版、2005年版、2010年版、2015年版、2020年版。

 知识链接

《中华人民共和国药典》2020年版

《中华人民共和国药典》2020年版（以下简称《中国药典》2020年版），即新中国成立以来的第11版药典，历时近5年的编制，于2020年12月30日正式实施。2020年版《中国药典》分四部，新版药典新增319种，修订3177种，不再收载10种，品种合并4种，收载品种共计5911个。一部中药收载品种总数2711个，其中新增品种117个，修订品种452个；二部化学药收载品种总数2712个，其中新增品种117个，修订品种2387个；三部生物制品收载品种153个，其中新增品种20个，修订品种126个；新增生物制品通则2个、生物制品总论4个；四部收载通用技术要求361个，其中制剂通则38个（修订35个）、检测方法及其他通则281个（新增35个、修订51个）、指导原则42个（新增12个、修订12个）；药用辅料收载335种。其中新增65种、修订212种。

药品注册标准，是指国家药品监督管理部门批准给申请人特定药品的标准，生产该药品的药品生产企业必须执行该注册标准。药品注册标准不得低于《中国药典》的规定。国家药品监督管理部门颁布的药品标准是指未列入《中国药典》而由国家药品监督管理部门颁布的药品标准，以及与药品质量指标、生产工艺和检验方法相关的技术指导原则和规范。

答案解析

即学即练 4－1

《中国药典》（2020版）于（　　）起执行

A. 2020年7月1日　　　　　　　　　　B. 2020年1月1日

C. 2020年12月30日　　　　　　　　　D. 2020年5月1日

制药企业为确保本企业生产的药品每一批都质量稳定均一并能达到国家药品标准的要求，制定出本企业内控的药品质量标准，即企业标准。企业标准往往是在国家药品标准基础上建立的更为严格的质量控制指标。

好的药品质量标准应能控制药品的内在质量。药品标准受到技术水平的限制，因此需要根据技术发展情况不断进行修改。

五、假劣药品的法律规定

《中华人民共和国药品管理法》第九十八条对假药、劣药做出了具体规定。

（一）假药

有下列情形之一的，为假药：①药品所含成分与国家药品标准规定的成分不符；②以非药品冒充药品或者以他种药品冒充此种药品；③变质的药品；④药品所标明的适应症或者功能主治超出规定范围。

（二）劣药

有下列情形之一的，为劣药：①药品成分的含量不符合国家药品标准；②被污染的药品；③未标明或者更改有效期的药品；④未注明或者更改产品批号的药品；⑤超过有效期的药品；⑥擅自添加防腐剂、辅料的药品；⑦其他不符合药品标准的药品。

禁止未取得药品批准证明文件生产、进口药品；禁止使用未按照规定审评、审批的原料药、包装材料和容器生产药品。

（三）生产、销售假药、劣药的相关法律

《中华人民共和国药品管理法》第一百一十六条　生产、销售假药的，没收违法生产、销售的药品和违法所得，责令停产停业整顿，吊销药品批准证明性文件，并处违法生产、销售的药品货值金额十五倍以上三十倍以下的罚款；货值金额不足十万元的，按十万元计算；情节严重的，吊销药品生产许可证、药品经营许可证或者医疗机构制剂许可证，十年内不受理其相应申请；药品上市许可持有人为境外企业的，十年内禁止其药品进口。

第一百一十七条　生产、销售劣药的，没收违法生产、销售的药品和违法所得，并处违法生产、销售的药品货值金额十倍以上二十倍以下的罚款；违法生产、批发的药品货值金额不足十万元的，按十万元计算，违法零售的药品货值金额不足一万元的，按一万元计算；情节严重的，责令停产停业整顿直至吊销药品批准证明性文件、药品生产许可证、药品经营许可证或者医疗机构制剂许可证。

生产、销售的中药饮片不符合药品标准，尚不影响安全性、有效性的，责令限期改正，给予警告；可以处十万元以上五十万元以下的罚款。

第一百一十八条　生产、销售假药，或者生产、销售劣药且情节严重的，对法定代表人、主要负责人、直接负责的主管人员和其他责任人员，没收违法行为发生期间自本单位所获收入，并处收获收入百分之三十以上三倍以下的罚款，终身禁止从事药品生产经营活动，并可以由公安机关处五日以上十五日以下的拘留。

对生产者专门用于生产假药、劣药的原料、辅料、包装材料、生产设备予以没收。

第一百一十九条　药品使用单位使用假药、劣药的，按照销售假药、劣药的规定处罚；情节严重的，法定代表人、主要负责人、直接负责的主管人员和其他责任人员有医疗卫生人员执业证书的，还应吊销执业证书。

第一百二十条　知道或者应当知道属于假药、劣药或者本法第一百二十四条第一款第一项至第五项规定的药品，而为其提供储存、运输等便利条件的，没收全部储存、运输收入，并处违法收入一倍以上五倍以下的罚款；情节严重的，并处违法收入五倍以上十五倍以下的罚款；违法收入不足五万元的，按五万元计算。

第一百三十七条　有下列行为之一的，在本法规定的处罚幅度内从重处罚：以麻醉药品、精神药品、医疗用毒性药品、放射性药品、药品类易制毒化学品冒充其他药品，或者以其他药品冒充上述药品；生产、销售以孕产妇、儿童为主要使用对象的假药、劣药；生产、销售的生物制品属于假药、劣药；生产、销售假药、劣药，造成人身伤害后果；生产、销售假药、劣药，经处理后再犯；拒绝、逃避监督检查，伪造、销毁、隐匿有关证据材料，或者擅自动用封查、扣押物品。

 实例分析 4-1

　　案例　某医药有限公司销售的瓜蒌（生产厂家：某中药饮片科技有限公司；剂型：中药饮片；包装规格：每包 0.5kg；批号：180101），经某市药品检验所检验，外表面为"未成熟的暗绿色"，不与种子粘结成团，可见多数种子。涉案瓜蒌的被抽样单位某综合门诊部在收到检验报告书后，即告诉当事人业务员刘某某，刘某某于 2019 年 11 月 25 日将从抽样单位领回的检验报告书转交当事人采购部，当事人并未采取停止销售等措施，仍然继续销售并在市场流通。某市场监督管理局根据 2020 版药品管理法进行了相应的处罚。

答案解析

　　问题　本案中某医药有限公司销售瓜蒌一案中应如何定性？

六、药品与假劣药辨识

（一）不合格药品的释义

　　广义上讲不能正常销售的药品均为不合格药品，是指药品内在质量、外在质量、包装质量及标识不符合药品监督管理法律法规及药品质量标准规定的药品。

（二）合格药品和不合格药品（假药或劣药）的区分

　　1. 从外观进行甄别　正规药品其标签或者说明书上必须注明药品的通用名称、成分、规格、生产企业、批准文号、产品批号、生产日期、有效期、适应症或者功能主治、用法、用量、禁忌、不良反应和注意事项。如以非药品冒充药品或者以他种药品冒充此种药品的，则为假药；有效期没有标明或者更改，显示已经过期，找不到生产批号或明显有涂改，则为劣药。另外可以看性状，如糖衣片出现花斑或者裂片；胶囊出现条状物；糖浆剂出现瓶口长霉等；以上情况是否为假、劣药品，则需按药品标准检验以后才能确定。

　　2. 信息查询　到国家药品监督管理局的数据库（https：//www.nmpa.gov.cn/yaopin/index.html）查询核对该药品的信息，通过比对，如与数据库中关于药品信息、生产厂家信息有无或不符则为假药或劣药。另外可以搜索各级药品监督管理部门发布的假劣药品信息公告，看是否为公布的假劣药品。

　　3. 内在质量甄别　通过肉眼，很难观察药品所含成分是否与国家标准相符，需要由企业质检部门或药品检验部门进行分析，以判定是否为合格药品或不合格药品（假药或劣药）。特别是发现白色片剂出现发霉、发黄，或者大小不一，口服液出现浑浊，或有絮状物等现象，更应该将该药品送检。

　　根据《药品管理法》，对假药、劣药的处罚决定，应当依法载明药品检验机构的质量检验结论。

（三）药品与非药品的区分

　　非药品冒充药品出售，非药品被消费者当成药品购买、使用是药品市场常见的乱象之一。所谓非药品，是指在法律上没有被批准为药品，但却在产品的标签、说明书中宣称具有功能主治、适应症或者明示暗示预防疾病、治疗功能、药用疗效或者采用与药品名称相同或名称类似的产品。这些非药品虽然外观、宣传与药品类似，却不是药品，不能当成药品使用。非药品的范围比较广，如医疗器械、食品、保健食品、化妆品、消毒品等。正确区分药品，可以从以下三个方面加以识别。

1. 看标签、说明书 药品的概念决定了药品是一种能够针对疾病发挥特定的预防、治疗、诊断功能，而且必须是明确了功能主治或者适应症、用法和用量的物质。药品的标签、说明书上标明的所有事项，是按照国家药品标准的规定且须经国家药品监管部门批准后才能进行标注。而保健食品、医疗器械、化妆品、食品等产品，不得在其标签或说明书中有宣称具有功能主治、适应症或含有预防疾病、治疗功能等。

2. 看药品批准文号 根据《药品管理法》的规定，除部分中药材和中药饮片外，药品都应有药品批准证明文件，我国对药品实行药品批准文号管理，除未实施批准文号管理的部分中药材、中药饮片外，商品上如果有合法的药品批准文号，就可以确定是药品，否则就是非药品。事实上，部分非药品也实施文号管理，格式繁多，因此要区分药品与非药品，最重要的是掌握如何确定药品。

（1）**药品批准文号格式** 境内生产药品批准文号的格式为：国药准字 H（Z、S）+ 四位年号 + 四位顺序号。中国香港、澳门和台湾地区生产药品批准文号的格式为：国药准字 H（Z、S）C + 四位年号 + 四位顺序号。境外生产药品批准文号的格式为：国药准字 H（Z、S）J + 四位年号 + 四位顺序号。其中，H 代表化学药，Z 代表中药，S 代表生物制品。

（2）**保健食品批准文号** 国产保健食品注册号的格式为：国食健字 G + 4 位年代号 + 4 位顺序号；进口保健食品注册号的格式为：国食健字 J + 4 位年代号 + 4 位顺序号。

（3）**消毒剂、消毒器械批准文号** 消毒剂、消毒器械批准文号的格式为：卫消字（年份）第 × × × × 号；进口的消毒剂、消毒器械批准文号的格式为：卫消进字（年份）第 × × × × 号。

（4）**化妆品批准文号格式** 国产特殊用途化妆品批准文号的格式为："国妆特字 G + 年份 + 四位顺序号"或"卫妆特字 +（年份）第 + 顺序号"。进口化妆品批准文号的格式为："国妆特进字 J + 年份 + 四位顺序号"或"卫妆进字 +（年份）第 + 顺序号"，"国妆备进字 J + 年份 + 四位顺序号"或"卫妆备进字 +（年份）第 + 顺序号"。

（5）《医疗器械注册管理办法》第七十六条规定，医疗器械注册证号编排方式为：×1 械注 ×2 × × × ×3 ×4 × ×5 × × × ×6。

其中：×1 为注册审批部门所在地的简称（境内第三类医疗器械、进口第二类、第三类医疗器械为"国"字；境内第二类医疗器械为注册审批部门所在地省、自治区、直辖市简称）；×2 为注册形式："准"字适用于境内医疗器械，"进"字适用于进口医疗器械，"许"字适用于香港、澳门、台湾地区的医疗器械；× × × ×3 为首次注册年份；×4 为产品管理类别；× ×5 为产品分类编码；× × × ×6 为首次注册流水号。延续注册的，× × × ×3 和 × × × ×6 数字不变。产品管理类别调整的，应当重新编号。

3. 进行数据查询 国家药品监督管理局网站提供了强大的数据查询功能。所有在市场上销售的药品，都应是获得国家药品监督管理部门正式上市许可的药品，数据库会进行及时更新，因此在该数据库药品栏查询到的，且药品名称、批准文号、生产厂家等相关信息都正确无误的，可以初步确认为合格药品。反之，在该数据库药品栏查不到的，则可能是假药。其他属于国家药品监督管理部门监管的产品，如保健食品、医疗器械、化妆品也可以通过该功能查询。

知识链接

如何在"国家药品监督管理局"网站查询药品真假

方法

1. 打开浏览器，输入【国家药品监督管理局】点击搜索，根据搜索结果点击打开官网

2. 进入官网

3. 点击【药品】—【药品查询】

4. 点击药品，选择需要查询的类别，例如"国内药品"

5. 输入关键词或者药品全称，以"复方氨酚烷胺片（感康）"为例

6. 复方氨酚烷胺片（感康）相关的药品检索出来了

7. 点击详情，药品该相关备案信息可查询，如果查不到，药品可能存在违禁问题

七、现行主要相关法律法规

除《中华人民共和国药品管理法》（2019年8月26日第十三届全国人民代表大会常务委员会第十二次会议第二次修正）、《中华人民共和国药品管理法实施条例》（2002年8月4日颁布，根据2019年3月2日《国务院关于修改部分行政法规的决定》第二次修订）外，现行主要相关法规如下：

1. 《医疗器械注册管理办法》（国家食品药品监督管理总局令第4号，自2014年10月1日起施行）。

2. 《保健食品注册与备案管理办法》（国家食品药品监督管理总局令第22号，自2016年7月1日起施行）。

任务4-2 处方药与非处方药分类管理

PPT

一、处方药与非处方药的定义

处方药是指必须凭执业医师或执业助理医师处方才可调配、购买和使用的药品（简称RX）。

非处方药是指由国务院药监部门公布的，不需要执业医师或执业助理医师处方即可自行判断、购买和使用的药品。在国外又称之为"可在柜台上买到的药物"（over the counter），简称OTC，此已成为全球通用的俗称。

其实处方药和非处方药并不是药品本有的属性，而是管理上的界定。它并不是终身制，是与其用药变化、安全性、有效性息息相关的。《药品管理法》第五十四条规定：国家对药品实行处方药与非处方药分类管理制度。无论是处方药，还是非处方药，都必须经过国家药品监督管理部门批准，其安全性和有效性是有保障的。

二、药品分类管理的目的

实施药品分类管理符合我国现阶段社会和经济发展的实际需要，是保障人民用药安全有效的监管措施之一，通过制定相应的法律法规，逐步遏制过去不合理的用药行为，改变药品自由销售状况，引导广

大患者正确、合理地使用药品。一方面，通过实施药品分类管理，可有效加强处方药的监督管理，防止患者因自我行为不当，导致用药错误、药物滥用甚至危及健康。另一方面，通过规范对非处方药的管理，引导患者科学、合理地进行自我保健。

药品分类管理的核心是要加强处方药的管理，规范非处方药的管理，减少不合理用药现象的发生，切实保证人民用药的安全有效。

即学即练 4 -2

药品分类管理的首要作用是（　　）

答案解析　A. 用药安全　　　　B. 用药有效　　　　C. 用药经济　　　　D. 用药方便

三、处方药与非处方药分类管理的管理要点

（一）我国实行处方药与非处方药分类管理制度

2000 年 1 月 1 日起开始实施的《处方药与非处方药分类管理办法（试行）》是我国实行处方药与非处方药分类管理的标志文件。自办法实施以来，我国一直在实行，2001 年 12 月 1 日实施的《药品管理法》第三十七条做出了明确规定。自此，药品分类管理制度以法律的形式确立下来。

（二）处方药与非处方药的分类依据

《处方药与非处方药分类管理办法》规定："根据药品品种、规格、适应症、剂量及给药途径不同，对药品分别按处方药与非处方药进行管理"。《药品管理法实施条例》规定，国家根据非处方药的安全性，将非处方药分为甲类非处方药和乙类非处方药，具体见表 4 - 1。

表 4 - 1　甲类非处方药与乙类非处方药的区别

	甲类非处方药	乙类非处方药
专用标识	红底白字	绿底白字
销售地点	在具有《药品经营许可证》，配备执业药师或其他依法认定的药学专业技术人员的零售药店销售	除在零售药店销售外，还可以在药品监管部门批准的超市、宾馆、百货商场等处出售
安全性	乙类比甲类更安全，临床疗效更确切，不良反应更小	

（三）非处方药的目录遴选

国家药品监督管理部门负责非处方药目录的遴选、审批、发布和调整工作。自 1999 年首批非处方药目录根据"应用安全、疗效确切、质量稳定、使用方便"的遴选原则，由医药学专家从我国已上市药中遴选出，由国家药品监督管理部门公布以来，国家药品监督管理部门多次组织专家进行非处方药遴选筛查，截止到 2011 年，被列入目录品种总计有 5065 个，其中化学药品 1115 个，中成药 3950 个，基本完成了对上市药物进行了处方药与非处方药的分类。

在我国实施处方药与非处方药分类管理仍处于不断探索和完善阶段，处方药转换为非处方药是指根据我国《药品管理法》《处方药与非处方药分类管理办法（试行）》（国家药品监督管理局令第 10 号）《关于开展处方药与非处方药转换评价工作的通知》（国食药监安〔2014〕101 号）等相关文件，按照国家药品监督管理部门有关药品分类管理的具体要求，以非处方药遴选原则为评价基准，将已上市适用于自我药疗的处方药转换为非处方药的过程。从 2004 年起，我国实施处方药与非处方药转换评价工作，

并对非处方药目录的遴选实行动态管理，至2011年已有多种处方药转换为非处方药。如盐酸麻黄碱滴鼻液在2001年被遴选为非处方药，在2008年根据《反兴奋剂条例》和《关于开展处方药与非处方药转换评价工作的通知》又被转换回处方药。

 知识链接

非处方药遴选原则

非处方药的遴选原则是：应用安全、疗效确切、质量稳定、使用方便。

（1）应用安全　①根据文献和长期临床使用证实安全性大的药品。②药物无潜在毒性，不易引起蓄积中毒，中药中重金属及农药残留量应在安全范围内。③在推荐剂量下，不良反应发生较少。④不引起依赖性，无"三致"作用（致癌、致畸、致突变）。⑤毒药、麻醉药、精神药品，原则上不能列入。个别用于配制复方制剂者例外。⑥组方合理，中药配伍中无十八反、十九畏。

（2）疗效确切　①药物作用针对性强，功能主治明确。②不需经常调整剂量。③连续应用不引起耐药性或耐受性。

（3）质量稳定　①质量可控。②在规定贮存条件下，性质稳定。

（4）使用方便　①用药时不需作特殊检查和试验。②以口服、外用、吸入等剂型为主。

（四）非处方药的标签、说明书、包装、警示语规定

非处方药标签和说明书除符合规定外，用语还应当科学、易懂，便于消费者自行判断、选择和使用。非处方药的标签和说明书必须经国家药品监督管理部门批准。非处方药的包装必须印有国家指定的非处方药专有标识，必须符合质量要求，方便储存、运输和使用。

进入药品流通领域的处方药和非处方药，其相应的警示语和忠告语由生产企业醒目地印制在药品包装或药品使用说明书上。如处方药："凭医师处方销售、购买和使用！"甲类非处方药、乙类非处方药："请仔细阅读药品使用说明书并按说明书使用或在药师指导下购买和使用。"

（五）非处方药专有标识规定

非处方药专有标识由国家药品监督管理部门公布，经营非处方药的企业使用非处方药专有标识时，须按国家药品监督管理部门公布的坐标比例和色标要求使用。

非处方药专有标识图案分为红色和绿色，红色专有标识用于甲类非处方药，绿色专有标识用于乙类非处方药。

绿色专有标识用于乙类非处方药和使用非处方药专有标识时，药品的使用说明书和大包装可以单色印刷，标签和其他包装必须按照国家药品监督管理部门公布的色标要求印刷。单色印刷时，非处方药专有标识下方必须标示"甲类"或"乙类"字样。

非处方药专有标识应与药品标签、使用说明书、内包装、外包装一体化印刷，其大小可根据实际需要设定，但必须醒目、清晰，并按照国家药品监督管理部门公布的坐标比例使用。

非处方药标签、使用说明书和每个销售基本单元包装印有中文药品通用名称（商品名称）的一面（侧），其右上角是非处方药专有标识的固定位置。

（六）处方药与非处方药零售的管理规定

1. 经营处方药、甲类非处方药的零售企业必须取得《药品经营许可证》。在药品零售网点数量不

足、布局不合理的地区，普通商业企业可以销售乙类非处方药，但必须具有当地地市级以上药品监督管理部门颁发的乙类非处方药准销标志。具体实施办法由省级药品监督管理部门制定。

2. 经营处方药、甲类非处方药的药品零售企业，必须配备执业药师或者药师以上药学技术人员。经营乙类非处方药的药品零售企业，以及农村乡镇以下地区设立药品零售企业的，应当配备经市级药品监督管理机构或者省、自治区、直辖市人民政府药品监督管理部门直接设置的县级药品监督管理机构组织考核合格的业务人员，有条件的应当配备执业药师。

经营处方药和甲类非处方药的药品零售企业，执业药师或者其他依法经资格认定的药学技术人员不在岗时，应当挂牌告知，并停止销售处方药和甲类非处方药。如违反此规定，应责令限期改正，给予警告；逾期不改正的，处一千元以下的罚款。

零售乙类非处方药的商业企业必须配备专职的具有高中以上文化程度，经专业培训后，由省级药品监督管理部门或其授权的药品监督管理部门考核合格并取得上岗证的人员。

3. 处方药、非处方药应分区陈列、分柜摆放，并有处方药、非处方药专有标识。

4. 处方药必须凭执业医师或执业助理医师处方销售、购买和使用。执业药师或者药师必须对处方进行审核、签字后依据处方正确调配、销售药品。对处方不得擅自更改或代用。对有配伍禁忌或超剂量的处方，应当拒绝调配、销售，必要时，经处方医师更正或者重新签字，方可调配、销售。零售药店对处方必须留存 2 年以上备查。

5. 处方药、非处方药不得采用有奖销售、附赠药品或礼品等方式销售。

6. 处方药不得采用开架自选的方式陈列和销售；药品生产企业、经营企业不得以搭售、购买药品赠药品、买商品赠药品等方式向公众赠送处方药或甲类非处方药；药品生产、经营企业不得采用邮售、互联网交易等方式直接向公众销售处方药。

7. 零售药店必须从具有《药品经营许可证》《药品生产许可证》的药品批发企业、药品生产企业采购处方药和非处方药，并按有关药品监督管理规定保存采购记录备查。

（七）处方药与非处方药广告的规定

处方药只能在国务院卫生行政部门和国家药品监督管理部门共同指定的医学、药学专业刊物上发布广告，非处方药经审批可以在大众传播媒介上发布广告。

四、现行主要相关法规

除《中华人民共和国药品管理法》（2019 年 8 月 26 日第十三届全国人民代表大会常务委员会第十二次会议第二次修订）、《中华人民共和国药品管理法实施条例》（2002 年 8 月 4 日颁布，2019 年 3 月 2 日《国务院关于修改部分行政法规的决定》第二次修订）外，现行主要相关法规、规章及规范性文件如下：

1. 《处方药与非处方药分类管理办法》（国家药品监督管理局令第 10 号，自 2000 年 1 月 1 日起施行）。

2. 《非处方药专有标识管理规定》（国家药品监督管理局于 1999 年 11 月 19 日发布）。

3. 《处方药与非处方药流通管理暂行规定》（国家药品监督管理局于 1999 年 12 月 28 日发布）。

4. 《药品经营许可证管理办法》（国家药品监督管理局令第 6 号，自 2004 年 4 月 1 日起施行，2017 年 11 月 7 日国家食品药品监督管理总局局务会议《关于修订部分规章的决定》进行了修正）。

5. 《药品流通监督管理办法》（国家药品监督管理局令第 26 号，自 2007 年 5 月 1 日起施行）。

6.《药品经营质量管理规范》（国家食品药品监督管理总局令第 28 号，2016 年 7 月 20 日国家食品药品监督管理总局发布）。

任务 4－3 国家基本药物和基本医疗保险药品管理

PPT

一、国家基本药物的概念

随着医药工业的发展，药品分配不均衡、医疗开支巨大成为困扰多国的难题。在这种背景下，世界卫生组织于 1975 年首次提出基本药物的概念，基本药物是指最重要的、基本的、不可缺少的、满足人民所必需的药品。公平可及、安全有效、合理使用是基本药物的三个基本目标。

我国从 1979 年开始引入基本药物的概念，并开始基本药物的遴选工作。2009 年，通过《关于建立国家基本药物制度的实施意见》（卫药政发〔2009〕78 号）等文件对基本药物的含义作了进一步的界定。

根据 2020 年实施的《基本医疗卫生与健康促进法》第一百零七条，基本药物是指满足疾病防治基本用药需求，适应现阶段基本国情和保障能力，剂型适宜，价格合理，能够保障供应，可公平获得的药品。

《国家基本药物目录管理办法》第一条称基本药物是适应基本医疗卫生需求，剂型适宜，价格合理，能够保障供应，公众可公平获得的药品。

二、国家基本药物制度

2019 年修订的《中华人民共和国药品管理法》将基本药物制度上升至法律层面，其第九十三条明确规定："国家实行基本药物制度，遴选适当数量的基本药物品种，加强组织生产和储备，提高基本药物的供给能力，满足疾病防治基本用药需求"。

国家基本药物制度是对基本药物的遴选、生产、流通、使用、定价、报销、监测评价等环节实施有效管理的制度。国家基本药物制度是为维护人民群众健康、保障公众基本用药权益而确立的一项重大国家医药卫生政策，与公共卫生、医疗服务、医疗保障体系相衔接，是国家药物政策的核心和药品供应保障体系的基础。

我国幅员辽阔，城乡、地区发展差异大，在全国范围内建立实施基本药物制度旨在：①提高群众获得基本药物的可及性，保证群众基本用药需求；②维护群众的基本医疗卫生权益，促进社会公平正义；③改变医疗机构"以药补医"的运行机制，体现基本医疗卫生的公益性；④规范药品生产流通使用行为，促进合理用药，减轻群众负担。

三、基本药物制度的主要国家政策

（一）基本药物管理部门及职能

国家基本药物工作委员会负责协调解决制定和实施国家基本药物制度过程中各个环节的相关政策问题，确定国家基本药物制度框架，确定国家基本药物目录遴选和调整的原则、范围、程序和工作方案，审核国家基本药物目录，各有关部门在职责范围内做好国家基本药物遴选调整工作。

国家基本药物工作委员会由国家卫生健康委员会、国家发展和改革委员会、工业和信息化部、监察部、财政部、人力资源和社会保障部、商务部、国家药品监督管理局、国家中医药管理局组成。办公室设在国家卫生健康委员会，承担国家基本药物工作委员会的日常工作。

（二）国家基本药物目录的制定与调整

1. 目录的遴选　国家卫生健康委员会会同有关部门起草国家基本药物目录遴选工作方案和具体的遴选原则，经国家基本药物工作委员会审核后组织实施。

国家基本药物应当是《中国药典》收载的，国家卫生健康部门、国家药品监督管理部门颁布药品标准的品种。除急救、抢救用药外，独家生产品种纳入国家基本药物目录应当经过单独论证。

国家基本药物遴选应当按照防治必需、安全有效、价格合理、使用方便、中西药并重、基本保障、临床首选和基层能够配备的原则，结合我国用药特点，参照国际经验，合理确定品种（剂型）和数量。

下列药品不纳入国家基本药物目录遴选范围：①含有国家濒危野生动植物药材的；②主要用于滋补保健作用，易滥用的；③非临床治疗首选的；④因严重不良反应，国家药品监督管理部门明确规定暂停生产、销售或使用的；⑤违背国家法律、法规，或不符合伦理要求的；⑥国家基本药物工作委员会规定的其他情况。

2. 目录的调整　国家基本药物工作委员会对基本药物目录定期评估，动态调整，调整周期原则上不超过 3 年。

国家基本药物目录的品种和数量调整应当根据以下因素确定：①我国基本医疗卫生需求和基本医疗保障水平变化；②我国疾病谱变化；③药品不良反应监测评价；④国家基本药物应用情况监测和评估；⑤已上市药品循证医学、药物经济学评价；⑥国家基本药物工作委员会规定的其他情况。

属于下列情形之一的品种，应当从国家基本药物目录中调出：①药品标准被取消的；②国家药品监督管理部门撤销其药品批准证明文件的；③发生严重不良反应，经评估不宜作为国家基本药物使用的；④根据药物经济学评价，可被风险效益比或成本效益比更优的品种所替代的；⑤国家基本药物工作委员会认为应当调出的其他情形。

3. 目录的构成　从 2009 年至今，我国先后公布了 2009 年、2012 年和 2018 年三版《国家基本药物目录》。2018 年版国家基本药物目录的药品分为化学药品和生物制品、中成药、中药饮片三个部分，其中化学药品和生物制品 417 个品种，中成药 268 个品种，中药饮片不列具体品种，共计 685 个品种。中成药成分中的"麝香"为人工麝香，"牛黄"为人工牛黄，有"注释"的除外。目录中"安宫牛黄丸"和"活心丸"成分中的"牛黄"为天然牛黄、体内培植牛黄或体外培育牛黄。

2018 年版目录具有以下特点：①增加了品种数量，能够更好地服务各级各类医疗卫生机构，推动全面配备、优先使用基本药物；②优化了结构，突出常见病、慢性病以及负担重、危害大疾病和公共卫生等方面的基本用药需求，注重儿童等特殊人群用药；③进一步规范剂型、规格，对于指导基本药物生产流通、招标采购、合理用药、支付报销、全程监管等具有重要意义；④继续坚持中西药并重，增加了功能主治范围，覆盖更多中医临床症候；⑤强化了临床必需，将部分临床必需、疗效确切的药品纳入目录。

（三）基本药物监督管理

1. 切实保障生产供应　国家把实施基本药物制度作为完善医药产业政策和行业发展规划的重要内

容，鼓励企业技术进步和技术改造，推动优势企业建设与国际先进水平接轨的生产质量体系，增强基本药物生产供应能力。开展生产企业现状调查，对于临床必需、用量小或交易价格偏低、企业生产动力不足等因素造成市场供应易短缺的基本药物，可由政府搭建平台，通过市场撮合确定合理采购价格、定点生产、统一配送、纳入储备等措施保证供应。

基本药物实行公开招标采购，统一配送。药品招标采购要坚持"质量优先、价格合理"的原则，坚持全国统一市场，不同地区、不同所有制企业平等参与、公平竞争。政府举办的医疗卫生机构使用的基本药物，由省级人民政府指定以政府为主导的药品集中采购相关机构按《招标投标法》和《政府采购法》的有关规定，实行省级集中网上公开招标采购。由招标选择的药品生产企业、具有现代物流能力的药品经营企业或具备条件的其他企业统一配送。

2. 建立基本药物优先选择和合理使用制度　医疗机构要按照国家基本药物临床应用指南和基本药物处方集，加强合理用药管理，确保规范使用基本药物。政府举办的基层医疗卫生机构全部配备和使用国家基本药物。提升医疗机构基本药物使用占比，逐步实现政府办基层医疗卫生机构、二级公立医院、三级公立医院基本药物配备品种数量占比原则上分别不低于90%、80%、60%，推动各级医疗机构形成以基本药物为主导的"1＋X"（"1"为国家基本药物目录、"X"为非基本药物，由各地根据实际确定）用药模式，优化和规范用药结构。

药品集中采购平台和医疗机构信息系统应对基本药物进行标注，提示医疗机构优先采购、医生优先使用。将基本药物使用情况作为处方点评的重点内容，对无正当理由不首选基本药物的予以通报。对医师、药师和管理人员加大基本药物制度和基本药物临床应用指南、处方集培训力度，提高基本药物合理使用和管理水平。

3. 价格管理　政府举办的基层医疗卫生机构按购进价格实行零差率销售。完善医保支付政策，对于基本药物目录内的治疗性药品，医保部门在调整医保目录时，按程序将符合条件的优先纳入目录范围或调整甲乙分类。对于国家免疫规划疫苗和抗艾滋病、结核病、寄生虫病等重大公共卫生防治的基本药物，加大政府投入，降低群众用药负担。

鼓励地方将基本药物制度与分级诊疗、家庭医生签约服务、慢性病健康管理等有机结合，在高血压、糖尿病、严重精神障碍等慢性病管理中，在保证药效前提下优先使用基本药物，最大程度减少患者药费支出，增强群众获得感。

4. 质量保障　对基本药物实施全品种覆盖抽检，向社会及时公布抽检结果。鼓励企业开展药品上市后再评价。加强基本药物不良反应监测，强化药品安全预警和应急处置机制。加强对基本药物生产环节的监督检查，督促企业依法合规生产，保证质量。

对通过一致性评价的药品品种，按程序优先纳入基本药物目录。对已纳入基本药物目录的仿制药，鼓励企业开展一致性评价，未通过一致性评价的基本药物品种，逐步调出目录。鼓励医疗机构优先采购和使用通过一致性评价、价格适宜的基本药物。

依托现有资源建立健全国家、省两级药品使用监测平台以及国家、省、地市、县四级监测网络体系，重点监测医疗机构基本药物的配备品种、使用数量、采购价格、供应配送等信息，以及处方用药是否符合诊疗规范。开展以基本药物为重点的药品临床综合评价，指导临床安全合理用药。加强部门间信息互联互通，对基本药物从原料供应到生产、流通、使用、价格、报销等实行全过程动态监测。

完善国家基本药物制度，重点强化基本药物"突出基本、防治必需、保障供应、优先使用、保证质量、降低负担"的功能定位，从基本药物的遴选、生产、流通、使用、支付、监测等环节完善政策，全面带动药品供应保障体系建设，着力保障药品安全有效、价格合理、供应充分，缓解"看病贵"问题。

四、基本医疗保险药品的管理

基本医疗保障制度是指当人们生病或受到伤害后，为了确保其获得必要的医疗服务，而由国家（地区）或社会给予物质帮助以保障或恢复其健康的费用保障制度。我国通过城镇职工基本医疗保险和城乡居民基本医疗保险（由城镇居民基本医疗保险和新型农村合作医疗保险整合统一）覆盖城乡全体居民，公平普惠保障人民群众基本医疗需求。

基本医疗保险用药范围通过制定《基本医疗保险药品目录》（以下简称《药品目录》）进行管理，符合《药品目录》的药品费用，按照国家规定由基本医疗保险基金支付。2020 年 12 月 25 日，国家医保局发布关于印发《国家基本医疗保险、工伤保险和生育保险药品目录（2020 年）》的通知（医保发〔2020〕53 号），公布了《国家基本医疗保险、工伤保险和生育保险药品目录（2020 年）》。

（一）分类

《药品目录》由凡例、西药、中成药、协议期内谈判药品和中药饮片五部分组成。《药品目录》中的西药和中成药分为"甲类药品"和"乙类药品"。"甲类药品"是临床治疗必需、使用广泛、疗效确切、同类药品中价格或治疗费用较低的药品。"乙类药品"是可供临床治疗选择使用，疗效确切、同类药品中比"甲类药品"价格或治疗费用略高的药品。协议期内谈判药品纳入"乙类药品"管理。各省级医疗保障行政部门按国家规定纳入《药品目录》的民族药、医疗机构制剂纳入"乙类药品"管理。中药饮片的"甲乙分类"由省级医疗保障行政部门确定。

（二）制定与调整

国务院医疗保障行政部门建立完善动态调整机制，原则上每年调整一次。国务院医疗保障行政部门负责确定并印发《药品目录》，公布调整结果。

纳入国家《药品目录》的药品应当是经国家药品监管部门批准，取得药品注册证书的化学药、生物制品、中成药（民族药），以及按国家标准炮制的中药饮片，并符合临床必需、安全有效、价格合理等基本条件。支持符合条件的基本药物按规定纳入《药品目录》。

1. 以下药品不纳入《药品目录》 ①主要起滋补作用的药品；②含国家珍贵、濒危野生动植物药材的药品；③保健药品；④预防性疫苗和避孕药品；⑤主要起增强性功能、治疗脱发、减肥、美容、戒烟、戒酒等作用的药品；⑥因被纳入诊疗项目等原因，无法单独收费的药品；⑦酒制剂、茶制剂，各类果味制剂（特别情况下的儿童用药除外），口腔含服剂和口服泡腾剂（特别规定情形的除外）等；⑧其他不符合基本医疗保险用药规定的药品。

2. 有下列情况之一的，经专家评审后，直接调出《药品目录》 ①被药品监管部门撤销、吊销或者注销药品批准证明文件的药品；②被有关部门列入负面清单的药品；③综合考虑临床价值、不良反应、药物经济性等因素，经评估认为风险大于收益的药品；④通过弄虚作假等违规手段进入《药品目录》的药品；⑤国家规定的应当直接调出的其他情形。

3. 符合以下情况之一的，经专家评审等规定程序后，可以调出《药品目录》 ①在同治疗领域中，价格或费用明显偏高且没有合理理由的药品；②临床价值不确切，可以被更好替代的药品；③其他不符合安全性、有效性、经济性等条件的药品。

国务院医疗保障行政部门根据医保药品保障需求、基本医疗保险基金的收支情况、承受能力、目录管理重点等因素，确定当年《药品目录》调整的范围和具体条件，研究制定调整工作方案，依法征求相关部门和有关方面的意见并向社会公布。对企业申报且符合当年《药品目录》调整条件的药品纳入该年度调整范围。

国家医疗保障经办机构按规定组织药物经济学、医保管理等方面专家开展谈判或准入竞价。其中独家药品进入谈判环节，非独家药品进入企业准入竞价环节。谈判或者准入竞价成功的，纳入《药品目录》或调整限定支付范围；谈判或者准入竞价不成功的，不纳入或调出《药品目录》，或者不予调整限定支付范围。

中药饮片采用专家评审方式进行调整，其他药品的调整程序主要包括企业申报、专家评审、谈判或准入竞价、公布结果。

（三）医保用药的支付

参保人使用"甲类药品"按基本医疗保险规定的支付标准及分担办法支付；使用"乙类药品"按基本医疗保险规定的支付标准，先由参保人自付一定比例后，再按基本医疗保险规定的分担办法支付。"乙类药品"个人先行自付的比例由省级或统筹地区医疗保障行政部门确定。

独家药品通过准入谈判的方式确定支付标准。非独家药品中，国家组织药品集中采购（以下简称集中采购）中选药品，按照集中采购有关规定确定支付标准；其他非独家药品根据准入竞价等方式确定支付标准。执行政府定价的麻醉药品和第一类精神药品，支付标准按照政府定价确定。

协议期内谈判药品（以下简称谈判药品）执行全国统一的医保支付标准，各统筹地区根据基金承受能力确定其自付比例和报销比例，协议期内不得进行二次议价。

原则上谈判药品协议有效期为两年。协议期内，如有谈判药品的同通用名药物（仿制药）上市，医保部门可根据仿制药价格水平调整该药品的支付标准，也可以将该通用名纳入集中采购范围。协议期满后，如谈判药品仍为独家，周边国家及地区的价格等市场环境未发生重大变化且未调整限定支付范围或虽然调整了限定支付范围但对基本医疗保险基金影响较小的，根据协议期内基本医疗保险基金实际支出（以医保部门统计为准）与谈判前企业提交的预算影响分析进行对比，按相关规则调整支付标准，并续签协议。

（四）《药品目录》的使用

在满足临床需要的前提下，医保定点医疗机构应当严格执行医保协议，合理诊疗、合理收费，优先配备和使用《药品目录》内药品，控制患者自费比例，提高医疗保障基金使用效率。国家逐步建立《药品目录》与定点医疗机构药品配备联动机制，定点医疗机构根据《药品目录》调整结果及时对本医疗机构用药目录进行调整和优化。

定点零售药店应当为参保人员提供药品咨询、用药安全、医保药品销售、医保费用结算等服务。符合规定条件的定点零售药店可以申请纳入门诊慢性病、特殊病购药定点机构，相关规定由统筹地区医疗保障部门另行制定。

基本医疗保险定点医疗机构和定点零售药店根据与医疗保障经办机构签订的协议，可以在本机构中医疗保障办理场所使用医保官方标志。中国医疗保障官方标志（图4-1）以中国医疗保障英文

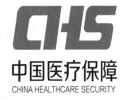

图4-1 中国医疗保障官方标志

"China Healthcare Security"的缩写"CHS"为主形。主形"CHS"蓝色寓意保障、稳定、发展。在字形

设计上"C""H""S"都有笔画结构上的连接，突出了社会互助共济，寓意着中国医保连接中国千家万户。"CHS"字形采用倾斜设计，体现出速度感，寓意着中国医疗保障事业的便捷高效和朝着更高质量、更有效率、更加公平、更可持续的方向迈进。

五、现行主要相关法规

除《中华人民共和国药品管理法》（2019 年 8 月 26 日第十三届全国人民代表大会常务委员会第十二次会议第二次修订）、《中华人民共和国药品管理法实施条例》（2002 年 8 月 4 日颁布，2019 年 3 月 2 日《国务院关于修改部分行政法规的决定》第二次修订）外，现行主要相关法规、规章及规范性文件如下：

1. 《基本医疗卫生与健康促进法》（2019 年 12 月 28 日第十三届全国人民代表大会常务委员会第十五次会议通过，自 2020 年 6 月 1 日施行）。

2. 《关于建立国家基本药物制度的实施意见》（卫药政发〔2009〕78 号，2009 年 8 月 18 日发布）。

3. 《关于印发国家基本药物目录管理办法的通知》（国卫药政发〔2015〕52 号，自 2015 年 2 月 13 日施行）。

4. 《关于印发国家基本药物目录（2018 年版）的通知》（国卫药政发〔2018〕31 号，自 2018 年 11 月 1 日施行）。

5. 《国务院办公厅关于完善国家基本药物制度的意见》（国办发〔2018〕88 号，2018 年 9 月 13 日发布）。

6. 《国务院办公厅关于进一步做好短缺药品保供稳价工作的意见》（国办发〔2019〕47 号，2019 年 9 月 25 日发布）。

7. 《中共中央 国务院关于深化医疗保障制度改革的意见》（2020 年 2 月 25 日发布）。

8. 《基本医疗保险用药管理暂行办法》（国家医疗保障局令第 1 号，2020 年 9 月 1 日施行）。

9. 《2020 年国家医保药品目录调整工作方案》（国家医疗保障局 2020 年 8 月 17 日发布）。

10. 《国家基本医疗保险、工伤保险和生育保险药品目录（2020 年）》（国家医保局 人力资源社会保障部发布，2021 年 3 月 1 日执行）。

11. 《医疗机构医疗保障定点管理暂行办法》（国家医疗保障局令第 2 号，2021 年 2 月 1 日施行）。

12. 《零售药店医疗保障定点管理暂行办法》（国家医疗保障局令第 3 号，2021 年 2 月 1 日施行）。

13. 《国家医疗保障局办公室关于印发 < 中国医疗保障官方标识使用管理办法（暂行）＞ 的通知》（医保办发〔2021〕1 号，2021 年 1 月 7 日施行）。

任务 4－4　药品不良反应报告和监测管理

PPT

随着新药研发不断增多，以及世界范围内发生的严重药害事件不断增加，药物安全的重要性日益突出，全面促进了旨在提升药品安全监管的一系列法律法规的诞生。从 20 世纪 60 年代开始，一些发达国家已先后开展了对药品不良反应的监测管理，采取各种手段和措施对上市后药品的安全性进行监测和再评价。1963 年世界卫生组织（WHO）建议在世界范围内建立药品不良反应监测系统，并于 1968 年成立了国际药品监测合作中心。

我国较早地开展了药品不良反应监测工作。1986 年起，卫生部开始了药品不良反应监测试点工作。1989 年 11 月，卫生部成立了药品不良反应监测中心，之后在一些省市进行推广，建立了一些地区性的监测中心。1998 年我国成为 WHO 国际药品监测合作计划的正式成员国。

为了更科学地指导合理用药，保障上市药品的安全有效，我国不断完善与药品不良反应相关的立法工作，1999 年 11 月，原国家药品监督管理局和卫生部联合发布了《药品不良反应监测管理办法（试行）》（国药管安〔1999〕401 号），使我国药品不良反应监测管理工作步入法制化轨道。近年来，随着药品不良反应监测工作的不断推进，《药品不良反应监测管理办法（试行）》已经历 2004、2011 年两次修订与完善。现行的《药品不良反应报告和监测管理办法》（卫生部令第 81 号）于 2011 年 5 月 24 日正式颁布，并于 7 月 1 日正式实施。

2018 年 9 月 30 日，国家药品监督管理局发布的《国家药品监督管理局关于药品上市许可持有人直接报告不良反应事宜的公告》（2018 年第 66 号）就持有人直接报告不良反应有关要求作出明确规定。为规范持有人药品上市后不良反应监测与报告工作，落实药品上市许可持有人直接报告药品不良反应主体责任，遵循国际人用药品注册技术协调会（ICH）指导原则相关规定，国家药品监督管理局组织制定了《个例药品不良反应收集和报告指导原则》，于 2018 年 12 月 2 日发布实施。

2019 年修订的《中华人民共和国药品管理法》建立了药物警戒制度，规定"国家建立药物警戒制度，对药品不良反应及其他与用药有关的有害反应进行监测、识别、评估和控制"，拓展了药品不良反应监测和报告制度，进一步完善药品不良反应监测制度，落实药品上市许可持有人不良反应报告主体责任。为规范药品全生命周期药物警戒活动，国家药监局组织制定了《药物警戒质量管理规范》，自 2021 年 12 月 1 日起正式施行。该规范是修订后首个关于药物警戒的配套文件，体现了药品全生命周期管理的理念，坚持了药品风险管理的原则，明确了持有人和申办者的药物警戒主体责任，并与国际药物警戒的最新发展接轨。

一、药品不良反应的界定和分类

（一）药品不良反应的界定

药品不良反应（Adverse Drug Reaction，ADR），是指合格药品在正常用法用量下出现的与用药目的无关的有害反应。俗称的"副作用"就是指药品不良反应。药品不良反应除副作用（副反应）外，还包括药品的毒性作用（毒性反应）、后遗效应、变态反应等。

严重药品不良反应，是指因使用药品引起以下损害情形之一的反应：①导致死亡；②危及生命；③致癌、致畸、致出生缺陷；④导致显著的或者永久的人体伤残或者器官功能的损伤；⑤导致住院或者住院时间延长；⑥导致其他重要医学事件，如不进行治疗可能出现上述所列情况的。

新的药品不良反应，是指药品说明书中未载明的不良反应。说明书中已有描述，但不良反应发生的性质、程度、后果或者频率与说明书描述不一致或者更严重的，按照新的药品不良反应处理。

药品群体不良事件，是指同一药品在使用过程中，在相对集中的时间、区域内，对一定数量人群的身体健康或者生命安全造成损害或者威胁，需要予以紧急处置的事件。药品不良事件不同于药品不良反应，它通常指药品作用于机体，除发挥治疗功效外，有时还会产生某些与药品治疗目的无关的对人体有损害的反应，它不以"合格药品"为前提条件。

（二）药品不良反应的分类

根据药品不良反应与药理作用的关系可将药品不良反应分为三类：A 型反应、B 型反应和 C 型反应。

A 型反应是由药物的药理作用增强所致，其特点是可以预测，常与剂量有关，停药或减量后症状很快减轻或消失，发生率高，但死亡率低。包括副作用、毒性作用、后遗效应、继发反应等。

B 型反应是与正常药理作用完全无关的一种异常反应，一般难以预测，常规毒理学筛选不能发现，发生率低，但死亡率高。如特异性遗传反应。

C 型反应是指 A 型和 B 型反应之外的异常反应。药品不良反应发生的药理学机制尚不清楚，一般在长期用药后出现，潜伏期较长，没有明确的时间关系，难以预测。

二、药品不良反应的报告和处置

（一）监督主体

国家药品监督管理部门主管全国药品不良反应报告和监测工作，地方各级药品监督管理部门主管本行政区域内的药品不良反应报告和监测工作。各级卫生行政部门负责本行政区域内医疗机构与实施药品不良反应报告制度有关的管理工作。

地方各级药品监督管理部门应当建立健全药品不良反应监测机构，负责本行政区域内药品不良反应报告和监测的技术工作。

（二）报告主体

药品上市许可持有人、药品生产企业、药品经营企业和医疗机构应当经常考察本单位所生产、经营、使用的药品质量、疗效和不良反应。发现疑似不良反应的，应当及时向药品监督管理部门和卫生健康主管部门报告。

药品上市许可持有人是药品安全责任的主体。药品上市许可持有人应当开展药品上市后不良反应监测，主动收集、跟踪分析疑似药品不良反应信息，对已识别风险的药品及时采取风险控制措施。

医疗机构及个人可通过国家药品不良反应监测系统报告不良反应，也可向持有人直接报告。药品经营企业直接向持有人报告。国家药品不良反应监测系统将及时向持有人反馈收集到的药品不良反应信息，持有人应当对反馈的药品不良反应信息进行分析评价，并按个例不良反应的报告范围和时限上报。

（三）报告范围

持有人应当报告获知的所有不良反应。持有人应按照"可疑即报"的原则，直接通过国家药品不良反应监测系统报告发现或获知的药品不良反应。报告范围包括患者使用药品出现的与用药目的无关且无法排除与药品存在相关性的所有有害反应，其中包括药品在正常用法用量下出现的不良反应，也包括在超说明书用药情况下发生的有害反应，如超适应症用药、超剂量用药、禁忌症用药等，以及怀疑因药品质量问题引起的有害反应等。

（四）个例药品不良反应的报告和处置

1. 个例药品不良反应的收集　个例药品不良反应的收集和报告是药品不良反应监测工作的基础，也是药品上市许可持有人应履行的基本法律责任。

药品上市许可持有人应建立面向医生、药师、患者等的有效信息途径，主动收集临床使用、临床研究、市场项目、学术文献以及持有人相关网站或论坛涉及的不良反应信息。

对于境内外均上市的药品，持有人应当收集在境外发生的疑似药品不良反应信息。

由企业发起的上市后研究（包括在境外开展的研究）或有组织的数据收集项目中发现的个例不良

反应均应按要求报告，如临床试验、非干预性流行病学研究、药品重点监测、患者支持项目、市场调研或其他市场推广项目等。

境内监管部门向持有人反馈的药品不良反应报告，主要用于持有人对产品进行安全性分析和评价。持有人应对反馈的报告进行处理，如术语规整、严重性和预期性评价、关联性评价等，并按照个例药品不良反应的报告范围和时限要求报告。

文献报道的药品不良反应，可疑药品为本持有人产品的，应当按个例药品不良反应报告。如果不能确定是否为本持有人产品的，应当在定期安全性更新报告中进行分析，可不作为个例药品不良反应报告。境外发生的严重不良反应，持有人应当按照个例药品不良反应报告的要求提交。

2. 个例药品不良反应的记录、传递与核实 持有人或其委托方第一位知晓个例不良反应的人员称为第一接收人。第一接收人应尽可能全面获取不良反应信息，包括患者情况、报告者情况、怀疑和并用药品情况、不良反应发生情况等。

个例药品不良反应的原始记录由第一接收人传递到药物警戒部门的过程中，应保持记录的真实性和完整性，不得删减、遗漏。

持有人应对个例不良反应信息的真实性和准确性进行评估。当怀疑患者或报告者的真实性，或怀疑信息内容的准确性时，应尽量对信息进行核实。

3. 个例药品不良反应报告的确认 通过各种途径收集的个例药品不良反应，应进行确认。需要确认的内容主要包括：是否为有效报告、是否在报告范围之内、是否为重复报告等。经确认无需向监管部门提交的个例药品不良反应，应记录不提交的原因，并保存原始记录。

4. 个例药品不良反应的评价 药物警戒部门人员在收到个例药品不良反应报告后（包括监管部门反馈的报告），应对该报告进行评价，包括对新的不良反应和严重不良反应进行判定，以及开展药品与不良反应的关联性评价等。持有人应当对药品不良反应的预期性进行评价。当药品不良反应的性质、严重程度、特征或结果与持有人药品说明书中的表述不符时，应当判定为非预期不良反应。持有人应当按照国家药品不良反应监测机构发布的药品不良反应关联性分级评价标准，对药品与疑似不良反应之间的关联性进行科学、客观的评价。

5. 个例药品不良反应报告的提交 药品不良反应报告应按时限要求提交。报告时限的起始日期为持有人首次获知该个例药品不良反应且符合最低报告要求的日期。

境内严重不良反应在 15 日内报告，其中死亡病例应立即报告；其他不良反应在 30 日内报告。境外严重不良反应在 15 日内报告。

对于持有人委托开展不良反应收集的，受托方获知即认为持有人获知；对于境外报告，应从境外持有人获知不良反应信息开始启动报告计时。

当收到报告的随访信息，需要提交随访报告时，应重新启动报告时限计时。根据收到的随访信息，报告的类别可能发生变化，如非严重报告变为严重报告，随访报告应按变化后的报告类别时限提交。

6. 个例药品不良反应报告的处置 设区的市级、县级药品不良反应监测机构应当对收到的药品不良反应报告的真实性、完整性和准确性进行审核。严重药品不良反应报告的审核和评价应当自收到报告之日起 3 日内完成，其他报告的审核和评价应当在 15 日内完成。应当对死亡病例进行调查，详细了解死亡病例的基本信息、药品使用情况、不良反应发生及诊治情况等，自收到报告之日起 15 日内完成调查报告，报同级药品监督管理部门和卫生健康主管部门，以及上一级药品不良反应监测机构。

省（区、市）药品不良反应监测机构应当在收到下一级药品不良反应监测机构提交的严重药品不良反应评价意见之日起7日内生完成评价工作。对死亡病例，事件发生地和药品生产企业所在地的省（区、市）药品不良反应监测机构均应当及时根据调查报告进行分析、评价，必要时进行现场调查，并将评价结果报省（区、市）药品监督管理部门和卫生健康主管部门，以及国家药品不良反应监测中心。

国家药品不良反应监测中心应当及时对死亡病例进行分析、评价，并将评价结果报国家药品监督管理局和卫生健康主管部门。

（五）药品群体不良反应事件的报告和处置

药品上市许可持有人、经营企业和医疗机构获知或者发现药品群体不良事件后，应当立即通过电话或者传真等方式报所在地的县级药品监督管理部门、卫生行政部门和药品不良反应监测机构，必要时可以越级报告；同时填写《药品群体不良事件基本信息表》，对每一病例还应当及时填写《药品不良反应/事件报告表》，通过国家药品不良反应监测信息网络报告。

药品上市许可持有人、生产企业获知药品群体不良事件后应当立即开展调查，详细了解药品群体不良事件的发生、药品使用、患者诊治以及药品生产、储存、流通、既往类似不良事件等情况，在7日内完成调查报告，报所在地省级药品监督管理部门和药品不良反应监测机构；同时迅速开展自查，分析事件发生的原因，必要时应当暂停生产、销售、使用和召回相关药品，并报所在地省级药品监督管理部门。

药品经营企业发现药品群体不良事件应当立即告知药品生产企业，同时迅速开展自查，必要时应当暂停药品的销售，并协助药品生产企业采取相关控制措施。

医疗机构发现药品群体不良事件后应当积极救治患者，迅速开展临床调查，分析事件发生的原因，必要时可采取暂停药品的使用等紧急措施。

设区的市级、县级药品监督管理部门获知药品群体不良事件后，应当立即与同级卫生行政部门联合组织开展现场调查，并及时将调查结果逐级报至省级药品监督管理部门和卫生行政部门。

省级药品监督管理部门与同级卫生行政部门联合对设区的市级、县级的调查进行督促、指导，对药品群体不良事件进行分析、评价，对本行政区域内发生的影响较大的药品群体不良事件，还应当组织现场调查，评价和调查结果应当及时报国家药品监督管理局和卫健委。

对全国范围内影响较大并造成严重后果的药品群体不良事件，国家药品监督管理局应当与卫健委联合开展相关调查工作。

药品监督管理部门可以采取暂停生产、销售、使用或者召回药品等控制措施。卫生行政部门应当采取措施积极组织救治患者。

（六）境外发生的严重药品不良反应

在境外发生的严重药品不良反应，药品上市许可持有人应当按照个例药品不良反应报告的要求提交，自获知之日起15日内报送国家药品不良反应监测中心。

在境外因药品不良反应被暂停销售、使用或者撤市的，药品生产企业应当在获知后24小时内书面报国家药品监督管理局和国家药品不良反应监测中心。

国家药品不良反应监测中心应当对收到的药品不良反应报告进行分析、评价，每半年向国家药品监督管理局和卫健委报告，发现提示药品可能存在安全隐患的信息应当及时报告。

三、药品不良反应评价与控制

（一）药品上市许可持有人对药品不良反应的评价与控制

药品上市许可持有人应当及时对发现或者获知的个例药品不良反应进行评价，定期对药品不良反应监测数据、临床研究、文献等资料进行评价；发现新的且严重不良反应、报告数量异常增长或者出现批号聚集性趋势等，应当予以重点关注；定期全面评价药品的安全性，识别药品潜在风险，研究风险发生机制和原因，主动开展上市后研究，持续评估药品的风险与获益。

药品上市许可持有人应当汇总年度情况，包括企业年度药品不良反应监测体系运行情况、不良反应报告情况、风险识别与控制情况、上市后研究情况等信息，并于每年向省级药品不良反应监测机构提交上一年度总结报告。此外，持有人应当按规定要求做好药品定期安全性更新报告的撰写及上报工作。

药品上市许可持有人应当根据分析评价结果，判断风险程度，制定积极有效的风险控制措施。发现说明书未载明的不良反应，应当及时进行分析评价。对需要提示患者和医务人员的安全性信息及时修改说明书和标签，开展必要的风险沟通；对存在严重安全风险的品种，应当制定并实施风险控制计划，采取限制药品使用，主动开展上市后研究，暂停药品生产、销售、使用或者召回等风险控制措施；对评估认为风险大于获益的品种，应当主动申请注销药品批准证明文件。

对提示药品可能存在质量安全问题的，药品上市许可持有人必须立即采取暂停生产、销售、使用或者召回等措施，并积极开展风险排查。对其中造成严重人身伤害或者死亡的严重不良反应，持有人必须立即采取措施妥善处理。

药品上市许可持有人采取的风险控制措施应当向省级药品监督管理部门报告，并向省级药品不良反应监测技术机构报告不良反应详细情况以及风险评估情况。对于药品上市许可持有人采取的修改说明书，以及暂停药品生产、销售、使用或者召回等风险控制措施，药品上市许可持有人应当主动向社会公布。

（二）监测机构对药品不良反应的评价与控制

省级药品不良反应监测机构应当每季度对收到的药品不良反应报告进行综合分析，提取需要关注的安全性信息，并进行评价，提出风险管理建议，及时报省级药品监督管理部门、卫生行政部门和国家药品不良反应监测中心。省级以上药品不良反应监测机构根据分析评价工作需要，可以要求药品生产、经营企业和医疗机构提供相关资料，相关单位应当积极配合。省级药品监督管理部门根据分析评价结果，可以采取暂停生产、销售、使用和召回药品等措施，并监督检查，同时将采取的措施通报同级卫生行政部门。

国家药品不良反应监测中心应当每季度对收到的严重药品不良反应报告进行综合分析，提取需要关注的安全性信息，并进行评价，提出风险管理建议，及时报国家药品监督管理局和卫健委。国家药品监督管理部门根据药品分析评价结果，可以要求企业开展药品安全性、有效性相关研究。必要时，应当采取责令修改药品说明书，暂停生产、销售、使用和召回药品等措施，对不良反应大的药品，应当撤销药品批准证明文件，并将有关措施及时通报卫健委。

四、定期安全性更新报告

定期安全性更新报告应当以持有人在报告期内开展的工作为基础进行撰写，对收集到的安全性信息进行全面深入的回顾、汇总和分析，格式和内容应当符合药品定期安全性更新报告撰写规范的要求。除药品监督管理部门另有要求外，以下药品或按药品管理的产品不需要提交定期安全性更新报告：原料药、体外诊断试剂、中药材、中药饮片。

创新药和改良型新药应当自取得批准证明文件之日起每满 1 年提交一次定期安全性更新报告，直至首次再注册，之后每 5 年报告一次。其他类别的药品，一般应当自取得批准证明文件之日起每 5 年报告一次。药品监督管理部门或药品不良反应监测机构另有要求的，应当按照要求提交。定期安全性更新报告的数据汇总时间以首次取得药品批准证明文件的日期为起点计，也可以该药物全球首个获得上市批准日期（即国际诞生日）为起点计。定期安全性更新报告数据覆盖期应当保持完整性和连续性。定期安全性更新报告应当由药物警戒负责人批准同意后，通过国家药品不良反应监测系统提交。

对定期安全性更新报告的审核意见，持有人应当及时处理并予以回应；其中针对特定安全性问题的分析评估要求，除按药品监督管理部门或药品不良反应监测机构要求单独提交外，还应当在下一次的定期安全性更新报告中进行分析评价。

持有人可以提交定期获益－风险评估报告代替定期安全性更新报告，其撰写格式和递交要求适用国际人用药品注册技术协调会相关指导原则，其他要求同定期安全性更新报告。定期安全性更新报告中对于风险的评估应当基于药品的所有用途。开展获益－风险评估时，对于有效性的评估应当包括临床试验的数据，以及按照批准的适应症在实际使用中获得的数据。获益－风险的综合评估应当以批准的适应症为基础，结合药品实际使用中的风险开展。

五、药物警戒制度

药物警戒制度是国际社会药品管理的重要创新制度，是对药品风险管理理论的深化认识。药物警戒活动是指对药品不良反应及其他与用药有关的有害反应进行监测、识别、评估和控制的活动。药物警戒的目的是降低药品风险，实现药品风险－获益平衡，给患者带来最大化的益处。药物警戒的研究对象是在药品正常使用的情况下出现的有害反应以及其他与药品安全相关的问题，主体内容是药品不良反应报告和围绕药品全生命周期的其他药品安全监管活动。

与药品不良反应相比，药物警戒的范围更宽，可以涵盖药物临床试验和上市后阶段；药物警戒关注的范围更广，不仅包括药品不良反应，还包括其他与用药有关的有害反应。药物警戒的过程包括监测不良事件、识别风险信号、评估风险获益和控制不合理的风险，对药品监管起着重要支撑作用。

《药物警戒质量管理规范》规定，持有人是药物警戒的责任主体。药物警戒体系包括与药物警戒活动相关的机构、人员、制度、资源等要素，并应与持有人的类型、规模、持有品种的数量及安全性特征等相适应。

持有人应当制定药物警戒质量目标，建立质量保证系统，对药物警戒体系及活动进行质量管理，不断提升药物警戒体系运行效能，确保药物警戒活动持续符合相关法律法规要求。

持有人应当以防控风险为目的，将药物警戒的关键活动纳入质量保证系统中，重点考虑以下内容：①设置合理的组织机构；②配备满足药物警戒活动所需的人员、设备和资源；③制定符合法律法规要求的管理制度；④制定全面、清晰、可操作的操作规程；⑤建立有效、畅通的疑似药品不良反应信息收集途径；⑥开展符合法律法规要求的报告与处置活动；⑦开展有效的风险信号识别和评估活动；⑧对已识别的风险采取有效的控制措施；⑨确保药物警戒相关文件和记录可获取、可查阅、可追溯。

六、现行主要相关法规

除《中华人民共和国药品管理法》（2019 年 8 月 26 日第十三届全国人民代表大会常务委员会第十二次

会议第二次修订）、《中华人民共和国药品管理法实施条例》（2002 年 8 月 4 日颁布，2019 年 3 月 2 日《国务院关于修改部分行政法规的决定》第二次修订）外，现行主要相关法规、规章及规范性文件如下：

1. 《药品不良反应报告和监测管理办法》（卫生部令第 81 号，自 2011 年 7 月 1 日实施）。

2. 国家药品监督管理局《关于药品上市许可持有人直接报告不良反应事宜的公告》（国家药品监督管理局 2018 年第 66 号，自 2019 年 1 月 1 日实施）。

3. 《关于发布个例药品不良反应收集和报告指导原则的通告》（国家药品监督管理局 2018 年第 131 号，2018 年 12 月 19 日发布）。

4. 国家药监局关于发布《药物警戒质量管理规范》的公告（国家药品监督管理局 2021 年第 65 号，自 2021 年 12 月 1 日起施行）。

任务 4-5 药品召回

国家药品监督管理部门于 2007 年 12 月 10 日发布并实施《药品召回管理办法》（局令第 29 号），标志我国药品召回制度正式开始实施。2019 年修订的《中华人民共和国药品管理法》，将药品召回制度上升到法律制度。《中华人民共和国药品管理法》规定，药品存在质量问题或者其他安全隐患的，药品上市许可持有人应当立即停止销售，告知相关药品经营企业和医疗机构停止销售和使用，召回已销售的药品，及时公开召回信息，必要时应当立即停止生产，并将药品召回和处理情况向省（区、市）人民政府药品监督管理部门和卫生健康主管部门报告。药品生产企业、药品经营企业和医疗机构应当配合。药品上市许可持有人依法应当召回药品而未召回的，省（区、市）人民政府药品监督管理部门应当责令其召回。

《药品召回管理办法》发布时，当时我国还没有建立药品上市许可持有人制度，明确了药品生产企业是药品召回的责任主体。2019 年修订的《药品管理法》，建立了药品上市许可持有人制度，在法律上规定药品上市许可持有人是药品召回的责任主体。因此，本节中的药品生产企业，主要是指药品上市许可持有人。

一、药品安全隐患和药品召回

安全隐患，是指由于研发、生产等原因可能使药品具有的危及人体健康和生命安全的不合理危险。

药品召回，是指药品生产企业（包括进口药品的境外制药厂商，下同）按照规定的程序收回已上市销售的存在安全隐患的药品。

二、药品召回的分类与分级

根据药品召回的主体不同，药品召回分为主动召回和责令召回两类。根据药品安全隐患的严重程度不同，药品召回分为三级。

主动召回：是指药品生产企业对收集的信息进行分析，对可能存在安全隐患的药品进行调查评估，发现药品存在安全隐患所实施的召回。

责令召回：是指药品监督管理部门经过调查评估，认为存在安全隐患，药品生产企业应当召回药品而未主动召回的，责令药品生产企业召回药品。

根据药品安全隐患的严重程度，药品召回分为：①一级召回：使用该药品可能引起严重健康危害的；②二级召回：使用该药品可能引起暂时的或者可逆的健康危害的；③三级召回：使用该药品一般不会引起健康危害，但由于其他原因需要收回的。

三、药品生产、经营企业和使用单位有关药品召回的义务

药品上市许可持有人是药品召回的责任主体。药品生产企业应当建立和完善药品召回制度，收集药品安全的相关信息，对可能具有安全隐患的药品进行调查、评估，召回存在安全隐患的药品。

实例分析 4-2

小儿酚氨咖敏颗粒等 8 个品种召回

案例 据国家药品监督管理局官网报道，2021 年 11 月 15 日，国家药监局发布关于注销小儿酚氨咖敏颗粒等 8 个品种药品注册证书的公告（2021 年第 138 号）。公告指出，根据《中华人民共和国药品管理法》第八十三条等有关规定，国家药品监督管理局组织对小儿酚氨咖敏颗粒、氨非咖片、复方氨基比林茶碱片、氨林酚咖胶囊、氨咖敏片、丁苯羟酸乳膏、小儿复方阿司匹林片、氨非咖敏片等 8 个品种开展了上市后评价。经评价，国家药品监督管理局决定自即日起停止上述 8 个品种在我国的生产、销售、使用，注销药品注册证书。已上市销售的产品，由药品上市许可持有人负责召回，召回产品由所在地省级药品监督管理部门监督销毁或者依法采取其他无害化处理等措施。

答案解析

讨论 如何看待此次药品召回事件？

进口药品的境外制药厂商与境内药品生产企业一样也是药品召回的责任主体，履行相同的义务。进口药品需要在境内进行召回的，由进口的企业负责具体实施。

药品经营企业、使用单位发现其经营、使用的药品存在安全隐患的，应当立即停止销售或者使用该药品，通知药品生产企业或者供货商，并向药品监督管理部门报告。药品经营企业、使用单位应当协助药品生产企业履行召回义务，按照召回计划的要求及时传达、反馈药品召回信息，控制和收回存在安全隐患的药品。

药品经营企业、使用单位应当配合药品生产企业或者药品监督管理部门开展有关药品安全隐患的调查，提供有关资料。

药品生产企业、经营企业和使用单位应当建立和保存完整的购销记录，保证销售药品的可溯源性。

四、主动召回与责令召回的相关规定

（一）主动召回

1. 药品召回的时间规定 药品生产企业在作出药品召回决定后，应当制定召回计划并组织实施。一级召回在 24 小时内，二级召回在 48 小时内，三级召回在 72 小时内，通知到有关药品经营企业、使用单位停止销售和使用，同时向所在地省（区、市）药品监督管理部门报告。

药品生产企业在启动药品召回后，一级召回在 1 日内，二级召回在 3 日内，三级召回在 7 日内，应

当将调查评估报告和召回计划提交给所在地省（区、市）药品监督管理部门备案。省（区、市）药品监督管理部门应当将收到一级药品召回的调查评估报告和召回计划报告国家药品监督管理局。

药品生产企业在实施召回的过程中，一级召回每日，二级召回每3日，三级召回每7日，向所在地省（区、市）药品监督管理部门报告药品召回进展情况。

2. 药品调查评估报告 调查评估报告应当包括以下内容：召回药品的具体情况，包括名称、批次等基本信息；实施召回的原因；调查评估结果；召回分级。

3. 药品召回计划 召回计划应当包括以下内容：药品生产销售情况及拟召回的数量；召回措施的具体内容，包括实施的组织、范围和时限等；召回信息的公布途径与范围；召回的预期效果；药品召回后的处理措施；联系人的姓名及联系方式。

4. 药品召回的监管 省（区、市）药品监督管理部门可以根据实际情况组织专家对药品生产企业提交的召回计划进行评估，认为药品生产企业所采取的措施不能有效消除安全隐患的，可以要求药品生产企业采取扩大召回范围、缩短召回时间等更为有效的措施。

药品生产企业对召回药品的处理应当有详细的记录，并向药品生产企业所在地省（区、市）药品监督管理部门报告。必须销毁的药品，应当在药品监督管理部门监督下销毁。

药品生产企业在召回完成后，应当对召回效果进行评价，向所在地省（区、市）药品监督管理部门提交药品召回总结报告。省（区、市）药品监督管理部门应当自收到总结报告之日起10日内对报告进行审查，并对召回效果进行评价，必要时组织专家进行审查和评价。审查和评价结论应当以书面形式通知药品生产企业。经过审查和评价，认为召回不彻底或者需要采取更为有效的措施的，药品监督管理部门应当要求药品生产企业重新召回或者扩大召回范围。

（二）责令召回

药品监督管理部门经过调查评估，认为存在安全隐患，药品生产企业应当召回药品而未主动召回的，应当责令药品生产企业召回药品。必要时，药品监督管理部门可以要求药品生产企业、经营企业和使用单位立即停止销售和使用该药品。

药品监督管理部门作出责令召回决定，应当将责令召回通知书送达药品生产企业。药品生产企业在收到责令召回通知书后，应当通知药品经营企业和使用单位，制定、提交召回计划，并组织实施，责令召回程序要求与主动召回程序要求一致。责令召回通知书包括以下内容：召回药品的具体情况，包括名称、批次等基本信息；实施召回的原因；调查评估结果；召回要求，包括范围和时限等。

经过审查和评价，认为召回不彻底或者需要采取更为有效的措施的，药品监督管理部门应当要求药品生产企业重新召回或者扩大召回范围。

五、现行主要相关法规

除《中华人民共和国药品管理法》（2019年8月26日第十三届全国人民代表大会常务委员会第十二次会议第二次修订）、《中华人民共和国药品管理法实施条例》（2002年8月4日颁布，2019年3月2日《国务院关于修改部分行政法规的决定》第二次修订）外，现行主要相关法规、规章及规范性文件有：《药品召回管理办法》（国家食品药品监督管理局令第29号，2007年12月10日发布）。

目标检测

答案解析

一、选择题

（一）A 型题（最佳选择题）

1. 药品质量特性不包括（   ）

    A. 安全性　　　　　　　　B. 有效性　　　　　　　　C. 无毒性

    D. 稳定性　　　　　　　　E. 均一性

2. 关于非处方药专有标识的说法，错误的是（   ）

    A. 红色专有标识可作为经营甲类非处方药企业的指南性标识

    B. 红色专有标识用于甲类非处方药

    C. 绿色专有标识用于乙类非处方药

    D. 非处方药专有标识应与药品标签、使用说明书、内包装、外包装一体化印刷

    E. 红色专有标识的非处方药不能在超市销售

3. 下列情形为劣药的是（   ）

    A. 药品成分含量不符合国家药品标准

    B. 以非药品冒充药品或者以其他药品冒充此种药品

    C. 变质的

    D. 药品所含成分与国家药品标准规定成分不符的

    E. 药品所标明的适应症或者功能主治超出规定范围的

4. 国家基本药物遴选原则是（   ）

    A. 安全、有效、经济

    B. 保证品种和质量、引入竞争机制、合理控制成本、方便购药和便于管理

    C. 临床必需、安全有效、价格合理、使用方便、市场能够保证供应

    D. 防治必需、安全有效、价格合理、使用方便、中西药并重、基本保障、临床首选和基层能够配备

    E. 防治必需、安全有效、价格合理、使用方便、中西药并重、基本保障、临床首选

5. 关于《国家基本医疗保险药品目录》药品，下列说法错误的是（   ）

    A. 《药品目录》的药品由凡例、西药、中成药、协议期内谈判药品和中药饮片五部分组成

    B. 药品目录调整分为准备、申报、专家评审、谈判和竞价、公布结果 5 个阶段

    C. "甲类药品"是临床治疗必需、使用广泛、疗效确切、同类药品中价格或治疗费用较低的药品

    D. "乙类药品"是可供临床治疗选择使用，疗效确切、同类药品中比"甲类药品"价格或治疗费用略高的药品

    E. 协议期内谈判药品的"甲乙分类"由省级医疗保障行政部门确定

6. 药品不良反应主要是指（   ）

    A. 合格药品使用后出现的与用药目的无关的有害反应

    B. 合格药品在正常用法下出现的与用药目的无关的有害反应

    C. 合格药品在正常用量下出现的与用药目的无关的有害反应

D. 合格药品在正常用法用量下出现的与用药目的无关的有害反应

E. 合格药品在正常用法用量下出现的有害反应

（二）B 型题（配伍选择题）

(7～8 题共用备选答案)

    A. 蓝字白字　　　　　　　B. 绿底白字　　　　　　　C. 黑字白底

    D. 红底白字　　　　　　　E. 红黄相间

7. 甲类非处方药标签颜色是（　　）

8. 乙类非处方药标签颜色是（　　）

(9～11 题共用备选答案)

    A. 价格　　　　　　　　　B. 安全性　　　　　　　　C. 中药饮片

    D. 中成药　　　　　　　　E. 酒制剂

9. 非处方药划分为甲类和乙类是根据其（　　）

10. 《基本医疗保险药品目录》中采用专家评审方式进行调整是（　　）

11. 不纳入《基本医疗保险药品目录》的药品是（　　）

（三）X 型题（多项选择题）

12. 应当报告所发现药品不良反应的包括（　　）

    A. 医疗机构　　　　　　　　　　　B. 药品经营企业

    C. 药品生产企业　　　　　　　　　D. 药品上市许可持有人

    E. 药品研发机构

13. 处方药销售时，（　　）

    A. 处方药不得采用开架自选的方式陈列和销售

    B. 药品生产企业、经营企业不得以搭售、购买药品赠药品、买商品赠药品等方式向公众赠送处方药或甲类非处方药

    C. 药品生产、经营企业不得采用邮售、互联网交易等方式直接向公众销售处方药

    D. 处方药必须凭执业医师或助理执业医师处方销售、购买和使用

    E. 处方药只能在国务院卫生行政部门和国家药品监督管理部门共同指定的医学、药学专业刊物上发布广告

二、综合问答题

1. 简述非处方药的含义及其特点。

2. 简述药品不良反应与药物警戒的区别和联系。

书网融合……

知识回顾　　　　　　微课　　　　　　习题

（王　强　杨怡君）

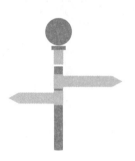

学习引导

据荆楚网－湖北日报网报道，2019 年 2 月至 2020 年 7 月期间，有医师资格证的职业医生李某从医药公司大量购进复方磷酸可待因口服溶液，在明知梁某、孙某、刘某系吸毒人员的情况下，李某共贩卖 689 袋复方磷酸可待因口服溶液给上述三人，以此牟利。2020 年 8 月，李某经公安机关电话传唤到案。2021 年 2 月，江西省南昌市西湖区人民法院审理案件并依法作出判决：被告人李某犯贩卖毒品罪，判处有期徒刑五年七个月，并处罚金人民币四万元。国家对哪些药品进行特殊管理？如何合法合规的生产、检验、经营、使用特殊管理的药品？

本项目主要介绍特殊管理药品在生产、经营、运输、储存、使用等方面的特殊管理规定。

学习目标

1. **掌握**　国家对包括麻醉药品、精神药品、医疗用毒性药品、放射性药品、药品类易制毒化学品、部分含特殊药品的复方制剂、含兴奋剂药品、疫苗等在内的药品的生产、经营、运输、储存、使用等方面有特殊的管理规定。

2. **熟悉**　国务院药品监督管理部门对特殊管理药品的生产、检验、销售等各环节的监管要求及违反相关规定的法律责任。

3. **了解**　国家对特殊管理药品特殊要求的必要性及特殊管理药品滥用的危害性。

PPT

任务 5-1　麻醉药品和精神药品的管理

《药品管理法》第 112 条规定，国务院对麻醉药品、精神药品、医疗用毒性药品、放射性药品、药品类易制毒化学品等有其他特殊管理规定的，依照其规定。所以，根据该条法律规定，麻醉药品和精神药品是国家特殊管理的药品，一般简称为"麻"和"精"。国家之所以有这个规定，是因为麻醉药品、精神药品连续使用能产生药物依赖性，使用得当可以治病，使用不当会危害人民健康和社会安定，所以，国家对麻醉药品药用原植物以及麻醉药品和精神药品实行特殊管制。除另有规定外，任何单位、个人不得进行麻醉药品药用原植物的种植以及麻醉药品和精神药品的实验研究、生产、经营、使用、储存、运输等活动。

一、麻醉药品和精神药品的概念及品种范围

国务院自 2005 年 11 月 1 日起实施，2016 年 2 月 6 日《国务院关于修改部分行政法规的决定》第二次修订的《麻醉药品和精神药品管理条例》（以下简称条例）对麻醉药品和精神药品界定为：麻醉药品和精神药品，是指列入麻醉药品目录、精神药品目录（以下简称目录）的药品和其他物质。精神药品分为第一类精神药品和第二类精神药品。目录由国务院药品监督管理部门会同国务院公安部门、国务院卫生主管部门制定、调整并公布。上市销售但尚未列入目录的药品和其他物质或者第二类精神药品发生滥用，已经造成或者可能造成严重社会危害的，国务院药品监督管理部门会同国务院公安部门、国务院卫生主管部门应当及时将该药品和该物质列入目录或者将该第二类精神药品调整为第一类精神药品。现行的是自 2014 年 1 月 1 日起施行的国家食品药品监督管理总局颁布的《麻醉药品品种目录（2013 年版）》和《精神药品品种目录（2013 年版）》，其中列出麻醉药品 121 种，精神药品 149 种，其中第一类精神药品 68 种，第二类精神药品 81 种。

我国生产及使用的麻醉药品的品种有 22 种：可卡因、罂粟浓缩物（包括罂粟果提取物，罂粟果提取物粉）、二氢埃托啡、地芬诺酯、芬太尼、氢可酮、氢吗啡酮、美沙酮、吗啡（包括吗啡阿托品注射液）、阿片（包括复方樟脑酊、阿桔片）、羟考酮、哌替啶、瑞芬太尼、舒芬太尼、蒂巴因、可待因、右丙氧芬、双氢可待因、乙基吗啡、福尔可定、布桂嗪、罂粟壳。

我国生产及使用的第一类精神药品有 7 种：哌醋甲酯、司可巴比妥、丁丙诺啡、γ-羟丁酸、氯胺酮、马吲哚、三唑仑。我国生产及使用的第二类精神药品有 28 种：异戊巴比妥、格鲁米特、喷他佐辛、戊巴比妥、阿普唑仑、巴比妥、氯硝西泮、地西泮、艾司唑仑、氟西泮、劳拉西泮、甲丙氨酯、咪达唑仑、硝西泮、奥沙西泮、氯氮䓬、苯巴比妥、唑吡坦、丁丙诺啡透皮贴剂、布托啡诺及其注射剂、咖啡因、安钠咖、地佐辛及其注射剂、麦角胺咖啡因片、氨酚氢可酮片、曲马多、扎来普隆、佐匹克隆。

此外，2015 年 5 月 1 日，国家将含可待因复方口服液体制剂（包括口服溶液剂、糖浆剂）列入第二类精神药品管理。2019 年 7 月 11 日，国家将羟考酮复方制剂（>5mg）列入第一类精神药品，将羟考酮复方制剂（≤5mg）、丁丙诺啡与纳洛酮的复方口服固体制剂品种列入第二类精神药品管理。自 2020 年 1 月 1 日起，国家将瑞马唑仑（包括其可能存在的盐、单方制剂和异构体）列入第二类精神药品管理。

📱 **知识链接**

国家将羟考酮复方制剂等品种列入精神药品管理

根据《麻醉药品和精神药品管理条例》有关规定，国家药品监督管理局、公安部、国家卫生健康委员会决定将含羟考酮复方制剂等品种列入精神药品管理。详细公告如下：

1. 口服固体制剂每剂量单位含羟考酮碱大于 5 毫克，且不含其他麻醉药品、精神药品或药品类易制毒化学品的复方制剂列入第一类精神药品管理。

2. 口服固体制剂每剂量单位含羟考酮碱不超过 5 毫克，且不含其他麻醉药品、精神药品或药品类易制毒化学品的复方制剂列入第二类精神药品管理。

3. 丁丙诺啡与纳洛酮的复方口服固体制剂列入第二类精神药品管理。

二、麻醉药品原植物的种植

（一）麻醉药品原植物的种植规定

国家根据麻醉药品和精神药品的医疗、国家储备和企业生产所需原料的需要确定需求总量，对麻醉药品药用原植物的种植实行总量控制。国务院药品监督管理部门和国务院农业主管部门根据麻醉药品年度生产计划，制定麻醉药品药用原植物年度种植计划。

麻醉药品药用原植物种植企业应当根据年度种植计划，种植麻醉药品药用原植物。麻醉药品药用原植物种植企业应当向国务院药品监督管理部门和国务院农业主管部门定期报告种植情况。麻醉药品药用原植物种植企业由国务院药品监督管理部门和国务院农业主管部门共同确定，其他单位和个人不得种植麻醉药品药用原植物。

（二）非法种植毒品原植物应承担的法律责任

1. 自 2013 年 1 月 1 日起施行的《中华人民共和国治安管理处罚法》第 71 条对非法种植毒品原植物的处罚规定　有下列行为之一的，处 10 日以上 15 日以下拘留，可以并处 3000 元以下罚款；情节较轻的，处 5 日以下拘留或者 500 元以下罚款：①非法种植罂粟不满 500 株或者其他少量毒品原植物的。②非卖、运输、携带、持有少量未经灭活的罂粟等毒品原植物种子或者幼苗的。③非法运输、买卖、储存、使用少量罂粟壳的。

有前款第一项行为的，在成熟前自行铲除的，不予处罚。

2.《中华人民共和国刑法》第 351 条对非法种植毒品原植物罪的处罚　非法种植罂粟、大麻等毒品原植物的，一律强制铲除。有下列情形之一的，处 5 年以下有期徒刑、拘役或者管制，并处罚金：①种植罂粟 500 株以上不满 3000 株或者其他毒品原植物数量较大的。②经公安机关处理后又种植的。③抗拒铲除的。

非法种植罂粟 3000 株以上或者其他毒品原植物数量大的，处 5 年以上有期徒刑，并处罚金或者没收财产。非法种植罂粟或者其他毒品原植物，在收获前自动铲除的，可以免除处罚。

三、麻醉药品和精神药品的生产管理

（一）麻醉药品和精神药品实行定点生产制度

国家对麻醉药品和精神药品实行定点生产制度。国务院药品监督管理部门应当根据麻醉药品和精神药品的需求总量，确定麻醉药品和精神药品定点生产企业的数量和布局，并根据年度需求总量对数量和布局进行调整、公布。

1. 麻醉药品和精神药品的定点生产企业具备的条件　麻醉药品和精神药品的定点生产企业应当具备下列条件：①有药品生产许可证。②有麻醉药品和精神药品实验研究批准文件。③有符合规定的麻醉药品和精神药品生产设施、储存条件和相应的安全管理设施。④有通过网络实施企业安全生产管理和向药品监督管理部门报告生产信息的能力。⑤有保证麻醉药品和精神药品安全生产的管理制度。⑥有与麻醉药品和精神药品安全生产要求相适应的管理水平和经营规模。⑦麻醉药品和精神药品生产管理、质量管理部门的人员应当熟悉麻醉药品和精神药品管理以及有关禁毒的法律、行政法规。⑧没有生产、销售假药、劣药或者违反有关禁毒的法律、行政法规规定的行为。⑨符合国务院药品监督管理部门公布的麻醉药品和精神药品定点生产企业数量和布局的要求。

2. 麻醉药品、精神药品生产申请程序　麻醉药品、第一类精神药品和第二类精神药品原料药定点生产，应当按照品种向所在地省、自治区、直辖市药品监督管理部门提出申请，并报送有关资料。省、自治区、直辖市药品监督管理部门按照《麻醉药品和精神药品生产管理办法（试行）》的规定，组织对企业申报资料进行审查，对生产现场进行检查。对符合规定予以批准的，在《药品生产许可证》正本上标注类别，副本上在类别后括弧内标注药品名称；不予批准的，应当书面说明理由。审批结果应当在审批工作完成后5日内报国家药品监督管理局备案。麻醉药品、精神药品生产申请流程见图5-1。

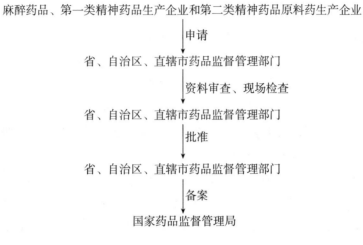

图5-1　麻醉药品、精神药品生产申请流程图

药品生产企业接到《麻醉药品和精神药品定点生产批件》后，应当向省、自治区、直辖市药品监督管理部门提出变更生产范围申请。省、自治区、直辖市药品监督管理部门应当根据《麻醉药品和精神药品定点生产批件》，在《药品生产许可证》正本上标注类别、副本上在类别后括弧内标注药品名称。申请第二类精神药品制剂定点生产，应当向所在地省、自治区、直辖市药品监督管理部门提出申请，填写《药品生产企业申报麻醉药品、精神药品定点生产申请表》，并报送有关资料。省、自治区、直辖市药品监督管理部门应当在5日内对资料进行审查，决定是否受理。受理的，应当在40日内进行审查，必要时组织现场检查，做出是否批准的决定。批准的，在《药品生产许可证》正本上标注类别、副本上在类别后括弧内标注药品名称；不予批准的，应当书面说明理由。

定点生产企业生产麻醉药品和精神药品，应当依照药品管理法的规定取得药品批准文号。未取得药品批准文号的，不得生产麻醉药品和精神药品。

国务院药品监督管理部门应当组织医学、药学、社会学、伦理学和禁毒等方面的专家成立专家组，由专家组对申请首次上市的麻醉药品和精神药品的社会危害性和被滥用的可能性进行评价，并提出是否批准的建议。

3. 生产时的具体要求

（1）发生重大突发事件时生产的要求　发生重大突发事件，定点生产企业无法正常生产或者不能保证供应麻醉药品和精神药品时，国务院药品监督管理部门可以决定其他药品生产企业生产麻醉药品和精神药品。重大突发事件结束后，国务院药品监督管理部门应当及时决定其他药品生产企业停止麻醉药品和精神药品的生产。

（2）按计划生产并报告生产情况　定点生产企业应当严格按照麻醉药品和精神药品年度生产计划

安排生产，并依照规定向所在地省、自治区、直辖市人民政府药品监督管理部门报告生产情况。定点生产企业应当依照规定，将麻醉药品和精神药品销售给具有麻醉药品和精神药品经营资格的企业或者批准的其他单位。

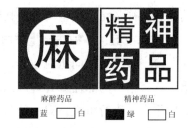

图 5 – 2 麻醉药品和精神药品的标志

（3）麻醉药品和精神药品规定标志的印刷　麻醉药品和精神药品的标签应当印有国务院药品监督管理部门规定的标志，具体标志见图 5 – 2。

（二）违规生产麻醉药品和精神药品的法律责任

1. 行政责任　《麻醉药品和精神药品管理条例》第 67 条规定，定点生产企业违反本条例，有下列情形之一的，由药品监督管理部门责令限期改正，给予警告，并没收违法所得和违法销售的药品；逾期不改正的，责令停产，并处 5 万元以上 10 万元以下的罚款；情节严重的，取消其定点生产资格：①未按照麻醉药品和精神药品年度生产计划安排生产的。②未依照规定向药品监督管理部门报告生产情况的。③未依照规定储存麻醉药品和精神药品，或者未依照规定建立、保存专用账册的。④未依照规定销售麻醉药品和精神药品的。⑤未依照规定销毁麻醉药品和精神药品的。

2. 刑事责任　如果个人违反有关规定私自贩卖，构成贩卖毒品罪的，根据《中华人民共和国刑法》第 347 条规定，走私、贩卖、运输、制造毒品，无论数量多少，都应当追究刑事责任，予以刑事处罚。

走私、贩卖、运输、制造毒品，有下列情形之一的，处 15 年有期徒刑、无期徒刑或者死刑，并处没收财产：①走私、贩卖、运输、制造鸦片 1000 克以上，海洛因或者甲基苯丙胺 50 克以上或者其他毒品数量大的。②走私、贩卖、运输、制造毒品集团的首要分子。③武装掩护走私、贩卖、运输、制造毒品的。④以暴力抗拒检查、拘留、逮捕，情节严重的。⑤参与有组织的国际贩毒活动的。

走私、贩卖、运输、制造鸦片 200 克以上不满 1000 克，海洛因或者甲基苯丙胺 10 克以上不满 50 克或者其他毒品数量较大的，处 7 年以上有期徒刑，并处罚金。走私、贩卖、运输、制造鸦片不满 200 克、海洛因或者甲基苯丙胺不满 10 克或者其他少量毒品的，处 3 年以下有期徒刑、拘役或者管制，并处罚金；情节严重的，处 3 年以上 7 年以下有期徒刑，并处罚金。

单位是走私、贩卖、运输、制造毒品集团的首要分子；武装掩护走私、贩卖、运输、制造毒品；以暴力抗拒检查、拘留、逮捕，情节严重的，对单位判处罚金，并对其直接负责的主管人员和其他直接责任人员，依照规定处罚。

利用、教唆未成年人走私、贩卖、运输、制造毒品，或者向未成年人出售毒品的，从重处罚。对多次走私、贩卖、运输、制造毒品，未经处理的，毒品数量累计计算。

四、麻醉药品和精神药品的经营管理

（一）麻醉药品和精神药品的定点经营制度

国家对麻醉药品和精神药品实行定点经营制度。国务院药品监督管理部门根据麻醉药品和第一类精神药品全国需求总量，确定跨省、自治区、直辖市从事麻醉药品和第一类精神药品批发业务的企业（以下称全国性批发企业）的布局、数量；根据各省、自治区、直辖市对麻醉药品和第一类精神药品需求总量，确定在该行政区域内从事麻醉药品和第一类精神药品批发业务的企业（以下称区域性批发企业）的布局、数量。国家药品监督管理局根据年度需求总量的变化对全国性批发企业、区域性批发企业布局、数量定期进行调整、公布。

1. 麻醉药品和精神药品定点批发企业的审批

（1）麻醉药品和精神药品定点批发企业需具备的条件 麻醉药品和精神药品定点批发企业除应当具备一般的药品经营企业的开办条件外，还应当具备下列条件：①有符合规定的麻醉药品和精神药品储存条件（详见六、麻醉药品和精神药品的储存）。②有通过网络实施企业安全管理和向药品监督管理部门报告经营信息的能力。③单位及其工作人员2年内没有违反有关禁毒的法律、行政法规规定的行为。④符合国务院药品监督管理部门公布的定点批发企业布局。

麻醉药品和第一类精神药品的定点批发企业，还应当具有保证供应责任区域内医疗机构所需麻醉药品和第一类精神药品的能力，并具有保证麻醉药品和第一类精神药品安全经营的管理制度。

（2）麻醉药品和精神药品定点批发企业的审批程序

①全国性批发企业的审批程序 申请成为全国性批发企业，应当向所在地省、自治区、直辖市药品监督管理部门提出申请，填报《申报麻醉药品和精神药品定点经营申请表》（表5-1），报送相应资料。省、自治区、直辖市药品监督管理部门应当在5日内对资料进行审查，决定是否受理。决定受理的，在5日内将审查意见连同企业申报资料报国家药品监督管理局。国家药品监督管理局应当在35日内进行审查和现场检查，做出是否批准的决定。决定批准的，下达批准文件。企业所在地省、自治区、直辖市药品监督管理部门根据批准文件在该企业《药品经营许可证》经营范围中予以注明。药品监督管理部门做出不予受理或不予批准决定的，应当书面说明理由。

表5-1 申报麻醉药品和精神药品定点经营申请表

企业名称		药品经营许可证号	
企业地址		邮政编码	
申报定点类别			
企业申报事由及自查情况：			
受理部门检查情况： 检查人签字： 年 月 日			
受理部门审查意见： 盖 章： 年 月 日			

②区域性批发企业的审批程序 申请成为区域性批发企业，应当向所在地设区的市级药品监督管理部门提出申请，填报《申报麻醉药品和精神药品定点经营申请表》，报送相应资料。设区的市级药品监督管理部门应当在5日内对资料进行审查，决定是否受理。决定受理的，在5日内将审查意见连同企业申报资料报省、自治区、直辖市药品监督管理部门。省、自治区、直辖市药品监督管理部门应当在35日内进行审查和现场检查，做出是否批准的决定。决定批准的，下达批准文件（有效期应当与《药品

经营许可证》一致），并在《药品经营许可证》经营范围中予以注明。药品监督管理部门做出不予受理或不予批准决定的，应当书面说明理由。

③专门从事第二类精神药品批发业务的企业的审批程序　专门从事第二类精神药品批发业务的企业，应当向所在地设区的市级药品监督管理部门提出申请，填报《申报麻醉药品和精神药品定点经营申请表》，报送相应资料。其程序、时限同区域性批发企业。

全国性批发企业、区域性批发企业可以从事第二类精神药品批发业务。如需开展此项业务，企业应当向所在地省、自治区、直辖市药品监督管理部门申请变更《药品经营许可证》经营范围，企业所在地省、自治区、直辖市药品监督管理部门应当在其《药品经营许可证》经营范围中加注第二类精神药品原料药或第二类精神药品制剂。

2. 麻醉药品和精神药品定点零售企业的审批　麻醉药品和第一类精神药品不得零售。申请零售第二类精神药品的药品零售连锁企业，应当向所在地设区的市级药品监督管理部门提出申请，填报《申报麻醉药品和精神药品定点经营申请表》，报送相应资料。设区的市级药品监督管理部门应当在20日内进行审查，做出是否批准的决定。决定批准的，发证部门应当在企业和相应门店的《药品经营许可证》经营范围中予以注明。不予批准的，应当书面说明理由。除经批准的药品零售连锁企业外，其他药品经营企业不得从事第二类精神药品零售活动。

（二）麻醉药品和精神药品的购销

1. 定点生产企业的购销管理　定点生产企业只能将麻醉药品和第一类精神药品制剂销售给全国性批发企业、区域性批发企业以及经批准购用的其他单位。区域性批发企业从定点生产企业购进麻醉药品和第一类精神药品制剂，须经所在地省、自治区、直辖市药品监督管理部门批准。定点生产企业只能将第二类精神药品原料药销售给全国性批发企业、区域性批发企业、专门从事第二类精神药品批发业务的企业、第二类精神药品制剂生产企业以及经备案的其他需用第二类精神药品原料药的企业。生产企业将第二类精神药品原料药销售给制剂生产企业以及经备案的其他需用第二类精神药品原料药的企业时，应当按照备案的需用计划销售。定点生产企业只能将第二类精神药品制剂销售给全国性批发企业、区域性批发企业、专门从事第二类精神药品批发业务的企业、第二类精神药品零售连锁企业、医疗机构或经批准购用的其他单位。

麻醉药品和精神药品定点生产企业应建立购买方销售档案，内容包括：①购买方合法资质。②购买麻醉药品、精神药品的批准证明文件（生产企业提供）。③企业法定代表人、主管麻醉药品和精神药品负责人、采购人员及其联系方式。④采购人员身份证明及法人委托书。销售麻醉药品和精神药品时，应当核实企业或单位资质文件、采购人员身份证明，无误后方可销售。麻醉药品和精神药品定点生产企业销售麻醉药品和精神药品不得使用现金交易。

2. 定点批发企业的购销管理

（1）麻醉药品和第一类精神药品的购销　全国性批发企业应当从定点生产企业购进麻醉药品和第一类精神药品，应当在每年10月底前将本年度预计完成的麻醉药品和第一类精神药品购进、销售、库存情况报国家药品监督管理局。全国性批发企业在确保责任区内区域性批发企业供药的基础上，可以在全国范围内向其他区域性批发企业销售麻醉药品和第一类精神药品。全国性批发企业向医疗机构销售麻醉药品和第一类精神药品，应当向医疗机构所在地省、自治区、直辖市药品监督管理部门提出申请，药品监督管理部门应当在统筹、确定全国性批发企业与区域性批发企业在本行政区域内的供药责任区后，做出是否批准的决定。

区域性批发企业可以从全国性批发企业购进麻醉药品和第一类精神药品。为减少迂回运输，区域性批发企业需要从定点生产企业购进麻醉药品和第一类精神药品的，应当向所在地省、自治区、直辖市药品监督管理部门提出申请，并报送以下资料：①与定点生产企业签订的意向合同。②从定点生产企业购进麻醉药品和第一类精神药品的品种和理由。③运输方式、运输安全管理措施。

药品监督管理部门受理后，应当在30日内做出是否批准的决定。予以批准的，应当发给批准文件，注明有效期限（有效期不超过5年），并将有关情况报国家药品监督管理局；不予批准的，应当书面说明理由。区域性批发企业应当在每年10月底前将本年度预计完成的直接从生产企业采购的麻醉药品和第一类精神药品购进、销售、库存情况报国家药品监督管理局。区域性批发企业直接从定点生产企业购进麻醉药品和第一类精神药品，在运输过程中连续12个月内发生过两次丢失、被盗情况的，所在地省、自治区、直辖市药品监督管理部门应当取消其直接从定点生产企业购进麻醉药品和第一类精神药品资格，并在3年内不再受理其此项申请。区域性批发企业在确保责任区内医疗机构供药的基础上，可以在本省行政区域内向其他医疗机构销售麻醉药品和第一类精神药品。因医疗急需、运输困难等特殊情况，区域性批发企业之间可以调剂麻醉药品和第一类精神药品，但仅限具体事件所涉及的品种和数量。企业应当在调剂后2日内将调剂情况分别报所在地设区的市级药品监督管理部门和省、自治区、直辖市药品监督管理部门备案。由于特殊地理位置原因，区域性批发企业需要就近向其他省级行政区内取得麻醉药品和第一类精神药品使用资格的医疗机构销售麻醉药品和第一类精神药品的，应当向所在地省、自治区、直辖市药品监督管理部门提出申请，受理申请的药品监督管理部门认为可行的，应当与医疗机构所在地省、自治区、直辖市药品监督管理部门协调，提出明确的相应区域性批发企业供药责任调整意见，报国家药品监督管理局批准后，方可开展相应经营活动。

（2）第二类精神药品的购销　从事第二类精神药品批发业务的企业可以从第二类精神药品定点生产企业、全国性批发企业、区域性批发企业、其他专门从事第二类精神药品批发业务的企业购进第二类精神药品。从事第二类精神药品批发业务的企业可以将第二类精神药品销售给定点生产企业、全国性批发企业、区域性批发企业、其他专门从事第二类精神药品批发业务的企业、医疗机构和从事第二类精神药品零售的药品零售连锁企业。药品零售连锁企业总部的《药品经营许可证》经营范围中有第二类精神药品项目的，可以购进第二类精神药品；其所属门店《药品经营许可证》经营范围有第二类精神药品项目的，可以零售第二类精神药品。药品零售连锁企业对其所属的经营第二类精神药品的门店，应当严格执行统一进货、统一配送和统一管理。药品零售连锁企业门店所零售的第二类精神药品，应当由本企业直接配送，不得委托配送。

3. 麻醉药品和精神药品的购销管理　企业、单位之间购销麻醉药品和精神药品一律禁止使用现金进行交易。

（1）建立购买方销售档案及供药档案　全国性批发企业向区域性批发企业销售麻醉药品和第一类精神药品时，应当建立购买方销售档案，内容包括：①省、自治区、直辖市药品监督管理部门批准其为区域性批发企业的文件。②加盖单位公章的《药品经营许可证》《企业法人营业执照》复印件。③企业法定代表人、主管麻醉药品和第一类精神药品负责人、采购人员及其联系方式。④采购人员身份证明及法人委托书。

全国性批发企业、区域性批发企业向医疗机构销售麻醉药品和第一类精神药品时，应当建立相应医疗机构的供药档案，内容包括《麻醉药品和第一类精神药品购用印鉴卡》、"麻醉药品和第一类精神药品采购明细"等。

全国性批发企业、区域性批发企业向其他企业、单位销售麻醉药品和第一类精神药品时，应当核实企业或单位资质文件、采购人员身份证明，无误后方可销售。全国性批发企业、区域性批发企业和专门从事第二类精神药品批发业务的企业在向其他企业、单位销售第二类精神药品时，也应当核实企业或单位资质文件、采购人员身份证明，无误后方可销售。

（2）医疗机构采购麻醉药品和第一类精神药品时的要求和规定　医疗机构向全国性批发企业、区域性批发企业采购麻醉药品和第一类精神药品时，应当持《麻醉药品和第一类精神药品购用印鉴卡》，填写"麻醉药品和第一类精神药品采购明细"，办理购买手续。销售人员应当仔细核实内容以及有关印鉴，无误后方可办理销售手续。

（3）零售药店零售第二类精神药品时的要求　零售第二类精神药品时，应当凭执业医师开具的处方，并经执业药师或其他依法经过资格认定的药学技术人员复核。处方保存2年备查。不得向未成年人销售第二类精神药品。在难以确定购药者是否为未成年人的情况下，可查验购药者身份证明。

（三）非法经营麻醉药品和精神药品的法律责任

1. 行政责任　根据《麻醉药品和精神药品管理条例》第82条规定，违反有关规定，致使麻醉药品和精神药品流入非法渠道造成危害，构成犯罪的，依法追究刑事责任；尚不构成犯罪的，由县级以上公安机关处5万元以上10万元以下的罚款；有违法所得的，没收违法所得；情节严重的，处违法所得2倍以上5倍以下的罚款；由原发证部门吊销其药品生产、经营和使用许可证明文件。

药品监督管理部门、卫生主管部门在监督管理工作中发现上述规定情形的，应当立即通报所在地同级公安机关，并依照国家有关规定，将案件以及相关材料移送公安机关。

2. 刑事责任　如果个人违反有关规定自私贩卖，构成贩卖毒品罪的，将依据《中华人民共和国刑法》第347条规定予以处罚。

五、麻醉药品和精神药品的使用管理

（一）药品生产企业使用的规定

1. 药品生产企业购进麻醉药品和第一类精神药品的规定　药品生产企业需要以麻醉药品和第一类精神药品为原料生产普通药品的，应当向所在地省、自治区、直辖市人民政府药品监督管理部门报送年度需求计划，由省、自治区、直辖市人民政府药品监督管理部门汇总报国务院药品监督管理部门批准后，向定点生产企业购买。药品生产企业购进麻醉药品和第一类精神药品审批程序见图5-3。

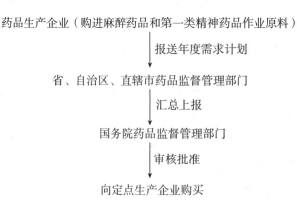

图5-3　药品生产企业购进麻醉药品和第一类精神药品审批程序图

2. 药品生产企业购进第二类精神药品的规定　药品生产企业需要以第二类精神药品为原料生产普通药品的，应当将年度需求计划报所在地省、自治区、直辖市人民政府药品监督管理部门，并向定点批发企业或者定点生产企业购买。

3. 非药品生产企业需要使用咖啡因作为原料的规定　食品、食品添加剂、化妆品、油漆等非药品生产企业需要使用咖啡因作为原料的，应当经所在地省、自治区、直辖市人民政府药品监督管理部门批准，向定点批发企业或者定点生产企业购买。

（二）科学研究、教学单位使用的规定

科学研究、教学单位需要使用麻醉药品和精神药品开展实验、教学活动的，应当经所在地省、自治区、直辖市人民政府药品监督管理部门批准，向定点批发企业或者定点生产企业购买。

需要使用麻醉药品和精神药品的标准品、对照品的，应当经所在地省、自治区、直辖市药品监督管理部门批准，向国务院药品监督管理部门批准的单位购买。

（三）医疗机构使用的规定

1. 麻醉药品和精神药品的购用要求

（1）《麻醉药品、第一类精神药品购用印鉴卡》的获得　医疗机构需要使用麻醉药品和第一类精神药品的，应当经所在地设区的市级人民政府卫生主管部门批准，取得《麻醉药品、第一类精神药品购用印鉴卡》（以下简称《印鉴卡》）。医疗机构应当凭《印鉴卡》向本省、自治区、直辖市行政区域内的定点批发企业购买麻醉药品和第一类精神药品。《印鉴卡》有效期为三年。《印鉴卡》有效期满前三个月，医疗机构应当向市级卫生行政部门重新提出申请。《印鉴卡》有效期满需换领新卡的医疗机构，还应当提交原《印鉴卡》有效期期间内麻醉药品、第一类精神药品使用情况。

设区的市级人民政府卫生主管部门发给医疗机构印鉴卡时，应当将取得《印鉴卡》的医疗机构情况抄送所在地设区的市级药品监督管理部门，并报省、自治区、直辖市人民政府卫生主管部门备案。省、自治区、直辖市人民政府卫生主管部门应当将取得《印鉴卡》的医疗机构名单向本行政区域内的定点批发企业通报。

医疗机构取得《印鉴卡》应当具备下列条件：①有专职的麻醉药品和第一类精神药品管理人员。②有获得麻醉药品和第一类精神药品处方资格的执业医师。③有保证麻醉药品和第一类精神药品安全储存的设施和管理制度。

（2）特殊情况的规定　医疗机构抢救病人急需麻醉药品和第一类精神药品而本医疗机构无法提供时，可以从其他医疗机构或者定点批发企业紧急借用；抢救工作结束后，应当及时将借用情况报所在地设区的市级药品监督管理部门和卫生主管部门备案。

对临床需要而市场无供应的麻醉药品和精神药品，持有《医疗机构制剂许可证》和《印鉴卡》的医疗机构需要配制制剂的，应当经所在地省、自治区、直辖市人民政府药品监督管理部门批准。医疗机构配制的麻醉药品和精神药品制剂只能在本医疗机构使用，不得对外销售。

因治疗疾病需要，个人凭医疗机构出具的医疗诊断书、本人身份证明，可以携带单张处方最大用量以内的麻醉药品和第一类精神药品；携带麻醉药品和第一类精神药品出入境的，由海关根据自用、合理的原则放行。医务人员为了医疗需要携带少量麻醉药品和精神药品出入境的，应当持有省级以上人民政府药品监督管理部门发放的携带麻醉药品和精神药品证明。海关凭携带麻醉药品和精神药品证明放行。

医疗机构、戒毒机构以开展戒毒治疗为目的，可以使用美沙酮或者国家确定的其他用于戒毒治疗的麻醉药品和精神药品。具体管理办法由国务院药品监督管理部门、国务院公安部门和国务院卫生主管部门制定。

2. 麻醉药品和精神药品的使用规定

（1）麻醉药品和精神药品的处方资格的获得　医疗机构应当按照国务院卫生主管部门的规定，对本单位执业医师进行有关麻醉药品和精神药品使用知识的培训、考核，经考核合格的，授予麻醉药品和第一类精神药品处方资格。

（2）医疗机构对获得麻醉药品和精神药品处方资格的执业医师的管理　医疗机构应当将具有麻醉药品和第一类精神药品处方资格的执业医师名单及其变更情况，定期报送所在地设区的市级人民政府卫生主管部门，并抄送同级药品监督管理部门。医务人员应当根据国务院卫生主管部门制定的临床应用指导原则，使用麻醉药品和精神药品。

执业医师取得麻醉药品和第一类精神药品的处方资格后，方可在本医疗机构开具麻醉药品和第一类精神药品处方，但不得为自己开具该种处方。

（3）对麻醉药品和精神药品处方的规定　具有麻醉药品和第一类精神药品处方资格的执业医师，根据临床应用指导原则，对确需使用麻醉药品或者第一类精神药品的患者，应当满足其合理用药需求。在医疗机构就诊的癌症疼痛患者和其他危重患者得不到麻醉药品或者第一类精神药品时，患者或者其亲属可以向执业医师提出申请。具有麻醉药品和第一类精神药品处方资格的执业医师认为要求合理的，应当及时为患者提供所需麻醉药品或者第一类精神药品。①执业医师应当使用专用处方开具麻醉药品和精神药品，单张处方的最大用量应当符合国务院卫生主管部门的规定。麻醉药品注射剂处方一次不超过三日用量，麻醉药品控（缓）释制剂处方一次不超过十五日用量，其他剂型的麻醉药品处方一次不超过七日用量。②对麻醉药品和第一类精神药品处方，处方的调配人、核对人应当仔细核对，签署姓名，并予以登记；对不符合规定的，处方的调配人、核对人应当拒绝发药。③麻醉药品和精神药品专用处方的格式由国务院卫生主管部门规定。④医疗机构应当对麻醉药品和精神药品处方进行专册登记，加强管理。麻醉药品处方至少保存3年，精神药品处方至少保存2年。

（4）麻醉药品专用卡　为提高癌症患者的生活质量，充分满足癌症疼痛患者对麻醉药品的需要，同时防止流入非法渠道，国家规定癌症患者因镇痛需长期使用麻醉药品、一类精神药品（以下简称麻醉药品）时，实行核发"麻醉药品专用卡"（以下简称"专用卡"）制度。

1）"专用卡"的申请及颁发　"专用卡"由县以上药品监督管理部门会同同级卫生行政部门认定的二级以上（含二级，以下同）医疗机构核发，亦可由县以上药品监督管理部门直接核发。发卡机构办理"专用卡"时，要严格审核，应建立"专用卡"发放情况档案。

癌症患者申办"专用卡"时，应提供以下材料：①医疗机构的诊断证明书（诊断证明书应载明诊断情况、疼痛程度和建议使用的麻醉药品类别等）。②患者本人的户口簿。③患者本人的身份证。④由患者亲属或监护人代办"专用卡"的，还应提供代办人的身份证。

异地诊治的癌症患者申办"专用卡"，应提供诊断证明书、本人身份证、户口簿或暂住证明（暂住街道办事处证明信或癌症患者亲友工作单位出示的暂住证明亦可）。申办"专用卡"时，癌症患者或代办"专用卡"的亲属或监护人应签署"癌症患者使用麻醉药品专用卡知情同意书"，并保证严格遵守有关条款。

2）更换新"专用卡"的要求 "专用卡"的有效期为两个月。"专用卡"使用期满后需继续使用的，可更换新卡。更换"专用卡"除不要求诊断证明书外，应按办新卡的要求重新审核。

连续使用麻醉药品6个月后，再次更换新卡时，须提供医疗机构的复诊证明。供应麻醉药品的医疗机构应对使用麻醉药品注射剂的患者建立随诊制度，并建立随诊记录。使用麻醉药品注射剂的患者每次更换新卡时，须凭医疗机构的随诊记录和复诊证明，到当地药品监督管理部门办理有关手续。更换的旧"专用卡"，由发卡机构收回存档。

"专用卡"丢失的，应到原机构注销原"专用卡"，并补办新卡。患者不再使用麻醉药品时，患者亲属或监护人应及时到发卡机构办理注销手续，并交回剩余麻醉药品。交回的剩余麻醉药品由发卡机构按规定销毁。

3）"专用卡"使用时需要遵守的规定 执业医师既要充分满足患者镇痛需求，同时又要严格掌握药品适应症，遵守"专用卡"管理的有关规定。

执业医师开具麻醉药品处方时，应建立完整的存档病历，详细记录患者病情、疼痛控制情况、药品的名称和数量。凭"专用卡"一般不能使用注射剂。

因病情需要确需使用麻醉药品注射剂的患者，需凭具有主治医师以上技术职务任职资格的执业医师开具的诊断证明书，报所在地县级以上药品监督管理部门备案，由备案机关在"专用卡"上注明"可供应麻醉药品注射剂"并加盖公章后方可供应。患者应在具有麻醉药品使用资格的医疗机构，凭"专用卡"和具有麻醉药品处方权的执业医师开具的处方取药。发药部门应详细记录发药时间及数量。使用麻醉药品注射剂或贴剂的患者，再次领药时须将空安瓿或用过的贴剂交回。

（四）非法使用麻醉药品和精神药品的法律责任

1. 行政责任 《麻醉药品和精神药品管理条例》第82条规定，违反该条例的规定，致使麻醉药品和精神药品流入非法渠道造成危害，构成犯罪的，依法追究刑事责任；尚不构成犯罪的，由县级以上公安机关处5万元以上10万元以下的罚款；有违法所得的，没收违法所得；情节严重的，处违法所得2倍以上5倍以下的罚款；由原发证部门吊销其药品生产、经营和使用许可证明文件。

药品监督管理部门、卫生主管部门在监督管理工作中发现上述规定情形的，应当立即通报所在地同级公安机关，并依照国家有关规定，将案件以及相关材料移送公安机关。

2. 刑事责任 从事生产、运输、管理、使用国家管制的麻醉药品、精神药品的人员，违反国家规定，向吸食、注射毒品的人提供国家管制的能够使人形成瘾癖的麻醉药品、精神药品的构成非法提供麻醉药品、精神药品罪。

根据《中华人民共和国刑法》第355条规定，依法从事生产、运输、管理、使用国家管制的麻醉药品、精神药品的人员，违反国家规定，向吸食、注射毒品的人提供国家管制的能够使人形成瘾癖的麻醉药品、精神药品的，处3年以下有期徒刑或者拘役，并处罚金；情节严重的，处3年以上7年以下有期徒刑，并处罚金。如果向走私、贩卖毒品的犯罪分子或者以牟利为目的，向吸食、注射毒品的人提供国家规定管制的能够使人形成瘾癖的麻醉药品、精神药品的，依照该法第347条的规定定罪处罚（即按贩卖毒品罪定罪处罚）。

六、麻醉药品和精神药品的储存

(一) 麻醉药品和精神药品的储存规定

1. 药用原植物种植企业、生产企业、批发企业以及国家设立的麻醉药品储存单位的专柜储存要求
麻醉药品药用原植物种植企业、定点生产企业、全国性批发企业和区域性批发企业以及国家设立的麻醉药品储存单位，应当设置储存麻醉药品和第一类精神药品的专库。该专库应当符合下列要求：①安装专用防盗门，实行双人双锁管理。②具有相应的防火设施。③具有监控设施和报警装置，报警装置应当与公安机关报警系统联网。

全国性批发企业经国务院药品监督管理部门批准设立的药品储存点也应当符合上述的规定。麻醉药品定点生产企业应当将麻醉药品原料药和制剂分别存放。

2. 使用单位的专库或者专柜储存要求 麻醉药品和第一类精神药品的使用单位应当设立专库或者专柜储存麻醉药品和第一类精神药品。专库应当设有防盗设施并安装报警装置；专柜应当使用保险柜。专库和专柜应当实行双人双锁管理。

3. 储存时的管理要求 麻醉药品药用原植物种植企业、定点生产企业、全国性批发企业和区域性批发企业、国家设立的麻醉药品储存单位以及麻醉药品和第一类精神药品的使用单位，应当配备专人负责管理工作，并建立储存麻醉药品和第一类精神药品的专用账册。药品入库双人验收，出库双人复核，做到账物相符。专用账册的保存期限应当自药品有效期期满之日起不少于5年。

第二类精神药品经营企业应当在药品库房中设立独立的专库或者专柜储存第二类精神药品，并建立专用账册，实行专人管理。专用账册的保存期限应当自药品有效期期满之日起不少于5年。

(二) 非法储存麻醉药品和精神药品的法律责任

《麻醉药品和精神药品管理条例》第67条规定，定点生产企业违反本条例的规定，有下列情形之一的，由药品监督管理部门责令限期改正，给予警告，并没收违法所得和违法销售的药品；逾期不改正的，责令停产，并处5万元以上10万元以下的罚款；情节严重的，取消其定点生产资格：①未按照麻醉药品和精神药品年度生产计划安排生产的。②未依照规定向药品监督管理部门报告生产情况的。③未依照规定储存麻醉药品和精神药品，或者未依照规定建立、保存专用账册的。④未依照规定销售麻醉药品和精神药品的。⑤未依照规定销毁麻醉药品和精神药品的。

七、麻醉药品和精神药品的运输

(一) 托运或自行运输麻醉药品和精神药品的单位运输时的要求

1. 托运或自行运输麻醉药品和第一类精神药品的单位，应当向所在地省、自治区、直辖市药品监督管理部门申领《麻醉药品、第一类精神药品运输证明》（简称《运输证明》）。运输证明正本1份，根据实际需要可发给副本若干份，必要时可增领副本。《运输证明》有效期1年（不跨年度）。《运输证明》在有效期满前1个月重新办理，过期后3个月内将原《运输证明》上缴发证机关。运输第二类精神药品无需办理《运输证明》。

2. 对承运单位的要求

（1）对《运输证明》副本的要求 承运麻醉药品和第一类精神药品时，承运单位要查验、收取运输证明副本。《运输证明》副本随货同行以备查验。在运输途中承运单位必须妥善保管《运输证明》副本，不得遗失。货物到达后，承运单位应将《运输证明》副本递交收货单位。收货单位应在收到货物后1个月内将《运输证明》副本交还发货单位。

（2）对运输过程的具体要求　铁路运输应当采用集装箱或行李车运输麻醉药品和第一类精神药品。采用集装箱运输时，应确保箱体完好，施封有效。道路运输麻醉药品和第一类精神药品必须采用封闭式车辆，有专人押运，中途不应停车过夜。水路运输麻醉药品和第一类精神药品时应有专人押运。

铁路、民航、道路、水路承运单位承运麻醉药品和精神药品时，应当及时办理运输手续，尽量缩短货物在途时间，并采取相应的安全措施，防止麻醉药品、精神药品在装卸和运输过程中被盗、被抢或丢失。发生被盗、被抢、丢失的，承运单位应立即报告当地公安机关，并通知收货单位，收货单位应立即报告当地药品监督管理部门。

（3）到货后时的检查验收　麻醉药品和第一类精神药品到货后，承运单位应当严格按照有关规定与收货单位办理交货手续，双方对货物进行现场检查验收，确保货物准确交付。

（二）邮寄麻醉药品和精神药品时的要求

邮寄麻醉药品和精神药品，寄件人应当提交所在地省、自治区、直辖市人民政府药品监督管理部门出具的准予邮寄证明。邮政营业机构应当查验、收存准予邮寄证明；没有准予邮寄证明的，邮政营业机构不得收寄。省、自治区、直辖市邮政主管部门指定符合安全保障条件的邮政营业机构负责收寄麻醉药品和精神药品。邮政营业机构收寄麻醉药品和精神药品，应当依法对收寄的麻醉药品和精神药品予以查验。

（三）非法运输麻醉药品和精神药品的法律责任

根据《麻醉药品和精神药品管理条例》第74条规定，违反本条例的规定运输麻醉药品和精神药品的，由药品监督管理部门和运输管理部门依照各自职责，责令改正，给予警告，处2万元以上5万元以下的罚款。

收寄麻醉药品、精神药品的邮政营业机构未依照本条例的规定办理邮寄手续的，由邮政主管部门责令改正，给予警告；造成麻醉药品、精神药品邮件丢失的，依照邮政法律、行政法规的规定处理。

如果个人违反有关规定私自运输就会构成运输毒品罪的，按《中华人民共和国刑法》第347条的规定予以处罚。

八、麻醉药品和精神药品的监督管理

（一）药品监督管理部门对麻醉药品和精神药品的监督管理

药品监督管理部门应当根据规定的职责权限，对麻醉药品药用原植物的种植以及麻醉药品和精神药品的生产、经营、使用、储存、运输活动进行监督检查。

1. 建立监控信息网络　省级以上人民政府药品监督管理部门根据实际情况建立监控信息网络，对定点生产企业、定点批发企业和使用单位的麻醉药品和精神药品生产、进货、销售、库存、使用的数量以及流向实行实时监控，并与同级公安机关做到信息共享。

2. 对未连接监控信息网络单位的要求　尚未连接监控信息网络的麻醉药品和精神药品定点生产企业、定点批发企业和使用单位，应当每月通过电子信息、传真、书面等方式，将本单位麻醉药品和精神药品生产、进货、销售、库存、使用的数量以及流向，报所在地设区的市级药品监督管理部门和公安机关；医疗机构还应当报所在地设区的市级人民政府卫生主管部门。

设区的市级药品监督管理部门应当每 3 个月向上一级药品监督管理部门报告本地区麻醉药品和精神药品的相关情况。

3. 对不合规定生产、经营、使用麻醉药品和精神药品的处理

（1）对滥用的麻醉药品和精神药品的处理　对已经发生滥用，造成严重社会危害的麻醉药品和精神药品品种，国务院药品监督管理部门应当采取在一定期限内中止生产、经营、使用或者限定其使用范围和用途等措施。对不再作为药品使用的麻醉药品和精神药品，国务院药品监督管理部门应当撤销其药品批准文号和药品标准，并予以公布。

（2）对存在安全隐患的麻醉药品和精神药品的处理　药品监督管理部门、卫生主管部门发现生产、经营企业和使用单位的麻醉药品和精神药品管理存在安全隐患时，应当责令其立即排除或者限期排除；对有证据证明可能流入非法渠道的，应当及时采取查封、扣押的行政强制措施，在 7 日内作出行政处理决定，并通报同级公安机关。

（3）对医疗机构未依照规定购买麻醉药品和第一类精神药品的处理　药品监督管理部门发现取得印鉴卡的医疗机构未依照规定购买麻醉药品和第一类精神药品时，应当及时通报同级卫生主管部门。接到通报的卫生主管部门应当立即调查处理。必要时，药品监督管理部门可以责令定点批发企业中止向该医疗机构销售麻醉药品和第一类精神药品。

（4）对过期、损坏的麻醉药品和精神药品的处理　麻醉药品和精神药品的生产、经营企业和使用单位对过期、损坏的麻醉药品和精神药品应当登记造册，并向所在地县级药品监督管理部门申请销毁。药品监督管理部门应当自接到申请之日起 5 日内到场监督销毁。医疗机构对存放在本单位的过期、损坏麻醉药品和精神药品，应当按照程序向卫生主管部门提出申请，由卫生主管部门负责监督销毁。对依法收缴的麻醉药品和精神药品，除经国务院药品监督管理部门或者国务院公安部门批准用于科学研究外，应当依照国家有关规定予以销毁。

（二）发生麻醉药品和精神药品流入非法渠道的意外情形的处理

发生麻醉药品和精神药品被盗、被抢、丢失或者其他流入非法渠道的情形的，案发单位应当立即采取必要的控制措施，同时报告所在地县级公安机关和药品监督管理部门。医疗机构发生上述情形的，还应当报告其主管部门。公安机关接到报告、举报，或者有证据证明麻醉药品和精神药品可能流入非法渠道时，应当及时开展调查，并可以对相关单位采取必要的控制措施。药品监督管理部门、卫生主管部门以及其他有关部门应当配合公安机关开展工作。

九、现行主要相关法规

除《中华人民共和国药品管理法》（2019 年 8 月 26 日第十三届全国人民代表大会常务委员会第十二次会议第二次修订）、《中华人民共和国药品管理法实施条例》（2019 年 3 月 2 日修订）外，现行主要相关法规如下：

1.《麻醉药品和精神药品管理条例》（根据 2016 年 2 月 6 日《国务院关于修改部分行政法规的决定》第二次修订）。

2.《麻醉药品和精神药品生产管理办法（试行）》（国食药监安〔2005〕528 号，2005 年）。

3.《麻醉药品和精神药品经营管理办法（试行）》（国食药监安〔2005〕527 号，2005 年）。

4.《麻醉药品、第一类精神药品购用印鉴卡管理规定》（卫医发〔2005〕421 号，2005 年）。

5.《麻醉药品和精神药品运输管理办法》（国食药监安〔2005〕660 号，2005 年）。

6.《中华人民共和国治安管理处罚法》（根据 2012 年 10 月 26 日全国人民代表大会常务委员会《关于修改〈中华人民共和国治安管理处罚法〉的决定》修正）。

7.《中华人民共和国刑法》（根据 2020 年 12 月 26 日第十三届全国人民代表大会常务委员会第二十四次会议修正）。

PPT

任务 5 - 2　医疗用毒性药品的管理

为防止中毒或死亡事故的发生，国家制定了《医疗用毒性药品管理办法》对医疗用毒性药品实行特殊管理。

一、医疗用毒性药品的概念及品种范围

1. 医疗用毒性药品的概念　医疗用毒性药品（以下简称毒性药品），系指毒性剧烈、治疗剂量与中毒剂量相近，使用不当会致人中毒或死亡的药品。

2. 医疗用毒性药品的品种范围　毒性药品管理品种分为毒性中药品种和毒性西药品种，其中毒性中药品种有 27 种：砒石（红砒、白砒）、砒霜、水银、生马前子、生川乌、生草乌、生白附子、生附子、生半夏、生南星、生巴豆、斑蝥、青娘虫、红娘虫、生甘遂、生狼毒、生藤黄、生千金子、生天仙子、闹阳花、雪上一枝蒿、白降丹、蟾酥、洋金花、轻粉、红粉（红升丹）、雄黄（上述中药品种是指原药材和饮片，不含制剂）。毒性西药品种有 13 种：去乙酰毛花苷丙、阿托品、洋地黄毒苷、氢溴酸后马托品、三氧化二砷、毛果芸香碱、升汞、水杨酸毒扁豆碱、亚砷酸钾、氢溴酸东莨菪碱、士的宁、亚砷酸注射液、A 型肉毒毒素及其制剂（上述西药品种除亚砷酸注射液、A 型肉毒毒素制剂以外的毒性西药品种是指原料药；上述西药品种士的宁、阿托品、毛果芸香碱等包括其盐类化合物）。

即学即练

下列属于毒性中药品种的是（　　）

答案解析　A. 砒霜　　　　　B. 生巴豆　　　　　C. 红升丹　　　　　D. 蓝粉

二、医疗用毒性药品的生产管理

（一）年度生产、收购、供应和配制计划的管理

1. 年度生产、收购、供应和配制计划的制定和审核　毒性药品年度生产、收购、供应和配制计划，由省、自治区、直辖市医药管理部门根据医疗需要制定，经省、自治区、直辖市卫生行政部门审核后，由医药管理部门下达给指定的毒性药品生产、收购、供应单位，并抄报国家卫生健康委员会、国家药品监督管理局和国家中医药管理局。

2. 生产单位不得擅自改变生产计划，自行销售

（二）生产、加工的规定

1. 药厂必须由医药专业人员负责生产、配制和质量检验，并建立严格的管理制度，严防与其他药品混杂。每次配料，必须经两人以上复核无误，并详细记录每次生产所用原料和成品数，经手人要签字备查。所有工具、容器要处理干净，以防污染其他药品。标示量要准确无误，包装容器要有毒药标志（图5-4）。生产毒性药品及其制剂，必须严格执行生产工艺操作规程，在本单位药品检验人员的监督下准确投料，并建立完整的生产记录，保存五年备查。在生产毒性药品过程中产生的废弃物，必须妥善处理，不得污染环境。

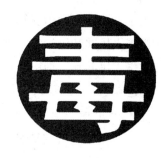

图5-4　医疗用毒性药品标志

2. 凡加工炮制毒性中药，必须按照《中国药典》或者省、自治区、直辖市卫生行政部门制定的《炮制规范》的规定进行。药材符合药用要求的，方可供应、配方和用于中成药生产。

三、医疗用毒性药品的经营管理

毒性药品的收购、经营，由各级医药管理部门指定的药品经营单位负责；配方用药由国营药店、医疗单位负责。其他任何单位或者个人均不得从事毒性药品的收购、经营和配方业务。收购、经营、加工、使用毒性药品的单位必须建立健全保管、验收、领发、核对等制度；严防收假、发错，严禁与其他药品混杂，做到划定仓间或仓位，专柜加锁并由专人保管。

四、医疗用毒性药品的使用管理

1. 医疗单位的使用管理　医疗单位供应和调配毒性药品，凭医生签名的正式处方。国营药店供应和调配毒性药品，凭盖有医生所在的医疗单位公章的正式处方。每次处方剂量不得超过二日极量。调配处方时，必须认真负责，计量准确，按医嘱注明要求，并由配方人员及具有药师以上技术职称的复核人员签名盖章后方可发出。对处方未注明"生用"的毒性中药，应当付炮制品。如发现处方有疑问时，须经原处方医生重新审定后再行调配。处方一次有效，取药后处方保存二年备查。

2. 科研和教学单位的使用管理　科研和教学单位所需的毒性药品，必须持本单位的证明信，经单位所在地县以上卫生行政部门批准后，供应部门方能发售。

3. 群众自配的使用管理　群众自配民间单、秘、验方需用的毒性中药，购买时要持有本单位或者城市街道办事处、乡（镇）人民政府的证明信，供应部门方可发售。每次购用量不得超过2日极量。

五、法律责任

对违反规定，擅自生产、收购、经营毒性药品的单位或者个人，由县以上卫生行政部门没收其全部毒性药品，并处以警告或按非法所得的5至10倍罚款。情节严重、致人伤残或死亡，构成犯罪的，由司法机关依法追究其刑事责任。

当事人对处罚不服的，可在接到处罚通知之日起15日内，向作出处理的机关的上级机关申请复议。但申请复议期间仍应执行原处罚决定。上级机关应在接到申请之日起10日内作出答复。对答复不服的，可在接到答复之日起 15 日内向人民法院起诉。

 实例分析 5-1

    据原国家食品药品监督管理总局 2016 年 6 月 2 日发布消费警示，提醒公众注意不正当使用注射用 A 型肉毒毒素可能引起的健康风险。近期，北京、上海、广东等多省（区、市）部分医院陆续收治了一批因在非医疗机构注射不明物质而紧急送治的患者，均有神经中毒的特点。患者入院前，曾为瘦脸、瘦腿等美容需求，在非医疗机构注射过"肉毒素"。肉毒毒素本身是一种剧毒药，不当使用注射用 A 型肉毒毒素可能会引起肌肉松弛麻痹，严重时可能会引发呼吸衰竭、心力衰竭等危及生命健康的症状。具有经营 A 型肉毒素资质的药品批发企业只能将 A 型肉毒毒素制剂销售给取得《医疗机构执业许可证》的医疗机构或医疗美容机构，未经指定的药品经营企业不得购销 A 型肉毒毒素制剂。消费者应到取得《医疗机构执业许可证》的正规医疗机构或医疗美容机构进行注射美容。

答案解析

    讨论　毒性药品 A 型肉毒毒素应如何管理？

六、现行主要相关法规

    除《中华人民共和国药品管理法》（2019 年 8 月 26 日第十三届全国人民代表大会常务委员会第十二次会议第二次修订）、《中华人民共和国药品管理法实施条例》（2019 年 3 月 2 日修订）外，现行主要相关法规如下：

    1.《医疗用毒性药品管理办法》（国务院令第 23 号，1988 年）。

    2.《关于将 A 型肉毒毒素列入毒性药品管理的通知》（国食药监办〔2008〕405 号，2008 年）。

    3.《总局办公厅关于加强注射用 A 型肉毒毒素管理的通知》（食药监办药化监〔2016〕88 号，2016 年）。

任务 5-3　放射性药品的管理 微课

PPT

    为加强放射性药品的管理，国务院于 1989 年 1 月 13 日发布了《放射性药品管理办法》，2017 年 3 月 1 日进行了第二次修订，对放射性药品的研究、生产、经营、运输、使用等作了具体规定，自发布之日起施行。

一、放射性药品的概念及品种范围

（一）放射性药品的概念

    放射性药品是指用于临床诊断或者治疗的放射性核素制剂或者其标记药物。包括裂变制品、推照制品、加速器制品、放射性同位素发生器及其配套药盒、放射免疫分析药盒等。

    放射性药品含有放射性核素，放射出的射线具有较强的穿透力，当这种射线通过人体时，可对人体组织产生电离作用。若使用不当，可对人体产生较大危害。因此国家将放射性药品纳入特殊管理药品。

（二）放射性药品品种范围

《中国药典》（2020 年版）收载的放射性药品有 30 种，具体见表 5 - 2。

表 5 - 2　放射性药品品种

序号	品种	序号	品种
1	来昔决南钐［^{153}Sm］注射液	16	氯化锶［^{89}Sr］注射液
2	氙［^{133}Xe］注射液	17	碘［^{125}I］密封籽源
3	邻碘［^{131}I］马尿酸钠注射液	18	碘［^{131}I］化钠口服溶液
4	注射用亚锡亚甲基二膦酸盐	19	诊断用碘［^{131}I］化钠胶囊
5	注射用亚锡依替菲宁	20	锝［^{99m}Tc］双半胱乙酯注射液
6	注射用亚锡喷替酸	21	锝［^{99m}Tc］双半胱氨酸注射液
7	注射用亚锡植酸钠	22	锝［^{99m}Tc］甲氧异腈注射液
8	注射用亚锡焦磷酸钠	23	锝［^{99m}Tc］亚甲基二膦酸盐注射液
9	注射用亚锡聚合白蛋白	24	锝［^{99m}Tc］依替菲宁注射液
10	枸橼酸镓［^{67}Ga］注射液	25	锝［^{99m}Tc］植酸盐注射液
11	氟［^{18}F］脱氧葡糖注射液	26	锝［^{99m}Tc］喷替酸盐注射液
12	胶体磷［^{32}P］酸铬注射液	27	锝［^{99m}Tc］焦磷酸盐注射液
13	高锝［^{99m}Tc］酸钠注射液	28	锝［^{99m}Tc］聚合白蛋白注射液
14	铬［^{51}Cr］酸钠注射液	29	磷［^{32}P］酸钠盐口服溶液
15	氯化亚铊［^{201}Tl］注射液	30	磷［^{32}P］酸钠盐注射液

二、放射性药品的管理

（一）放射性新药的研制、临床研究和审批管理

放射性新药的研制内容，包括工艺路线、质量标准、临床前药理及临床研究。研制单位在制订新药工艺路线的同时，必须研究该药的理化性能、纯度（包括核素纯度）及检验方法、药理、毒理、动物药代动力学、放射性比活度、剂量、剂型、稳定性等。

研制单位对放射免疫分析药盒必须进行可测限度、范围、特异性、准确度、精密度、稳定性等方法学的研究。研制单位研制的放射性新药，在进行临床试验或者验证前，应当向国务院药品监督管理部门提出申请，按规定报送资料及样品，经国务院药品监督管理部门审批同意后，在国务院药品监督管理部门指定的药物临床试验机构进行临床研究。研制单位在放射性新药临床研究结束后，向国务院药品监督管理部门提出申请，由国务院药品监督管理部门审核批准，发给新药证书。国务院药品监督管理部门在审核批准时，应当征求国务院国防科技工业主管部门的意见。

放射性新药投入生产，需由生产单位或者取得放射性药品生产许可证的研制单位，凭新药证书（副本）向国务院药品监督管理部门提出生产该药的申请，并提供样品，由国务院药品监督管理部门审核发给批准文号。

（二）放射性药品的生产、经营管理

1. 开办放射性药品生产、经营企业的条件　开办放射性药品生产、经营企业，必须具备《药品管

理法》规定的条件，符合国家有关放射性同位素安全和防护的规定与标准，并履行环境影响评价文件的审批手续，取得《放射性药品生产企业许可证》《放射性药品经营企业许可证》。无许可证的生产、经营企业，一律不得生产、经营放射性药品。

2. 放射性药品生产、经营企业审批程序　开办放射性药品生产企业，经国务院国防科技工业主管部门审查同意，国务院药品监督管理部门审核批准后，由所在省、自治区、直辖市药品监督管理部门发给《放射性药品生产企业许可证》；开办放射性药品经营企业，经国务院药品监督管理部门审核并征求国务院国防科技工业主管部门意见后批准的，由所在省、自治区、直辖市药品监督管理部门发给《放射性药品经营企业许可证》。《放射性药品生产企业许可证》《放射性药品经营企业许可证》的有效期为5年，期满前6个月，放射性药品生产、经营企业应分别向原发证部门提出申请换发新证。

3. 放射性药品的生产、经营　国家根据需要，对放射性药品的生产企业实行合理布局。放射性药品生产企业生产已有国家标准的放射性药品，必须经国务院药品监督管理部门征求国务院国防科技工业主管部门意见后审核批准，并发给批准文号。凡是改变国务院药品监督管理部门已批准的生产工艺路线和药品标准的，生产单位必须按原报批程序提出补充申请，经国务院药品监督管理部门批准后方能生产。

放射性药品生产、经营企业，必须配备与生产、经营放射性药品相适应的专业技术人员，具有安全、防护和废气、废物、废水处理等设施，并建立严格的质量管理制度。必须建立质量检验机构，严格实行生产全过程的质量控制和检验。产品出厂前，须经质量检验。符合国家药品标准的产品方可出厂，不符合标准的产品一律不准出厂。

经批准的含有短半衰期放射性核素的药品，可以边检验边出厂，但发现质量不符合国家药品标准时，该药品的生产企业应当立即停止生产、销售，并立即通知使用单位停止使用，同时报告国务院药品监督管理部门、卫生行政、国防科技工业主管部门。

(三) 放射性药品的使用管理

医疗单位使用放射性药品，必须符合国家有关放射性同位素安全和防护的规定。所在地的省、自治区、直辖市药品监督管理部门，应当根据医疗单位核医疗技术人员的水平、设备条件，核发相应等级的《放射性药品使用许可证》，无许可证的医疗单位不得临床使用放射性药品。《放射性药品使用许可证》有效期为5年，期满前6个月，医疗单位应当向原发证的行政部门重新提出申请，经审核批准后，换发新证。

医疗机构设置核医学科、室（内位素室），必须配备与其医疗任务相适应的并经核医学技术培训的技术人员。非核医学专业技术人员未经培训，不得从事放射性药品使用工作。

持有《放射性药品使用许可证》的医疗单位，必须负责对使用的放射性药品进行临床质量检验，收集药品不良反应等项工作，并定期向所在地药品监督管理、卫生行政部门报告。由省、自治区、直辖市药品监督管理、卫生行政部门汇总后分别报国务院药品监督管理、卫生行政部门。

放射性药品使用后的废物（包括患者排出物），必须按国家有关规定妥善处置。

(四) 放射性药品的进出口管理

进出口放射性药品，应当按照国家有关对外贸易、放射性同位素安全和防护的规定，办理进出口手续。

进口的放射性药品品种，必须符合我国的药品标准或者其他药用要求，并依照《药品管理法》的规定取得进口药品注册证书。

进口放射性药品，必须经国务院药品监督管理部门指定的药品检验机构抽样检验；检验合格的，方准进口。对于经国务院药品监督管理部门审核批准的含有短半衰期放射性核素的药品，在保证安全使用的情况下，可以采取边进口检验，边投入使用的办法。进口检验单位发现药品质量不符合要求时，应当立即通知使用单位停止使用，并报告国务院药品监督管理、卫生行政、国防科技工业主管部门。

（五）放射性药品的包装、运输管理

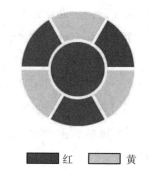

图5－5　放射性药品标志

放射性药品的包装必须安全实用，符合放射性药品质量要求，具有与放射性剂量相适应的防护装置，包装必须分内包装和外包装两部分，外包装必须贴有商标、标签、说明书和放射性药品标志，内包装必须贴有标签。放射性药品标志见图5－5。

标签必须注明药品品名、放射性比活度、装量。说明书除注明上述内容外，还须注明生产单位、批准文号、批号、主要成分、出厂日期、放射性核素半衰期、适应症、用法、用量、禁忌症、有效期和注意事项等。

放射性药品的运输，按国家运输、邮政等部门制订的有关规定执行。严禁任何单位和个人随身携带放射性药品乘坐公共交通运输工具。

（六）法律责任

对违反《放射性药品管理办法》规定的单位或者个人，由县以上药品监督管理部门、卫生行政部门，按照《药品管理法》和有关法规的规定处罚。

三、现行主要相关法规

除《中华人民共和国药品管理法》（2019年8月26日第十三届全国人民代表大会常务委员会第十二次会议第二次修订）、《中华人民共和国药品管理法实施条例》（2019年3月2日修订）外，现行主要相关法规有：《放射性药品管理办法》（国务院令第676号，2017年）。

任务5－4　药品类易制毒化学品的管理

PPT

药品类易制毒化学品是指《易制毒化学品管理条例》中所确定的麦角酸、麻黄素等物质。为加强药品类易制毒化学品管理，防止流入非法渠道，根据《易制毒化学品管理条例》，2010年3月18日，卫生部发布了《药品类易制毒化学品管理办法》（以下简称《办法》），规范了药品类易制毒化学品的生产、经营、购买以及监督管理，该《办法》自2010年5月1日起施行。

📖 **知识链接**

易制毒化学品

易制毒化学品是指可用于制造海洛因、甲基苯丙胺（冰毒）、可卡因等类麻醉药品和精神药品的物质，这些产品既是化工、医药等行业生产中常用的基础原料，也可以作为生产毒品的前体、原料和化学助剂。

随着国内制贩毒品等违法犯罪活动增多，为加强易制毒化学品的管理，遏制易制毒化学品流入非法渠道或被贩运、走私出境用于生产、加工毒品，2005 年 8 月 26 日，国务院发布《易制毒化学品管理条例》，对易制毒化学品的生产、经营、购买、运输和进出口行为作了具体规定，自 2005 年 11 月 1 日起施行。2018 年 9 月 18 日《国务院关于修改部分行政法规的决定》第三次修正。

易制毒化学品分为三类，第一类是可以用于制毒的主要原料，第二类、第三类是可以用于制毒的化学配剂。

一、药品类易制毒化学品

药品类易制毒化学品是指《易制毒化学品管理条例》中所确定的麦角酸、麻黄素等物质，是可以用于制毒的主要原料，列入第一类易制毒化学品管理。

药品类易制毒化学品品种目录有：①麦角酸。②麦角胺。③麦角新碱。④麻黄素、伪麻黄素、消旋麻黄素、去甲麻黄素、甲基麻黄素、麻黄浸膏、麻黄浸膏粉等麻黄素类物质。以上所列物质包括可能存在的盐类；药品类易制毒化学品包括原料药及其单方制剂。

二、药品类易制毒化学品的管理

国务院批准调整易制毒化学品分类和品种，涉及药品类易制毒化学品的，国家药品监督管理局应当及时调整并予公布。

国家药品监督管理局主管全国药品类易制毒化学品生产、经营、购买等方面的监督管理工作。

（一）药品类易制毒化学品的生产许可管理

1. 药品类易制毒化学品的生产许可　生产药品类易制毒化学品，应当依照《易制毒化学品管理条例》和《办法》的规定取得药品类易制毒化学品生产许可。

生产药品类易制毒化学品中属于药品的品种，还应当依照《药品管理法》和相关规定取得药品批准文号。

2. 药品类易制毒化学品不得委托生产　药品类易制毒化学品以及含有药品类易制毒化学品的制剂不得委托生产。

药品生产企业不得接受境外厂商委托加工药品类易制毒化学品以及含有药品类易制毒化学品的产品；特殊情况需要委托加工的，须经国家药品监督管理局批准。

（二）药品类易制毒化学品的经营许可管理

1. 药品类易制毒化学品的经营许可　经营药品类易制毒化学品，应当依照《易制毒化学品管理条例》和《办法》的规定取得药品类易制毒化学品经营许可。

2. 药品类易制毒化学品经营许可的办理　药品类易制毒化学品的经营许可，由国家药品监督管理局委托省、自治区、直辖市药品监督管理部门办理。

（1）药品类易制毒化学品单方制剂和小包装麻黄素，纳入麻醉药品销售渠道经营，仅能由麻醉药品全国性批发企业和区域性批发企业经销，不得零售。

（2）未实行药品批准文号管理的品种，纳入药品类易制毒化学品原料药渠道经营。申请经营药品类易制毒化学品原料药的药品经营企业，应当具有麻醉药品和第一类精神药品定点经营资格或者第二类精神药品定点经营资格。

（三）药品类易制毒化学品的购买许可管理

1. 药品类易制毒化学品的购买许可 国家对药品类易制毒化学品实行购买许可制度。购买药品类易制毒化学品的，应当办理《药品类易制毒化学品购用证明》（以下简称《购用证明》）。

2.《购用证明》申请范围 ①经批准使用药品类易制毒化学品用于药品生产的药品生产企业。②使用药品类易制毒化学品的教学、科研单位。③具有药品类易制毒化学品经营资格的药品经营企业。④取得药品类易制毒化学品出口许可的外贸出口企业。⑤经农业部会同国家药品监督管理局下达兽用盐酸麻黄素注射液生产计划的兽药生产企业。⑥药品类易制毒化学品生产企业自用药品类易制毒化学品原料药用于药品生产。

3. 豁免办理《购用证明》的情形 ①医疗机构凭麻醉药品、第一类精神药品购用印鉴卡购买药品类易制毒化学品单方制剂和小包装麻黄素的。②麻醉药品全国性批发企业、区域性批发企业持麻醉药品调拨单购买小包装麻黄素以及单次购买麻黄素片剂 6 万片以下、注射剂 1.5 万支以下的。③按规定购买药品类易制毒化学品标准品、对照品的。④药品类易制毒化学品生产企业凭药品类易制毒化学品出口许可自营出口药品类易制毒化学品的。

4.《购用证明》的使用 《购用证明》由国家药品监督管理局统一印制，有效期为 3 个月。只能在有效期内一次使用，不得转借、转让。购买药品类易制毒化学品时必须使用原件，不得使用复印件、传真件。

（四）药品类易制毒化学品的购销管理

1. 药品类易制毒化学品原料药购销 药品类易制毒化学品生产企业应当将药品类易制毒化学品原料药销售给取得《购用证明》的药品生产企业、药品经营企业和外贸出口企业。

药品类易制毒化学品经营企业应当将药品类易制毒化学品原料药销售给本省、自治区、直辖市行政区域内取得《购用证明》的单位。药品类易制毒化学品经营企业之间不得购销药品类易制毒化学品原料药。

2. 教学科研单位购买药品类易制毒化学品 教学科研单位只能凭《购用证明》从麻醉药品全国性批发企业、区域性批发企业和药品类易制毒化学品经营企业购买药品类易制毒化学品。

3. 药品类易制毒化学品单方制剂和小包装麻黄素购销 药品类易制毒化学品生产企业应当将药品类易制毒化学品单方制剂和小包装麻黄素销售给麻醉药品全国性批发企业。麻醉药品全国性批发企业、区域性批发企业应当按照《麻醉药品和精神药品管理条例》规定的渠道销售药品类易制毒化学品单方制剂和小包装麻黄素。麻醉药品区域性批发企业之间不得购销药品类易制毒化学品单方制剂和小包装麻黄素。

麻醉药品区域性批发企业之间因医疗急需等特殊情况需要调剂药品类易制毒化学品单方制剂的，应当在调剂后 2 日内将调剂情况分别报所在地省、自治区、直辖市药品监督管理部门备案。

4. 禁止使用现金或者实物交易 药品类易制毒化学品禁止使用现金或者实物进行交易。

5. 药品类易制毒化学品购买方档案 药品类易制毒化学品生产企业、经营企业销售药品类易制毒化学品，应当逐一建立购买方档案。

（1）购买方为非医疗机构的，档案内容至少包括：①购买方《药品生产许可证》《药品经营许可证》、企业营业执照等资质证明文件复印件。②购买方企业法定代表人、主管药品类易制毒化学品负责人、采购人员姓名及其联系方式。③法定代表人授权委托书原件及采购人员身份证明文件复印件。④《购用证明》或者麻醉药品调拨单原件。⑤销售记录及核查情况记录。

（2）购买方为医疗机构的，档案应当包括医疗机构麻醉药品、第一类精神药品购用印鉴卡复印件和销售记录。

6. 建立核查记录 药品类易制毒化学品生产企业、经营企业销售药品类易制毒化学品时，应当核查采购人员身份证明和相关购买许可证明，无误后方可销售，并保存核查记录。

发货应当严格执行出库复核制度，认真核对实物与药品销售出库单是否相符，并确保将药品类易制毒化学品送达购买方《药品生产许可证》或者《药品经营许可证》所载明的地址，或者医疗机构的药库。

在核查、发货、送货过程中发现可疑情况的，应当立即停止销售，并向所在地药品监督管理部门和公安机关报告。

7. 药品类易制毒化学品使用、退货

（1）除药品类易制毒化学品经营企业外，购用单位应当按照《购用证明》载明的用途使用药品类易制毒化学品，不得转售；外贸出口企业购买的药品类易制毒化学品不得内销。

（2）购用单位需要将药品类易制毒化学品退回原供货单位的，应当分别报其所在地和原供货单位所在地省、自治区、直辖市药品监督管理部门备案。原供货单位收到退货后，应当分别向其所在地和原购用单位所在地省、自治区、直辖市药品监督管理部门报告。

（五）药品类易制毒化学品的安全管理

药品类易制毒化学品生产企业、经营企业、使用药品类易制毒化学品的药品生产企业和教学科研单位，应当配备保障药品类易制毒化学品安全管理的设施，建立层层落实责任制的药品类易制毒化学品管理制度。

1. 药品类易制毒化学品储存 药品类易制毒化学品生产企业、经营企业和使用药品类易制毒化学品的药品生产企业，应当设置专库或者在药品仓库中设立独立的专库（柜）储存药品类易制毒化学品。

麻醉药品全国性批发企业、区域性批发企业可在其麻醉药品和第一类精神药品专库中设专区存放药品类易制毒化学品。

教学科研单位应当设立专柜储存药品类易制毒化学品。

专库应当设有防盗设施，专柜应当使用保险柜；专库和专柜应当实行双人双锁管理。

药品类易制毒化学品生产企业、经营企业和使用药品类易制毒化学品的药品生产企业，其关键生产岗位、储存场所应当设置电视监控设施，安装报警装置并与公安机关联网。

2. 药品类易制毒化学品专用账册 药品类易制毒化学品生产企业、经营企业和使用药品类易制毒化学品的药品生产企业，应当建立药品类易制毒化学品专用账册。专用账册保存期限应当自药品类易制毒化学品有效期期满之日起不少于2年。

3. 药品类易制毒化学品进出库 药品类易制毒化学品入库应当双人验收，出库应当双人复核，做到账物相符。

（六）药品类易制毒化学品的监督管理

1. 药品类易制毒化学品监督检查机构 县级以上地方药品监督管理部门负责本行政区域内药品类

易制毒化学品生产企业、经营企业、使用药品类易制毒化学品的药品生产企业和教学科研单位的监督检查。

2. 药品类易制毒化学品日常监督管理 药品类易制毒化学品生产企业、经营企业应当于每月 10 日前，向所在地县级药品监督管理部门、公安机关及中国麻醉药品协会报送上月药品类易制毒化学品生产、经营和库存情况；每年 3 月 31 日前向所在地县级药品监督管理部门、公安机关及中国麻醉药品协会报送上年度药品类易制毒化学品生产、经营和库存情况。药品监督管理部门应当将汇总情况及时报告上一级药品监督管理部门。

3. 过期、损坏的药品类易制毒化学品处理 药品类易制毒化学品生产企业、经营企业、使用药品类易制毒化学品的药品生产企业和教学科研单位，对过期、损坏的药品类易制毒化学品应当登记造册，并向所在地县级以上地方药品监督管理部门申请销毁。药品监督管理部门应当自接到申请之日起 5 日内到现场监督销毁。

（七）法律责任

1. 走私易制毒化学品的，由海关没收走私的易制毒化学品；有违法所得的，没收违法所得，并依照海关法律、行政法规给予行政处罚；构成犯罪的，依法追究刑事责任。

2. 有下列情形之一的，由负有监督管理职责的行政主管部门给予警告，责令限期改正，处 1 万元以上 5 万元以下的罚款；对违反规定生产、经营、购买的易制毒化学品可以予以没收；逾期不改正的，责令限期停产停业整顿；逾期整顿不合格的，吊销相应的许可证：①易制毒化学品生产、经营、购买、运输或者进口、出口单位未按规定建立安全管理制度的。②将许可证或者备案证明转借他人使用的。③超出许可的品种、数量生产、经营、购买易制毒化学品的。④生产、经营、购买单位不记录或者不如实记录交易情况、不按规定保存交易记录或者不如实、不及时向公安机关和有关行政主管部门备案销售情况的。⑤易制毒化学品丢失、被盗、被抢后未及时报告，造成严重后果的。⑥除个人合法购买第一类中的药品类易制毒化学品药品制剂以及第三类易制毒化学品外，使用现金或者实物进行易制毒化学品交易的。⑦易制毒化学品的产品包装和使用说明书不符合规定要求的。⑧生产、经营易制毒化学品的单位不如实或者不按时向有关行政主管部门和公安机关报告年度生产、经销和库存等情况的。

企业的易制毒化学品生产经营许可被依法吊销后，未及时到市场监督管理部门办理经营范围变更或者企业注销登记的，依照上述规定，对易制毒化学品予以没收，并处罚款。

3. 生产、经营、购买、运输或者进口、出口易制毒化学品的单位或者个人拒不接受有关行政主管部门监督检查的，由负有监督管理职责的行政主管部门按照《易制毒化学品管理条例》第 42 条规定责令改正，对直接负责的主管人员以及其他直接责任人员给予警告；情节严重的，对单位处 1 万元以上 5 万元以下的罚款，对直接负责的主管人员以及其他直接责任人员处 1000 元以上 5000 元以下的罚款；有违反治安管理行为的，依法给予治安管理处罚；构成犯罪的，依法追究刑事责任。

4. 违反《易制毒化学品管理条例》第 38 条规定，未经许可或者备案擅自生产、经营、购买、运输易制毒化学品，伪造申请材料骗取易制毒化学品生产、经营、购买或者运输许可证，使用他人的或者伪造、变造、失效的许可证生产、经营、购买、运输易制毒化学品的，由公安机关没收非法生产、经营、购买或者运输的易制毒化学品、用于非法生产易制毒化学品的原料以及非法生产、经营、购买或者运输易制毒化学品的设备、工具，处非法生产、经营、购买或者运输的易制毒化学品货值 10 倍以上 20 倍以下的罚款，货值的 20 倍不足 1 万元的，按 1 万元罚款；有违法所得的，没收违法所得；有营业执照的，由市场监督管理部门吊销营业执照；构成犯罪的，依法追究刑事责任。

对有以上违法行为的单位或者个人，有关行政主管部门可以自作出行政处罚决定之日起 3 年内，停止受理其易制毒化学品生产、经营、购买、运输或者进口、出口许可申请。

5. 药品监督管理部门工作人员在药品类易制毒化学品管理工作中有应当许可而不许可、不应当许可而滥许可，以及其他滥用职权、玩忽职守、徇私舞弊行为的，依法给予行政处分；构成犯罪的，依法追究刑事责任。

三、现行主要相关法规

除《中华人民共和国药品管理法》（2019 年 8 月 26 日第十三届全国人民代表大会常务委员会第十二次会议第二次修订）、《中华人民共和国药品管理法实施条例》（2019 年 3 月 2 日修订）外，现行主要相关法规如下：

1. 《麻醉药品和精神药品管理条例》（根据 2016 年 2 月 6 日《国务院关于修改部分行政法规的决定》第二次修订）。

2. 《易制毒化学品管理条例》（国务院令第 703 号，2018 年）。

3. 《药品类易制毒化学品管理办法》（卫生部令第 72 号，2010 年）。

任务 5–5 部分含特殊药品的复方制剂管理

PPT

根据我国《药品管理法》的规定，麻醉药品、精神药品、医疗用毒性药品和放射性药品，国家实行特殊管理，而含特殊药品的复方制剂没有划定为特殊管理药品，其在药品生产、经营许可上不同于特殊药品的管理规定。从分类管理的角度来看，含特殊药品的复方制剂既有按处方药管理的，也有按非处方药管理的。但是，部分含特殊药品的复方制剂，如含可待因类复方口服固体制剂、曲马多类复方口服固体制剂、甘草浸膏（或流浸膏）类复方口服制剂和复方地芬诺酯片，因其所含成分的特殊性，使之具有不同于一般药品的管理风险。如果管理不善，导致其从药用渠道流失，则会被滥用或用于提取制毒。因此，近年来为了加强对部分含特殊药品的复方制剂的管理，国家药品监督管理部门连续发布了多个关于加强部分含特殊药品的复方制剂管理的规范性文件。

原国家食品药品监督管理局于 2009 年 8 月 18 日发布了《关于切实加强部分含特殊药品复方制剂销售管理的通知》（国食药监安〔2009〕503 号）。该通知从三个方面进一步加强了对含特殊药品复方制剂的监管：一是进一步规范含特殊药品复方制剂的购销行为；二是切实加强含特殊药品复方制剂销售行为的监督检查；三是严厉查处违法违规行为。

原国家食品药品监督管理总局办公厅于 2013 年 7 月 8 日发布了《关于进一步加强含可待因复方口服溶液、复方甘草片和复方地芬诺酯片购销管理的通知》（食药监办药化监〔2013〕33 号）。该通知对含可待因复方口服溶液（附有品种目录）、复方甘草片和复方地芬诺酯片等含特殊药品复方制剂的购销管理，尤其是销售渠道管理，提出了更加严格的规定，以保障公众健康。

原国家食品药品监督管理总局办公厅于 2014 年 6 月 5 日发布《关于进一步加强含麻醉药品和曲马多口服复方制剂购销管理的通知》（食药监办药化监〔2014〕111 号），该通知附件列出了需加强管理的 32 种含麻醉药品和曲马多口服复方制剂的产品名单（以下简称含特复方）。

原国家食品药品监督管理总局、公安部、国家卫生和计划生育委员会在 2015 年 4 月 3 日联合发布

《关于将含可待因复方口服液体制剂列入第二类精神药品管理的公告》（2015 年第 10 号），将含可待因的复方口服液体制剂（包括口服溶液剂、糖浆剂）列入第二类精神药品管理，涉及的具体品种有 8 种（见下文含磷酸可待因口服液体制剂）。

原国家食品药品监督管理总局、国家卫生和计划生育委员会于 2015 年 4 月 29 日联合发布了《关于加强含有可待因复方口服液体制剂管理的通知》（食药监药化监〔2015〕46 号）。该通知对含可待因复方口服液体制剂（包括口服液剂、糖浆剂）的生产、经营和使用有关事宜，作出了明确要求。

一、部分含特殊药品复方制剂的管理

（一）部分含特殊药品复方制剂的品种范围

部分列入加强管理的含麻醉药品、精神药品复方制剂的产品名单见表 5 - 3。

表 5 - 3 部分列入加强管理的含麻醉药品、精神药品复方制剂的产品名单

序号	类别	品种
1	含可待因复方口服液体制剂（列入第二类精神药品管理）	（1）复方磷酸可待因溶液 （2）复方磷酸可待因溶液（Ⅱ） （3）复方磷酸可待因口服溶液 （4）复方磷酸可待因口服溶液（Ⅲ） （5）复方磷酸可待因糖浆 （6）可愈糖浆 （7）愈酚待因口服溶液 （8）愈酚伪麻待因口服溶液
2	口服固体制剂 每剂量单位：含可待因≤15mg 的复方制剂；含双氢可待因≤10mg 的复方制剂；含羟考酮≤5mg 的复方制剂	（1）阿司待因片 （2）阿可可咖胶囊 （3）阿司匹林可待因片 （4）氨酚待因片 （5）氨酚待因片（Ⅱ） （6）氨酚双氢可待因片 （7）复方磷酸可待因片 （8）可待因桔梗片 （9）氯酚待因片 （10）洛芬待因缓释片 （11）洛芬待因片 （12）茶普待因片 （13）愈创罂粟待因片
3	含地芬诺酯的复方制剂	复方地芬诺酯片
4	含甘草浸膏（或流浸膏）类复方口服制剂	（1）复方甘草片 （2）复方甘草口服溶液
5	其他含精神药品的复方制剂	（1）复方福尔可定口服溶液 （2）复方福尔可定糖浆 （3）复方枇杷喷托维林颗粒 （4）尿通卡克乃其片
6	含曲马多口服复方制剂	（1）复方曲马多片 （2）氨酚曲马多片 （3）氨酚曲马多胶囊

（二）部分含特殊药品复方制剂的经营管理

具有《药品经营许可证》的企业均可经营含特殊药品复方制剂。药品生产企业和药品批发企业可以将含特殊药品复方制剂销售给药品批发企业、药品零售企业和医疗机构（另有规定的除外）。

1. 合法资质审核　药品批发企业购销含特殊药品复方制剂时，应对供货单位和购货单位的资质进行严格审核，确认其合法性后，方可进行含特殊药品复方制剂购销活动。

药品批发企业应留存购销方资质证明复印件、采购人员（销售人员）法人委托书和身份证明复印件、核实记录等，并按GSP的要求建立客户档案。

2. 药品购销管理　药品批发企业从药品生产企业直接购进的复方甘草片、复方地芬诺酯片等含特殊药品复方制剂，可以将此类药品销售给其他批发企业、零售企业和医疗机构；如果从药品批发企业购进的，只能销售给本省（区、市）的药品零售企业和医疗机构。

药品批发企业购进含特殊药品复方制剂时，应向供货单位索要符合规定的销售票据。销售票据、资金流和物流必须一致。

药品批发企业销售含特殊药品复方制剂时，必须按规定开具销售票据提供给购货单位，销售票据、资金流和物流必须一致。

根据《关于加强含可待因复方口服液体制剂管理的通知》，自2015年5月1日起，不具备第二类精神药品经营资质的企业不得再购进含可待因复方口服液体制剂，原有库存产品登记造册报所在地设区的市级人民政府负责药品监督管理的部门备案后，按规定售完为止。

自2016年1月1日起，生产和进口的含可待因复方口服液体制剂必须在其包装和说明书上印有规定的标识。之前生产和进口的，在有效期内可继续流通使用。

3. 药品出库复核与配送管理　药品批发企业销售含特殊药品复方制剂时，应当严格执行出库复核制度，认真核对实物与销售出库单是否相符，并确保将药品送达购买方《药品经营许可证》所载明的仓库地址、药品零售企业注册地址或医疗机构的药库。

药品批发企业销售出库的含特殊药品复方制剂送达购买方后，购买方应查验货物，查验无误后，收货人员应在销售方随货同行单的回执联上签字。销售方应查验返回的随货同行单回执联记载内容有无异常，并保存备查。

4. 药品零售管理　因为含特殊药品复方制剂不是特殊管理药品，所以公众在零售药店是可以购买到的。但是，根据国家药品监督管理部门的相关规定，部分含特殊药品复方制剂零售有一定的管理限制。

药品零售企业销售含特殊药品复方制剂时，处方药应当严格执行处方药与非处方药分类管理有关规定，复方甘草片、复方地芬诺酯片列入必须凭处方销售的处方药管理，严格凭医师处方开具的处方销售；除处方药外，非处方药一次销售不得超过5个最小包装（含麻黄碱复方制剂另有规定除外）。

复方甘草片、复方地芬诺酯片应同含麻黄碱类复方制剂一并设置专柜，由专人管理专册登记，上述药品登记内容包括：药品名称、规格、销售数量、生产企业、生产批号。

药品零售企业销售含特殊药品复方制剂时，如发现超过正常医疗需求，大量、多次购买上述药品的，应当立即向当地药品监督管理部门报告。

5. 禁止事项及其他要求　药品生产企业和药品批发企业禁止使用现金进行含特殊药品复方制剂交易，并一律不得通过互联网销售。

销售含特殊药品复方制剂时，企业如发现购买方资质可疑或采购人员身份可疑的，应报请所在地设区的市级药品监管部门协助核实，药品监管部门核查发现可疑的，应立即通报同级公安机关。

2016年2月20日，原国家食品药品监管总局发布公告决定暂停执行《关于药品生产经营企业全面实施药品电子监管有关事宜的公告》（2015年第1号）中药品电子监管的有关规定。

原国家食品药品监督管理总局组织修改并于2016年6月30日经总局局务会议审议通过的《药品经营质量管理规范》规定，企业应当在药品采购、储存、销售、运输等环节采取有效的质量控制措施，确保药品质量，并按照国家有关要求建立药品追溯系统，实现药品可追溯。

二、含麻黄碱类复方制剂的管理

（一）经营行为管理

1. 购销资质　具有蛋白同化制剂、肽类激素定点批发资质的药品经营企业，方可从事含麻黄碱类复方制剂的批发业务。

严格审核含麻黄碱类复方制剂购买方资质，购买方是药品批发企业的必须具有蛋白同化制剂、肽类激素定点批发资质；药品零售企业应从具有经营资质的药品批发企业，购进含麻黄碱类复方制剂。

2. 跟踪核实　药品批发企业销售含麻黄碱类复方制剂时，应当核实购买方资质证明材料、采购人员身份证明等情况，核实无误后方可销售，并跟踪核实药品到货情况，核实记录保存至药品有效期后一年被查。

3. 禁止事项及其他要求　除个人合法购买外，禁止使用现金进行含麻黄碱类复方制剂的交易。发现含麻黄碱类复方制剂购买方存在异常情况时，应当立即停止销售，并向有关部门报告。

（二）销售管理

2012年9月4日，原国家食品药品监督管理局、公安部、卫生部联合发布《关于加强含麻黄碱类复方制剂管理有关事宜的通知》（国食药监办〔2012〕260号），该通知对含麻黄碱类复方制剂的销售管理作出了新的规定，主要包括以下几个方面。

1. 按处方药管理　将单位剂量麻黄碱类药物含量大于30mg（不含30mg）的麻黄碱类复方制剂，列入必须凭处方销售的处方药管理。医疗机构应当严格按照《处方管理办法》开具处方。药品零售企业必须凭执业医师开具的处方销售上述药品。

2. 单剂含量限制　含麻黄碱类复方制剂每个最小包装规格麻黄碱类药物含量：口服固体制剂不得超过720mg，口服液体制剂不得超过800mg。

3. 药品零售管理　药品零售企业销售含麻黄碱类复方制剂，应当查验购买者的身份证，并对其姓名和身份证号码予以登记。除处方药按处方剂量销售外，一次销售不得超过2个最小包装。

查验购买者身份证，系指购买者合法有效的身份证件，包括居民身份证、军人证件、护照等。

药品零售企业不得开架销售含麻黄碱类复方制剂，应当设置专柜由专人管理、专册登记，登记内容包括药品名称、规格、销售数量、生产企业、生产批号、购买人姓名、身份证号码。

4. 销售渠道管理　药品零售企业发现超过正常医疗需求，大量、多次购买含麻黄碱类复方制剂的，应当立即向当地药品监管部门和公安机关报告。

含麻黄碱类复方制剂的生产企业应当切实加强销售管理，严格管控产品销售渠道，确保所生产的药品在药用渠道流通。

实例分析 5-2

走私新康泰克案

2010 年 1 月，某公安局接群众举报，称某某公司走私新康泰克。禁毒部门随即在现场查获未拆箱新康泰克 32 箱、已拆箱新康泰克 250 盒和 105 箱。该案缴获麻黄碱类复方制剂新康泰克 426 箱共计 183.3kg、毒资 69 万元。经查，2004 年以来，该案犯罪嫌疑人解某结识药店送货人张某，伙同梁某从张某处大量购买新康泰克，夹藏在洗衣机、大理石茶几桌夹层中从某口岸报关走私新西兰。

答案解析

讨论 对于含有麻黄碱的复方制剂购买要求有哪些？如遇到超剂量大量购买者，销售人员该如何处理？

三、现行主要相关法律法规

除《中华人民共和国药品管理法》（2019 年 8 月 26 日第十三届全国人民代表大会常务委员会第十二次会议第二次修订）、《中华人民共和国药品管理法实施条例》（2019 年 3 月 2 日颁布）外，现行主要相关法律法规如下：

1. 《关于含麻醉药品复方制剂管理的通知》（国食药监安〔2004〕71 号）。

2. 《关于切实加强部分含特殊药品复方制剂销售管理的通知》（国食药监安〔2009〕503 号）。

3. 《关于进一步加强含可待因复方口服溶液、复方甘草片和复方地芬诺酯片购销管理的通知》（食药监办药化监〔2013〕33 号）。

4. 《关于进一步加强含麻醉药品和曲马多口服复方制剂购销管理的通知》（食药监办药化监〔2014〕111 号）。

5. 《关于加强含可待因复方口服液体制剂管理的通知》（食药监药化监〔2015〕46 号）。

6. 《关于将含可待因复方口服液体制剂列入第二类精神药品管理的公告》（国家食品药品监督管理总局、公安部、国家卫生和计划生育委员会 2015 年第 10 号）。

7. 《药品经营质量管理规范》（国家食品药品监督管理总局令第 28 号，2016 年）

8. 《关于进一步加强含麻黄碱类复方制剂管理的通知》（国食药监办〔2008〕613 号）。

9. 《关于加强含麻黄碱类复方制剂管理有关事宜的通知》（国食药监办〔2012〕260 号）。

任务 5-6 含兴奋剂药品的管理

PPT

含兴奋剂的药品，在医疗临床上应用广泛，有许多含兴奋剂药品品种在零售药店中可以购买到，就其治疗作用和不良反应而言，并无特别的含义。对于普通患者，只要按药品说明书和医嘱服用含兴奋剂药品是安全无危害的，之所以要加强含兴奋剂药品的管理，主要是针对运动员的职业特点及滥用兴奋剂对人体健康造成的危害。

为提高竞技能力而使用的能暂时性改变身体条件和精神状态的药物和技术，不仅损害奥林匹克精神，破坏运动竞赛的公平原则，而且严重危害运动员身体健康。为此，国际奥委会严禁运动员使用兴奋剂，我国政府对兴奋剂实行严格管理，禁止使用兴奋剂。

为了防止在体育运动中使用兴奋剂，保护体育运动参加者的身心健康，维护体育竞赛的公平竞争，2004年1月13日国务院发布《反兴奋剂条例》（国务院令第398号），自2004年3月1日起施行。2014年7月29日《国务院关于修订部分行政法规的决定》（国务院令第653号）对其中个别条款作了修订。

一、含兴奋剂药品

（一）兴奋剂含义

兴奋剂是一个约定俗成的概念，无论是世界反兴奋剂组织公布的，还是各国有关反兴奋剂方面的立法，均未对兴奋剂作出定义。兴奋剂作为体育词汇使用时，其含义与临床医学或毒品称谓中的"兴奋剂"并不完全一致。兴奋剂在英语中称"Dope"，原义为"供赛马使用的一种鸦片麻醉混合剂"。由于运动员为提高成绩而最早服用的药物大多属于刺激剂类兴奋剂药物，所以尽管后来被禁用的其他类型药物并不都具有兴奋性（如利尿剂），甚至有的还具有抑制性（如β受体阻断剂），国际上对禁用药物仍习惯沿用兴奋剂的称谓。因此，如今通常所说的兴奋剂不再是单指那些起兴奋作用的药物，而实际上是对禁用药物的统称。《反兴奋剂条例》所称的兴奋剂是指兴奋剂目录所列的禁用物质等。

（二）兴奋剂目录

兴奋剂目录由国务院体育主管部门会同国务院药品监督管理部门、国务院卫生主管部门、国务院商务主管部门和海关总署制定、调整并公布。现行兴奋剂目录是《2021年兴奋剂目录》。

1. 国家体育总局、商务部、国家卫生健康委、海关总署、国家药品监督管理局于2020年12月31日联合发布2021年兴奋剂目录公告，《2021年兴奋剂目录》自2021年1月1日起施行。

《2021年兴奋剂目录》分为两个部分。第一部分是兴奋剂品种，第二部分是对运动员进行兴奋剂检查的有关规定。

2. 我国公布的《2021年兴奋剂目录》，将兴奋剂品种分为七大类，共计358个品种，具体品种详见《2021年兴奋剂目录》，该目录中品种类别见表5-4。

表5-4 2021年兴奋剂目录品种类别

序号	大类	小类/品种	现有品种数
1	蛋白同化制剂	其品种特别繁多，多数为雄性激素的衍生物	87
2	肽类激素	①人体生长激素（HGH）；②红细胞生成素（EPO）；③胰岛素；④促性腺素	65
3	麻醉药品	①哌替啶类；②阿片生物碱类	14
4	刺激剂（含精神药品）	①精神刺激药；②拟交感神经胺类药物；③咖啡因类；④杂类中枢神经刺激物质	75
5	药品类易制毒化学品	麻黄碱，甲基麻黄碱，伪麻黄碱	3
6	医疗用毒性药品	士的宁	1
7	其他品种	β受体阻断剂、利尿剂等	113

需要说明的有两点，一是目录所列物质包括其可能存在的盐及光学异构体，所列蛋白同化制剂品种包括其可能存在的盐、酯、醚及光学异构体；二是目录所列物质中属于药品的，还包括其原料药及单方制剂。

（三）兴奋剂分类

1968 年反兴奋剂运动刚开始时，国际奥委会规定的违禁药物为四大类，随后逐渐增加，目前兴奋剂种类已经达到七大类。虽然在分类时表述有所不同，但基本上是按照这些物质的药理作用来分类的。包括：刺激剂、蛋白同化制剂、麻醉止痛药、利尿剂、血液兴奋剂、肽类激素及类似物和 β 受体阻断剂。从药品管理方面来讲，主要是麻醉药品、精神药品、医疗用毒性药品等特殊管理药品和药品类易制毒化学品、激素等处方药品。

1. 刺激剂 这类药物能够增加运动员的机敏性，暂时减轻疲劳感并增加攻击性。是一类最早使用和最早禁用的兴奋剂，因为只有这一类兴奋剂对神经肌肉的药理作用才是真正的"兴奋作用"。安非他明（苯丙胺）是这类药物的典型代表。在 20 世纪 50 年代，安非他明曾是体育界滥用最严重的一种兴奋剂。这类药物按药理学特点和化学结构可分为以下几种：

（1）精神刺激药 包括苯丙胺和相关衍生物及其盐类。

（2）拟交感神经胺类药物 这是一类仿内源性儿茶酚胺的肾上腺素和去甲肾上腺素作用的物质，以麻黄碱和相关衍生物及其盐类为代表。

（3）咖啡因类 此类又称为黄嘌呤类，因其带有黄嘌呤基团。

（4）杂类中枢神经刺激物质 如尼可刹米、胺苯唑和士的宁。

2. 蛋白同化制剂（合成类固醇） 这类药物又称同化激素，俗称合成类固醇。这是一类功能与人体雄性激素类似的人工合成物，能够明显促进肌肉的生长，增加肌肉的力量和耐力。合成类固醇不像安非他明那样会使服用者突然虚脱或死亡，它的副作用是在不知不觉中缓慢发生的，常常发生在运动员退役后很长时间。这类药物滥用会对心血管系统、肝脏、生殖系统产生不可逆转的破坏，而且是一类致癌物质。

作为兴奋剂使用的蛋白同化制剂（合成类固醇），其衍生物和商品剂型品种特别繁多，多数为雄性激素的衍生物。这是目前使用范围最广，使用频度最高的一类兴奋剂，也是药检中的重要对象，国际奥委会只是禁用了一些主要品种，但其禁用谱一直在不断扩大。

3. 麻醉止痛剂 这类药物能够产生欣快感或心理刺激，使服用者超越正常的疼痛忍受界限而尽力表现自己，而这本身对运动员的健康就是一种危险。吗啡是这类药物的代表。长期使用这类药物会导致成瘾，即使停止服用也会出现诸如流泪、流涕、呕吐、腹痛、腹泻等反应的戒断症状。使用过量时甚至会出现呼吸抑制、昏睡等强烈反应，对服用者身心健康危害极大。这类药物按药理学特点和化学结构可分为以下两大类：

（1）哌替啶类 杜冷丁、二苯哌己酮、美沙酮，以及他们的盐类和衍生物，其主要功能性化学基团是哌替啶。

（2）阿片生物碱类 包括吗啡、可待因、乙基吗啡（狄奥宁）、海洛因、喷他佐辛（镇痛新），以及他们的盐类和衍生物，化学核心基团是从阿片中提取出来的吗啡生物碱。

4. 利尿剂 这是一类通过影响肾脏的尿液生成过程来增加排尿的药物。在体育运动中常被用于迅速减轻体重，也被用来尽快排尿以降低尿中含有禁用药物的浓度从而逃避药检。滥用利尿剂可发生严重的副作用，对健康造成损害。几乎所有的利尿剂均严重影响肾脏代谢，多数利尿剂能引起电解质紊乱，造成低血钾和缺钾、脂肪代谢紊乱、糖代谢改变等。有时，可因大量排尿使体液及电解质过度丧失而引起暂时性或永久性耳聋甚至突然死亡。

5. 血液兴奋剂 这类药物又称血液回输，是采用输血的手段诱发红细胞增多以提高运动能力的一种手段。1988年汉城奥运会正式被国际奥委会列入禁用范围。这种兴奋剂的副作用是加重心血管的血液循环，引起代谢性休克。若输别人的血，会出现过敏反应，引起急性溶血并伴随肾功能损害；另外，还有感染肝炎、艾滋病等血液传染病的危险。

6. 肽类激素及类似物 这类物质大多以激素的形式存在于人体。肽类激素的作用是通过刺激肾上腺皮质生长、红细胞生成等促进人体生长发育。红细胞生成素是这类药物的代表，它可以促进红细胞的生成，使血液中红细胞的浓度保持在一个较高的水平。大量摄入会降低自身内分泌水平，损害身体健康，还可能引起心血管疾病、糖尿病等，滥用肽类激素也会形成较强的心理依赖。肽类激素包括：人生长激素（HGH）及类似物，红细胞生成素（EPO）及类似物，胰岛素、胰岛素样生长因子及类似物，促性腺激素，促皮质激素。

7. β受体阻断剂 此类药物以抑制性为主，在体育运动中运用比较少，是临床常用的治疗高血压、心律失常的药物。这种药物通常用来降低血压、减轻心率和稳定情绪、减轻比赛前的紧张和焦虑，有时还用于帮助休息和睡眠。1988年，国际奥委会决定将这类药物新增为禁用兴奋剂。β受体阻断剂的副作用包括可导致心功能抑制和继发性的心力衰竭，哮喘病人的突发性支气管痉挛以及引起中枢神经系统的抑郁症，甚至男性性功能障碍。

二、含兴奋剂药品的管理

《反兴奋剂条例》规定，国家对兴奋剂目录所列禁用物质实行严格管理，任何单位和个人不得非法生产、销售、进出口。《反兴奋剂条例》对蛋白同化制剂、肽类激素的生产、经营、销售流向、进出口环节的管理作出了严格的规定，同时对含兴奋剂药品的警示语也作出了明确规定。

1. 兴奋剂的管理层次 根据《反兴奋剂条例》的规定，我国对含兴奋剂药品的管理可体现为三个层次。

（1）实施特殊管理 兴奋剂目录所列禁用物质属于麻醉药品、精神药品、医疗用毒性药品和药品类易制毒化学品的，其生产、销售、进口、运输和使用，依照《药品管理法》和有关行政法规的规定，实施特殊管理。

（2）实施严格管理 兴奋剂目录所列蛋白同化制剂、肽类激素，属于我国尚未实施特殊管理的禁用物质。依照《药品管理法》《反兴奋剂条例》的规定，参照我国有关特殊管理药品的管理措施和国际通行做法，其生产、销售、进口和使用环节实施严格管理。

（3）实施处方药管理 除上述实施特殊管理和严格管理的品种外，兴奋剂目录所列的其他禁用物质，实施处方药管理。

2. 含兴奋剂药品标签和说明书管理 《反兴奋剂条例》第17条规定，药品、食品中含有兴奋剂目录所列禁用物质的，生产企业应当在包装标识或者产品说明书上用中文注明"运动员慎用"字样。

药品经营企业在验收含兴奋剂药品时，应检查药品标签或说明书上是否按规定标注"运动员慎用"字样。

3. 蛋白同化制剂、肽类激素的经营管理 依法取得《药品经营许可证》的药品批发企业，具备一定条件并经所在地省级药品监督管理部门批准后，方可经营蛋白同化制剂、肽类激素，否则不得经营蛋白同化制剂、肽类激素。

（1）经营蛋白同化制剂、肽类激素时，应严格审核蛋白同化制剂、肽类激素供货单位和购货单位的合法资质证明材料建立客户档案。

（2）对进口的蛋白同化制剂、肽类激素品种的审核，除查验进口药品注册证书复印件外，还应当查验进口准许证复印件。

（3）蛋白同化制剂、肽类激素的验收、检查、保管、销售和出入库登记记录应当保存至超过蛋白同化制剂、肽类激素有效期 2 年。

蛋白同化制剂、肽类激素应储存在专库或专柜中，应有专人负责管理。

（4）除胰岛素外，药品零售企业不得经营蛋白同化制剂或者其他肽类激素。

4. 蛋白同化制剂、肽类激素的销售及使用管理

（1）蛋白同化制剂、肽类激素的生产企业只能向医疗机构、具有同类资质的生产企业、具有蛋白同化制剂、肽类激素经营资质的药品批发企业销售蛋白同化制剂肽类激素。

（2）蛋白同化制剂、肽类激素的批发企业只能向医疗机构、蛋白同化制剂、肽类激素的生产企业和其他具有经营资质的药品批发企业销售蛋白同化制剂、肽类激素。

（3）蛋白同化制剂、肽类激素的生产企业或批发企业除按上述规定销售外，还可以向药品零售企业销售肽类激素中的胰岛素。

（4）医疗机构只能凭享有处方权的执业医师开具的处方，向患者提供蛋白同化制剂、肽类激素，处方应当保存 2 年。

（5）严禁药品零售企业销售胰岛素外的蛋白同化制剂或其他肽类激素，药品零售企业必须凭处方销售胰岛素以及其他规定可以销售的含兴奋剂药品。零售药店的执业药师应对购买含兴奋剂药品的患者或消费者提供用药指导。

药师需要了解哪些常用的感冒药含有麻黄素类成分，哪些降血压药含有利尿剂成分，哪些中药制剂含有天然的违禁成分，在调剂处方时要加强对处方的审核，发现处方中含有含兴奋剂药品且患者为运动员时，需进一步核对并确认无误后，方可调剂该类药品，并提供详细的用药指导，严格防范含兴奋剂药品的使用疏漏。

三、现行主要相关法律法规

除《中华人民共和国药品管理法》（2019 年 8 月 26 日第十三届全国人民代表大会常务委员会第十二次会议第二次修正）、《中华人民共和国药品管理法实施条例》（2019 年 3 月 2 日颁布）外，现行主要相关法律法规如下：

1.《反兴奋剂条例》（国务院令第 398 号，2004 年）。

2.《国务院关于修改部分行政法规的决定》（国务院令第 653 号，2014 年）。

3.《蛋白同化制剂和肽类激素进出口管理办法》（国家食品药品监督管理总局、海关总署、国家体育总局令第 9 号，2014 年）。

4.《关于兴奋剂目录调整后有关药品管理的通告》（国家食品药品监督管理总局 2015 年第 54 号）。

5.《2021 年兴奋剂目录》（国家体育总局、商务部、国家卫生健康委、海关总署、国家药品监督管理总局于 2020 年 12 月 31 日联合发布）。

PPT

任务5-7 疫苗的管理

疫苗作为用于健康人体控制传染性疾病的生物制品，其流通和预防接种的质量安全与维护公众健康密切相关。为了加强对流通和预防接种的管理，预防、控制传染病的发生、流行，保障人体健康和公共卫生，根据《药品管理法》和其他有关法律的规定，2005年3月24日国务院颁布《疫苗流通和预防接种管理条例》（国务院第434号令，以下简称《条例》），该条例于2005年6月1日起施行，根据2016年4月23日《国务院关于修改〈疫苗流通和预防接种管理条例〉的决定》（国务院第668号令）进行了修订，并重新发布。

修订后的《条例》共76条，包括总则、疫苗流通、疫苗接种、保障措施、预防接种异常反应的处理、监督管理、法律责任、附则共八章内容，适用于疫苗的流通、预防接种及其监督管理。

2017年2月7日《国务院办公厅关于进一步加强疫苗流通和预防接种管理工作的意见》（国办发〔2017〕5号）发布，国务院进一步部署加强疫苗流通和预防接种管理工作，从完善机制、促进研发、加强管理、强化监督等方面提出具体要求。2017年12月15日，国家卫生计生委、食品药品监管总局修订并发布《疫苗储存和运输管理规范（2017年版）》（国卫疾控发〔2017〕60号），该规范的主要内容包括：一是提出疫苗冷链储存运输实施分类管理。明确了疾控机构和接种单位在接收或购进疫苗时，核实本次疫苗运输温度记录与供应的疫苗产品有关资料。二是要求逐步提高冷链设备装备水平。提出疫苗储存、运输设施设备的管理和维护要求。三是要求提高冷链温度监测管理水平。对疫苗的储运和运输过程中的温度监测提出了相关要求。四是规范疫苗储存、运输中的管理工作。对冷链温度追溯管理程序和资料管理提出了具体要求，强调对于需报废疫苗的管理要求。五是加强疫苗储存运输中温度异常的管理。提出对疫苗储存运输过程中的温度异常问题的处理措施。

2019年6月29日，十三届全国人大常委会第十一次会议表决通过了《中华人民共和国疫苗管理法》（简称《疫苗管理法》），于2019年12月1日起施行。《疫苗管理法》在总结以往实践经验的基础上，针对疫苗监管的特殊性，系统制定了疫苗研制、生产、流通、预防接种等方面的管理制度，旨在进一步加强疫苗管理。保证疫苗质量和供应，规范预防接种，促进疫苗行业发展，保障公众健康，维护公共卫生安全。该法共分十一章，除总则和附则外，详细规定了疫苗研制和注册、疫苗生产和批签发、疫苗流通、预防接种、异常反应监测和处理、疫苗上市后管理、保障措施、监督管理和法律责任。

一、疫苗分类与监管部门

（一）疫苗的分类和标识

1. 疫苗的定义 疫苗是指为预防、控制疾病的发生、流行，用于人体免疫接种的预防性生物制品。

2. 疫苗的分类 《疫苗管理法》规定，疫苗分为两类，免疫规划疫苗和非免疫规划疫苗。

免疫规划疫苗，是指居民应当按照政府的规定接种的疫苗，包括国家免疫规划确定的疫苗，省、自治区、直辖市人民政府在执行国家免疫规划时增加的疫苗，以及县级以上人民政府或者其卫生主管部门组织的应急接种或者群体性预防接种所使用的疫苗。居住在中国境内的居民，依法享有接种免疫规划疫苗的权利，履行接种免疫规划疫苗的义务。政府免费向公民提供，接种单位接种免疫规划疫苗不得收取任何费用。

非免疫规划疫苗，是指由居民自费并且自愿受种的其他疫苗。接种非免疫规划疫苗由受种者或者其监护人承担费用。

3. 疫苗的包装标识　《条例》第13条规定，疫苗生产企业应当在其供应的纳入国家免疫规划疫苗的最小外包装的显著位置，标明"免费"字样以及国务院卫生主管部门规定的"免疫规划"专用标识。具体管理办法由国务院药品监督管理部门会同国务院卫生主管部门制定。

根据《条例》的相关规定，原国家食品药品监督管理局、卫生部于2005年6月6日发布《关于纳入国家免疫规划疫苗包装标注特殊标识的通知》（国食药监注〔2005〕257号），规定自2006年1月1日起执行，凡纳入国家免疫规划的疫苗制品的最小外包装上，必须标明"免费"字样以及"免疫规划"专用标识，有关事项具体要求如下。

（1）国家免疫规划的疫苗包括：麻疹疫苗、脊髓灰质炎疫苗、百白破联合疫苗、卡介苗、乙型肝炎疫苗（不包括成人预防用乙型肝炎疫苗），以及各省、自治区、直辖市人民政府增加的免费向公民提供的疫苗。

（2）"免费"字样应当标注在疫苗最小外包装的显著位置，字样颜色为红色，宋体字，大小可与疫苗通用名称相同。

（3）"免疫规划"专用标识应当印刷在疫苗最小外包装的顶面的正中处，标识样式见图5-6（颜色为宝石蓝色）。

（4）自2006年1月1日起上市的纳入国家免疫规划的疫苗，其包装必须标注"免费"字样以及"免疫规划"专用标识（图5-5）。

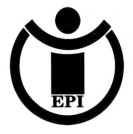

图5-6　"免疫规划"专用标识
（颜色：宝石蓝色）

（二）疫苗监管部门

《疫苗管理法》规定，国家实行免疫规划制度。

1. 县级以上人民政府及其有关部门应当保障适龄儿童接种免疫规划疫苗。监护人应当依法保证适龄儿童按时接种免疫规划疫苗。

2. 县级以上人民政府应当将疫苗安全工作和预防接种工作纳入本级国民经济和社会发展规划，加强疫苗监督管理能力建设，建立健全疫苗监督管理工作机制。县级以上地方人民政府对本行政区域疫苗监督管理工作负责，统一领导、组织、协调本行政区域疫苗监督管理工作。

3. 国务院药品监督管理部门负责全国疫苗监督管理工作。国务院卫生健康主管部门负责全国预防接种监督管理工作。国务院其他有关部门在各自职责范围内负责与疫苗有关的监督管理工作。

省、自治区、直辖市人民政府药品监督管理部门负责本行政区域疫苗监督管理工作。设区的市级、县级人民政府承担药品监督管理职责的部门（以下称药品监督管理部门）负责本行政区域疫苗监督管理工作。县级以上地方人民政府卫生健康主管部门负责本行政区域预防接种监督管理工作。县级以上地方人民政府其他有关部门在各自职责范围内负责与疫苗有关的监督管理工作。

二、疫苗的研制管理

1. 疫苗上市许可　国家根据疾病流行情况、人群免疫状况等因素，制定相关研制规划，安排必要资金，支持多联多价等新型疫苗的研制。国家组织疫苗上市许可持有人、科研单位、医疗卫生机构联合攻关，研制疾病预防、控制急需的疫苗。国家鼓励疫苗上市许可持有人加大研制和创新资金投入，优化生产工艺，提升质量控制水平，推动疫苗技术进步。

2. 疫苗临床实验要求

（1）开展疫苗临床试验，应当经国务院药品监督管理部门依法批准。疫苗临床试验应当由符合国务院药品监督管理部门和国务院卫生健康主管部门规定条件的三级医疗机构或省级以上疾病预防控制机构实施或组织实施。国家鼓励符合条件的医疗机构、疾病预防控制机构等依法开展疫苗临床试验。

（2）疫苗临床试验申办者应当制定临床试验方案，建立临床试验安全监测与评价制度，审慎选择受试者，合理设置受试者群体和年龄组，并根据风险程度采取有效措施，保护受试者合法权益。

（3）开展疫苗临床试验，应当取得受试者的书面知情同意；受试者为无民事行为能力人的，应当取得其监护人的书面知情同意；受试者为限制民事行为能力人的，应当取得本人及其监护人的书面知情同意。

（4）在中国境内上市的疫苗应当经国务院药品监督管理部门批准，取得药品注册证书；申请疫苗注册，应当提供真实、充分、可靠的数据、资料和样品。对疾病预防、控制急需的疫苗和创新疫苗，国务院药品监督管理部门应当予以优先审评审批。

（5）应对重大突发公共卫生事件急需的疫苗或者国务院卫生健康主管部门认定急需的其他疫苗，经评估获益大于风险的，国务院药品监督管理部门可以附条件批准疫苗注册申请。出现特别重大突发公共卫生事件或者其他严重威胁公众健康的紧急事件，国务院卫生健康主管部门根据传染病预防、控制需要提出紧急使用疫苗的建议，经国务院药品监督管理部门组织论证同意后可以在一定范围和期限内紧急使用。

（6）国务院药品监督管理部门在批准疫苗注册申请时，对疫苗的生产工艺、质量控制标准和说明书、标签予以核准。国务院药品监督管理部门应当在其网站上及时公布疫苗说明书、标签内容。

三、疫苗生产与批签发管理

1. 疫苗生产管理制度

（1）国家对疫苗生产实行严格准入制度。从事疫苗生产活动，应当经省级以上人民政府药品监督管理部门批准，取得药品生产许可证。从事疫苗生产活动，除符合《药品管理法》规定的从事药品生产活动的条件外。还应当具备下列条件：

①具备适度规模和足够的产能储备。

②具有保证生物安全的制度和设施、设备。

③符合疾病预防、控制需要。

疫苗上市许可持有人应当具备疫苗生产能力；超出疫苗生产能力确需委托生产的，应当经国务院药品监督管理部门批准。接受委托生产的，应当遵守本法规定和国家有关规定。保证疫苗质量。

（2）疫苗上市许可持有人的法定代表人、主要负责人应当具有良好的信用记录，生产管理负责人、质量管理负责人、质量授权人等关键岗位人员应当具有相关专业背景和从业经历。疫苗上市许可持有人应当加强对上述规定人员的培训和考核，及时将其任职和变更情况向省、自治区、直辖市人民政府药品监督管理部门报告。

（3）疫苗应当按照经核准的生产工艺和质量控制标准进行生产和检验，生产全过程应当符合药品生产质量管理规范的要求。疫苗上市许可持有人应当按照规定对疫苗生产全过程和疫苗质量进行审核、检验。

（4）疫苗上市许可持有人应当建立完整的生产质量管理体系，持续加强偏差管理，采用信息化手段如实记录生产、检验过程中形成的所有数据。确保生产全过程持续符合法定要求。

2. 疫苗批签发制度

（1）每批疫苗销售前或者进口时，应当经国务院药品监督管部门指定的批签发机构按照相关技术要求进行审核、检验。符合要求的，发给批签发证明；不符合要求的，发给不予批签发通知书。

不予批签发的疫苗不得销售，并应当由省、自治区、直辖市人民政府药品监督管理部门监督销毁；不予批签发的进口疫苗应当由口岸所在地药品监督管部门监督销毁或者依法进行其他处理。

国务院药品监督管理部门、批签发机构应当及时公布上市疫苗批签发结果，供公众查询。

（2）申请疫苗批签发应当按照规定向批签发机构提供批生产及检验记录摘要等资料和同批号产品等样品。进口疫苗还应当提供原产地证明、批签发证明；在原产地免予批签发的，应当提供免予批签发证明。

（3）预防、控制传染病疫情或者应对突发事件急需的疫苗，经国务院药品监督管理部门批准，免予批签发。

（4）疫苗批签发应当逐批进行资料审核和抽样检验。疫苗批签发检验项和检验频次应当根据疫苗质量风险评估情况进行动态调整。

对疫苗批签发申请资料或者样品的真实性有疑问，或者存在其他需要进一步核实的情况的，批签发机构应当予以核实，必要时应当采用现场抽样检验等方式组织开展现场核实。

（5）批签发机构在批签发过程中发现疫苗存在重大质量风险的，应当及时向国务院药品监督管理部门和省、自治区、直辖市人民政府药品监督管理部门报告。接到报告的部门应当立即对疫苗上市许可持有人进行现场检查，根据检查结果通知批签发机构对疫苗上市许可持有人的相关产品或者所有产品不予批签发或者暂停批签发，并责令疫苗上市许可持有人整改。疫苗上市许可持有人应当立即整改，并及时将整改情况向责令其整改的部门报告。

（6）对生产工艺偏差、质量差异、生产过程中的故障和事故以及采取的措施，疫苗上市许可持有人应当如实记录，并在相应批产品申请批签发的文件中载明；可能影响疫苗质量的，疫苗上市许可持有人应当立即采取措施，并向省、自治区、直辖市人民政府药品监督管理部门报告。

四、疫苗上市后管理

（一）疫苗采购和配送要求

1. 国家免疫规划疫苗由国务院卫生健康主管部门会同国务院财政部门等组织集中招标或者统一谈判，形成并公布中标价格或者成交价格。各省、自治区、直辖市实行统一采购。国家免疫规划疫苗以外的其他免疫规划疫苗、非免疫规划疫苗由各省、自治区、直辖市通过省级公共资源交易平台组织采购。

2. 疫苗上市许可持有人应当按照采购合同约定，向疾病预防控制机构供应疫苗。疾病预防控制机构应当按照规定向接种单位供应疫苗。疾病预防控制机构以外的单位和个人不得向接种单位供应疫苗，接种单位不得接收该疫苗。

3. 疫苗上市许可持有人应当按照采购合同约定，向疾病预防控制机构或者疾病预防控制机构指定的接种单位配送疫苗。疫苗上市许可持有人、疾病预防控制机构可以自行配送疫苗，也可以委托符合条件的疫苗配送单位配送疫苗。疾病预防控制机构配送非免疫规划疫苗可以收取储存、运输费用，具体办法由国务院财政部门会同国务院价格主管部门制定，收费标准由省、自治区、直辖市人民政府价格主管部门会同财政部门制定。

4. 疫苗上市许可持有人在销售疫苗时，应当提供加盖其印章的批签发证明复印件或者电子文件；销售进口疫苗的，还应当提供加盖其印章的进口药品通关单复印件或者电子文件。疾病预防控制机构、接种单位在接收或者购进疫苗时，应当索取前款的证明文件，并保存至疫苗有效期满后不少于五年备查。

5. 疫苗上市许可持有人应当按照规定，建立真实、准确、完整的销售记录。并保存至疫苗有效期满后不少于五年备查。疾病预防控制机构、接种单位、疫苗配送单位应当按照规定，建立真实、准确、完整的接收、购进、储存、配送、供应记录，并保存至疫苗有效期满后不少于五年备查。疾病预防控制机构、接种单位接收或者购进疫苗时，应当索取本次运输、储存全过程温度监测记录，并保存至疫苗有效期满后不少于五年备查；对不能提供本次运输、储存全过程温度监测记录或者温度控制不符合要求的，不得接收或者购进，并应当立即向县级以上地方人民政府药品监督管理部门、卫生健康主管部门报告。

6. 疾病预防控制机构、接种单位应当建立疫苗定期检查制度，对存在包装无法识别、储存温度不符合要求、超过有效期等问题的疫苗，采取隔离存放、设置警示标志等措施，并按照国务院药品监督管理部门、卫生健康主管部门、生态环境主管部门的规定处置。疾病预防控制机构、接种单位应当如实记录处置情况，处置记录应当保存至疫苗有效期满后不少于五年备查。

（二）疫苗上市后风险管理要求

1. 疫苗上市许可持有人应当建立健全疫苗全生命周期质量管理体系，制定并实施疫苗上市后风险管理计划，开展疫苗上市后研究，对疫苗的安全性、有效性和质量可控性进行进一步确证。对批准疫苗注册申请时提出进一步研究要求的疫苗，疫苗上市许可持有人应当在规定期限内完成研究；逾期未完成研究或者不能证明其获益大于风险的，国务院药品监督管理部门应当依法处理，直至注销该疫苗的药品注册证书。

2. 疫苗上市许可持有人应当对疫苗进行质量跟踪分析，持续提升质量控制标准，改进生产工艺，提高生产工艺稳定性。生产工艺、生产场地、关键设备等发生变更的，应当进行评估、验证，按照国务院药品监督管理部门有关变更管理的规定备案或者报告；变更可能影响疫苗安全性、有效性和质量可控性的，应当经国务院药品监督管理部门批准。

3. 疫苗上市许可持有人应当根据疫苗上市后研究、预防接种异常反应等情况持续更新说明书、标签，并按照规定申请核准或者备案。国务院药品监督管理部门应当在其网站上及时公布更新后的疫苗说明书、标签内容。

4. 疫苗上市许可持有人应当建立疫苗质量回顾分析和风险报告制度，每年将疫苗生产流通、上市后研究、风险管理等情况按照规定如实向国务院药品监督管理部门报告。

5. 国务院药品监督管理部门可以根据实际情况，责令疫苗上市许可持有人开展上市后评价或者直接组织开展上市后评价。对预防接种异常反应严重或者其他原因危害人体健康的疫苗，国务院药品监督管理部门应当注销该疫苗的药品注册证书。

6. 国务院药品监督管理部门可以根据疾病预防、控制需要和疫苗行业发展情况，组织对疫苗品种开展上市后评价，发现该疫苗品种的产品设计、生产工艺、安全性、有效性或者质量可控性明显劣于预防、控制同种疾病的其他疫苗品种的，应当注销该品种所有疫苗的药品注册证书并废止相应的国家药标准。

（三）疫苗全程信息化追溯制度

1. 疫苗上市许可持有人应当加强疫苗全生命周期质量管理，对疫苗的安全性、有效性和质量可控性负责。从事疫苗研制、生产、流通和预防接种活动的单位和个人，应当遵守法律、法规、规章、标准和规范，保证全过程信息真实、准确、完整和可追溯，依法承担责任，接受社会监督。

2. 国家实行疫苗全程电子追溯制度，国务院药品监督管理部门会同国务院卫生健康主管部门制定统一的疫苗追溯标准和规范，建立全国疫苗电子追溯协同平台，整合疫苗生产、流通和预防接种全过程追溯信息，实现疫苗可追溯。疫苗上市许可持有人应当建立疫苗电子追溯系统，与全国疫苗电子追溯协同平台相衔接，实现生产、流通和预防接种全过程最小包装单位疫苗可追溯、可核查。疾病预防控制机构、接种单位应当依法如实记录疫苗流通、预防接种等情况，并按照规定向全国疫苗电子追溯协同平台提供追溯信息。

（四）疫苗全程冷链储运管理制度

冷链，是指为保证疫苗从疫苗生产企业到接种单位运转过程中的质量而装备的储存、运输冷藏设施、设备。《疫苗管理法》规定，疫苗上市许可持有人、疾病预防控制机构自行配送疫苗应当具备疫苗冷链储存、运输条件。疾病预防控制机构、接种单位、疫苗上市许可持有人、疫苗配送单位应当遵守疫苗储存、运输管理规范，保证疫苗质量。疫苗在储存、运输全过程中应当处于规定的温度环境，冷链储存、运输应当符合要求，并定时监测、记录温度。疫苗储存、运输管理规范由国务院药品监督管理部门、国务院卫生健康主管部门共同制定。

《条例》规定，疾病预防控制机构、接种单位、疫苗生产企业、接受委托配送疫苗的企业应当遵守疫苗储存、运输管理规范，保证疫苗质量。疫苗储存、运输的全过程应当始终处于规定的温度环境，不得脱离冷链，并定时监测、记录温度。

《疫苗储存和运输管理规范（2017年版）》（国卫疾控发〔2017〕60号）规定，疾病预防控制机构、接种单位、疫苗生产企业、疫苗配送企业、疫苗仓储企业应当装备保障疫苗质量的储存、运输冷链设施设备。有条件的地区或单位应当建立自动温度监测系统。自动温度监测系统的测量范围、精度、误差等技术参数能够满足疫苗储存、运输管理需要，具有不间断监测、连续记录、数据存储、显示及报警功能。疾病预防控制机构、接种单位、疫苗生产企业、疫苗配送企业、疫苗仓储企业应当建立健全冷链设备档案，并对疫苗储存、运输设施设备运行状况进行记录。

1. 冷链设施设备的要求　省级疾病预防控制机构、疫苗生产企业、疫苗配送企业、疫苗仓储企业应当根据疫苗储存、运输的需要，配备普通冷库、低温冷库、冷藏车和自动温度监测器材或设备等。设区的市级、县级疾病预防控制机构应当配备普通冷库、冷藏车或疫苗运输车、低温冰箱、普通冰箱、冷藏箱（包）、冰排和温度监测器材或设备等。接种单位应当配备普通冰箱、冷藏箱（包）、冰排和温度监测器材或设备等。

2. 疾病预防控制机构、接种单位用于疫苗储存的冷库容积应当与储存需求相适应，应当配有自动监测、调控、显示、记录温度状况以及报警的设备，备用制冷机组、备用发电机组或安装双路电路。冷藏车能自动调控、显示和记录温度状况。冰箱的补充、更新应当选用具备医疗器械注册证的医用冰箱。冷藏车、冰箱、冷藏箱（包）在储存、运输疫苗前应当达到相应的温度要求，自动温度监测设备，温度测量精度明要求在 ±0.5℃ 范围内；冰箱监测用温度计，温度测量精度要求在 ±0.1℃ 范围内。

3. 疫苗配送企业、疾病预防控制机构、接种单位应对疫苗运输过程进行温度监测，填写"疫苗运输温度记录表"，记录表内容包括疫苗运输工具、疫苗冷藏方式、疫苗名称、生产企业、规格、批号、有效期、数量、用途、启运和到达时间、启运和到达时疫苗储存温度和环境温度、启运至到达行驶里程、收/收疫苗单位、送/收疫苗人签名。运输时间超过6小时，须记录途中温度。途中温度记录时间间隔不超过6小时。

4. 疾病预防控制机构、接种单位收货时应当核实疫苗运输的设备类型、运输过程的疫苗运输温度记录，对疫苗运输工具、疫苗冷藏方式、疫苗名称、生产企业、规格、批号、有效期、数量、用途、启运和到达时间，启运和到达时的疫苗储存温度和环境温度等内容进行核实并做好记录。①对于资料齐全、符合冷链运输温度要求的疫苗，方可接收。②对资料不全、符合冷链运输温度要求的疫苗，接收单位可暂存该疫苗。待补充资料，符合要求后办理接收入库手续。③对不能提供本次运输过程的疫苗运输温度记录或不符合冷链运输温度要求的疫苗，不得接收或购进。

5. 对于冷链运输时间长、需要配送至偏远地区的疫苗，省级疾病预防控制机构应当对疫苗生产企业提出加贴温度控制标签的要求并在招标文件中提出。疫苗生产企业应当根据疫苗的稳定性选用合适规格的温度控制标签。

6. 疫苗生产企业应当评估疫苗储存、运输过程中出入库、装卸等常规操作产生的温度偏差对疫苗质量的影响及可接收的条件。符合接收条件的，疫苗配送企业、疾病预防控制机构、接种单位应当接收疫苗。在特殊情况下，如停电、储存运输设备发生故障，造成温度异常的，须填写"疫苗储存和运输温度异常情况记录表"。疫苗生产企业应当及时启动重大偏差或次要偏差处理流程，评估其对产品质量的潜在影响，并将评估报告提交给相应单位。经评估对产品质量没有影响的，可继续使用。经评估对产品质量产生不良影响的，应当在当地卫生行政部门和药品监督管理部门的监督下销毁。

 实例分析 5-3

孔某、乔某等人涉嫌生产、销售"××疫苗"案

2020年8月，孔某、乔某产生制造"××疫苗"并销售牟利的想法，为此二人通过互联网查找、了解了"××疫苗"的针剂样式和包装样式。随后，二人购买预灌封注射器，在酒店房间和租住房内，用生理盐水制造疫苗。为扩大制造规模，乔某从老家找来亲属、朋友3人帮助制造。后期因生理盐水不足，乔某以矿泉水代替。应孔某委托，殷某等3人利用制图技术、印刷技术和印制条件，为孔某设计制作了"××灭活疫苗"标签和包装盒。制作完成后，孔某对外称是"从内部渠道拿到的正品疫苗"，销售给王某等人。

2020年11月27日，公安机关发现孔某等人的犯罪线索，决定立案侦查，并于当天将携赃款出逃的孔某、乔某抓获。初步查明，孔某、乔某等人制造并销售该疫苗约5.8万支，获利约1800万元。12月22日，公安机关逮捕孔某、乔某等人。

答案解析

讨论 孔某、乔某的行为是否违法，违反了哪些法律、法规，将追究哪些法律责任？

五、现行主要相关法律法规

除《中华人民共和国药品管理法》（2019年8月26日第十三届全国人民代表大会常务委员会第十三次会议第二次修正）、《中华人民共和国药品管理法实施条例》（2019年3月2日颁布）外，现行主要

相关法律法规如下：

1. 《中华人民共和国疫苗管理法》，于 2019 年 12 月 1 日起施行。

2. 2016 年 4 月 23 日《国务院关于修改〈疫苗流通和预防接种管理条例〉的决定》（国务院第 668 号令）。

3. 《关于纳入国家免疫规划疫苗包装标注特殊标识的通知》（国食药监注〔2005〕257 号）。

4. 《疫苗储存和运输管理规范（2017 年版）》（国卫疾控发〔2017〕60 号）。

5. 《国务院关于修改〈疫苗流通和预防接种管理条例〉的决定》（中华人民共和国国务院令第 668 号，2016 年）。

实践实训

实训 5　麻醉药品和精神药品经营、使用资格申办模拟

【实训目的】

通过模拟申办麻醉药品和精神药品经营、使用资格，加深对麻醉药品、精神药品经营、使用管理的理解，强化特药特管意识。

【实训要求】

以 6 人为一组，根据《麻醉药品和精神药品管理条例》要求，结合药品生产、经营企业、医疗机构及科研、教学单位具体情况，模拟麻醉药品、精神药品经营和使用资格的申办。

【实训内容】

一、申办准备

1. 要求学生提前查阅、熟悉《麻醉药品和精神药品管理条例》中申办麻醉药品和精神药品经营、使用资格的相关规定。

2. 教师提供拟申办麻醉药品和精神药品经营、使用资格的药品生产企业、药品经营企业、医疗机构及科研、教学单位的基本情况。

3. 每个小组拟出申办提纲。

二、申办内容

1. 模拟申办全国性批发企业、区域性批发企业，模拟申办药品零售连锁企业第二类精神药品经营资格，模拟申办药品生产企业、科研教学单位及医疗机构麻醉药品和精神药品使用资格。

2. 每个小组从以上实训内容中随机抽取两项汇报，先由各组同学互评，再由教师点评。

三、申办报告

针对申办过程中发现的问题分析、思考，完成实训报告。

【实训评价】

根据学生实训准备情况、工作态度、完成质量和实训报告撰写质量实施评价。

目标检测

答案解析

一、选择题

（一）A 型题（最佳选择题）

1. 发生重大突发事件，定点生产企业无法正常生产或者不能保证供应麻醉药品和精神药品时，哪个部门可以决定其他药品生产企业生产麻醉药品和精神药品（　　）

    A. 国务院药品监督管理部门

    B. 省级药品监督管理部门

    C. 市级药品监督管理部门

    D. 县级药品监督管理部门

    E. 省卫生厅

2. 我国生产及使用的麻醉药品有（　　）

    A. 丁丙诺啡　　　　　　B. 美沙酮　　　　　　C. 巴比妥

    D. 地西泮　　　　　　　E. 哌醋甲酯

3. 下列不属于我国生产及使用的第二类精神药品是（　　）

    A. 劳拉西泮　　　　　　B. 巴比妥　　　　　　C. 异戊巴比妥

    D. 司可巴比妥　　　　　E. 苯巴比妥

4. 下列属于毒性西药品种的是（　　）

    A. 雄黄　　　　　　　　B. 水杨酸毒扁豆碱　　　C. 白降丹

    D. 洋金花　　　　　　　E. 蟾酥

5. 生产毒性药品及其制剂，必须严格执行生产工艺操作规程，在本单位药品检验人员的监督下准确投料，并建立完整的生产记录，保存（　　）备查

    A. 一年　　　　　　　　B. 二年　　　　　　　C. 三年

    D. 四年　　　　　　　　E. 五年

6. 《放射性药品使用许可证》有效期为（　　），期满前（　　），医疗单位应当向原发证的行政部门重新提出申请，经审核批准后，换发新证

    A. 1 年，3 个月　　　　　　　　　　B. 3 年，3 个月

    C. 3 年，6 个月　　　　　　　　　　D. 5 年，6 个月

    E. 6 年，6 个月

7. 药品类易制毒化学品的专用账册保存期限应当自药品类易制毒化学品有效期期满之日起不少于（　　）

    A. 1 年　　　　　　　　B. 2 年　　　　　　　C. 3 年

    D. 4 年　　　　　　　　E. 5 年

8. 群众自配民间单、秘、验方需用毒性中药，每次购用量不得超过（　　）极量

    A. 1 日　　　　　　　　B. 2 日　　　　　　　C. 3 日

    D. 4 日　　　　　　　　E. 5 日

9. 疫苗上市许可持有人应当按照规定，建立真实、准确、完整的销售记录，并保存至疫苗有效期满后

不少于（　　）备查

　　A．1 年　　　　　　　　　B．2 年　　　　　　　　　C．3 年

　　D．4 年　　　　　　　　　E．5 年

10. 《中华人民共和国疫苗管理法》于（　　）起施行

　　A．2019 年 11 月 30 日

　　B．2019 年 12 月 1 日

　　C．2019 年 12 月 30 日

　　D．2020 年 1 月 1 日

　　E．2020 年 6 月 1 日

11. 医疗机构只能凭享有处方权的执业医师开具的处方，向患者提供蛋白同化制剂、肽类激素，处方应当保存（　　）年

　　A．1 年　　　　　　　　　B．2 年　　　　　　　　　C．3 年

　　D．4 年　　　　　　　　　E．5 年

12. 药品零售企业销售含麻黄碱类复方制剂，应当查验购买者的身份证，并对其姓名和身份证号码予以登记。除处方药按处方剂量销售外，一次销售不得超过（　　）最小包装

　　A．1 个　　　　　　　　　B．2 个　　　　　　　　　C．3 个

　　D．4 个　　　　　　　　　E．5 个

（二）B 型题（配伍选择题）

（13～15 题共用备选答案）

　　A．三日　　　　　　　　　B．五日　　　　　　　　　C．七日

　　D．十日　　　　　　　　　E．十五日

13. 麻醉药品注射剂处方一次不超过（　　）用量

14. 麻醉药品控（缓）释制剂处方一次不超过（　　）用量

15. 其他剂型的麻醉药品处方一次不超过（　　）用量

（16～18 题共用备选答案）

　　A．铁路运输　　　　　　　B．道路运输　　　　　　　C．航空运输

　　D．专人押运　　　　　　　E．水路运输

16. （　　）应当采用集装箱或行李车运输麻醉药品和第一类精神药品

17. （　　）麻醉药品和第一类精神药品时应有专人押运

18. （　　）麻醉药品和第一类精神药品必须采用封闭式车辆

（三）X 型题（多项选择题）

19. 麻醉药品和精神药品的定点生产企业应当具备的条件有（　　）

　　A．有《药品生产许可证》

　　B．有符合规定的麻醉药品和精神药品生产设施、储存条件和相应的安全管理设施

　　C．有保证麻醉药品和精神药品安全生产的管理制度

　　D．有通过网络实施企业安全生产管理和向药品监督管理部门报告生产信息的能力

　　E．没有生产、销售假药、劣药或者违反有关禁毒的法律、行政法规规定的行为

20. 走私、贩卖、运输、制造毒品，有下列（　　）情形的，处 15 年有期徒刑、无期徒刑或者死刑，并

处没收财产

A. 走私、贩卖、运输、制造鸦片1千克以上

B. 走私、贩卖、运输、制造毒品集团的首要分子

C. 武装掩护走私、贩卖、运输、制造毒品的

D. 以暴力抗拒检查、拘留、逮捕，情节严重的

E. 走私、贩卖、运输、制造甲基苯丙胺10克以上不满50克或者其他毒品数量较大的

21. 放射性药品是指用于临床诊断或者治疗的放射性核素制剂或者其标记药物，包括（　　）

A. 裂变制品
B. 推照制品

C. 放射性同位素发生器及其配套药盒
D. 放射免疫分析药盒

E. 加速器制品

22. 药品类易制毒化学品，是指《易制毒化学品管理条例》中所确定的（　　）

A. 麦角酸
B. 麦角胺
C. 麦角新碱

D. 伪麻黄素
E. 阿托品

二、综合问答题

1. 我国生产及使用的麻醉药品的品种有哪些？

2. 药品类易制毒化学品是什么？它的品种目录主要有哪些？

书网融合……

知识回顾

微课

习题

（罗　飞　李洁玉）

项目六　中药管理

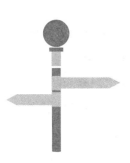

学习引导

2016 年 12 月 25 日，第十二届全国人大常委会第二十五次会议通过了《中华人民共和国中医药法》（以下简称《中医药法》），该法将于 2017 年 7 月 1 日正式实施。该法的实施对继承和弘扬中医药，促进中医药事业发展；深化医药卫生体制改革，促进健康中国建设；促进中医药的国际传播和应用，提升中华文化软实力等方面都有着深远的意义。《中医药法》明确了中医药事业的重要地位和发展方针，建立符合中医药特点的管理制度，加大对中医药事业的扶持力度，坚持扶持与规范并重，加强对中医药的监管，同时还加大了对中医药违法行为的处罚力度。我们怎样做好中药的管理？中药的管理中又有哪些相关规定呢？

本项目主要介绍中药材的管理规定、中药饮片的管理规定、中药品种保护的相关规定。

学习目标

1. **掌握**　中药的概念及其分类；国家重点保护的野生药材物种的分级及药材名称；中药品种保护的范围、等级划分。

2. **熟悉**　关于中药材的生产、经营和使用规定；中药饮片管理规定；中药保护品种的保护措施。

3. **了解**　中药创新体系建设；中医药立法；中药材生产质量管理规范；进口药材规定。

任务 6 – 1　中药与中药传承创新认知

PPT

中医药是中华民族在与疾病长期斗争的过程中积累的宝贵财富，其有效的实践和丰富的知识中蕴含着深厚的科学内涵，是中华民族优秀文化的重要组成部分，为中华民族的繁衍昌盛和人类健康做出了不可磨灭的贡献。

党和政府一直关注和重视中医药工作，通过制定一系列方针、政策，保护和促进了中医药事业的发展，特别是改革开放以来，有关中医药的各项政策和法规得到进一步落实、中药现代化、中医药创新体系等一系列新措施陆续出台，为中药治病救人、康复保健奠定了坚实的基础。

一、中药及其分类

中药是指在中医药理论指导下用以防病治病的药物。中药具有独特的理论体系和形式，充分反映了我国历史、文化、自然资源等方面的特点，它是中医药理论体系中的重要组成部分，除遵循中医药理论外，还有着独特的理论内涵和实践基础。

中药包括中药材、中药饮片和中成药三大部分。其中：

中药材是指药用植物、动物、矿物的药用部分采收后经产地初加工形成的原料药材。

中药饮片简称"饮片"，是指在中医药理论指导下，根据辨证施治和调剂、制剂的需要，对产地初加工的中药材进行特殊加工炮制后的成品。只有中药饮片才可以直接用于临床配方或制剂生产，中药处方调配和中成药生产投料均应为中药饮片。

中成药简称"成药"。"成药"是根据疗效确切、应用范围广泛的处方、验方或秘方，具备一定质量规格，批量生产供应的药物。在"成药"生产中，为有别于西药，故称之为"中成药"。

民族药是指我国某些地区少数民族经长期医疗实践的积累并用少数民族文字记载的药品，如藏药、蒙药、苗药、白族药、彝族药、维吾尔族药等，在使用上有一定的地域性。各民族医药是中华民族传统医药的组成部分，应不断发掘、整理、总结，充分发挥其保护各族人民健康的作用。

二、中药创新与发展相关政策

2015 年 4 月，国务院办公厅转发和印发了《中药材保护和发展规划（2015–2020 年)》（国办发〔2015〕27 号）和《中医药健康服务发展规划（2015–2020 年)》（国办发〔2015〕32 号），对当前和今后一个时期，我国中药材资源保护、中药材产业发展和中药资源的可持续发展进行了全面部署。2016 年 2 月，国务院印发《中医药发展战略规划纲要（2016–2030 年)》，为了促进中医药事业健康发展，深化医药卫生体制改革，加快推进健康中国建设，迫切需要在构建中国特色基本医疗制度中发挥中医药独特作用；提出了发展战略规划纲要，明确了未来十五年我国中医药发展方向和工作重点，确定了七大重点任务五大保障措施。重点任务包括切实提高中医医疗服务能力、大力发展中医养生保健服务、扎实推进中医药继承、着力推进中医药创新、全面提升中药产业发展水平、大力弘扬中医药文化和积极推动中医药海外发展。保障措施包括健全中医药法律体系、完善中医药标准体系、加大中医药政策扶持力度、加强中医药人才队伍建设和推进中医药信息化建设。在全面提升中药产业发展水平方面，主要是应加强中药资源保护利用、推进中药材规范化种植养殖、促进中药工业转型升级、构建现代中药材流通体系。

2019 年 10 月，中共中央 国务院发布《关于促进中医药传承创新发展的意见》，从健全中医药服务体系、发挥中医药在维护和促进人民健康中的独特作用、大力推动中药质量提升和产业高质量发展、加强中医药人才队伍建设、促进中医药传承与开放创新发展、改革完善中医药管理体制机制等六个方面提出了 20 条意见。在大力推动中药质量提升和产业高质量发展方面，要求：①加强中药材质量控制。强化中药材道地产区环境保护，修订中药材生产质量管理规范，推行中药材生态种植、野生抚育和仿生栽培。②促进中药饮片和中成药质量提升。加快修订《中华人民共和国药典》中药标准（一部），由国务院药品监督管理部门会同中医药主管部门组织专家承担有关工作，建立最严谨标准。健全中药饮片标准体系，制定实施全国中药饮片炮制规范。③改革完善中药注册管理。建立健全符合中医药特点的中药安全、疗效评价方法和技术标准。及时完善中药注册分类，制定中药审评审批管理规定，实施基于临床价值的优先审评审批制度。④加强中药质量安全监管。以中药饮片监管为抓手，向上下游延伸，落实中药生产企业主体责任，建立多部门协同监管机制，探索建立中药材、中药饮片、中成药生产流通使用全过程追溯体系，用5年左右时间，逐步实现中药重点品种来源可查、去向可追、责任可究。

三、中医药立法

现行《药品管理法》涵盖了中药的管理，其中第4条规定，国家发展现代药和传统药，充分发挥其在预防、医疗和保健中的作用，国家保护野生药材资源和中药品种，鼓励培育道地中药材。同时，还提出国家鼓励运用现代科学技术和传统中药研究方法开展中药科学技术研究和药物开发，建立和完善符合中药特点的技术评价体系，促进中药传承创新。

2003年国务院制定公布了《中医药条例》（国务院令第374号）。2016年12月25日，第十二届全国人大常委会第二十五次会议审议通过了《中医药法》，自2017年7月1日起施行。《中医药法》以继承和弘扬中医药，保障和促进中医药事业发展，保护人民健康为宗旨，遵循中医药发展规律，坚持继承和创新相结合，保持和发挥中医药特色和优势，运用现代科学技术，促进中医药理论和实践的发展，从法律层面明确了中医药的重要地位、发展方针和扶持措施，为中医药事业发展提供了法律保障。《中医药法》对中药保护、发展和中医药传承的具体规定见本章各节。

即学即练 6-1

我国《中医药法》正式实施时间是（　　）

A. 2016年12月30日　　　　　　　B. 2017年1月1日

答案解析　C. 2017年6月30日　　　　　　　D. 2017年7月1日

2019年12月28日，第十三届全国人民代表大会常务委员会第十五次会议通过《中华人民共和国基本医疗卫生与健康促进法》，其中第九条规定，国家大力发展中医药事业，坚持中西医并重、传承与创新相结合，发挥中医药在医疗卫生与健康事业中的独特作用；第66条规定，国家加强中药的保护与发展，充分体现中药的特色技术和优势，发挥其在预防、保健、医疗、康复中的作用。

四、现行主要相关法律法规

除《中华人民共和国药品管理法》（2019年8月26日经十三届全国人大常委会第十二次会议表决通过，于2019年12月1日起施行）外，现行主要相关法律法规和发展规划如下。

1.《中药材保护和发展规划（2015—2020年）》（国办发〔2015〕27号）。

2.《中医药健康服务发展规划（2015—2020年）》（国办发〔2015〕32号）。

3. 2016年2月，国务院印发《中医药发展战略规划纲要（2016—2030年）》。

4. 2019年10月，中共中央 国务院发布《关于促进中医药传承创新发展的意见》。

5. 2016年12月25日第十二届全国人大常委会第二十五次会议表决通过了《中华人民共和国中医药法》。自2017年7月1日起施行。

PPT

任务6-2　中药材管理

一、中药材生产质量管理

中药材生产作为中药产业发展的基础部分，直接制约着中药其他产业的发展。中药材是中药饮片和中成药生产的原料，中药材生产关系到中药材的供应、质量和临床疗效，关系着患者的身心安全。因此，做好中药材生产质量管理是中药产业发展的关键。

（一）中药材种植养殖管理

1. 中药材资源的保护和利用　各地要高度重视中药材资源的保护、利用和可持续发展；加强中药材野生资源的采集和抚育管理；采集使用国家保护品种，要严格按规定履行审批手续；严禁非法贩卖野生动物和非法采挖野生中药材资源。

2. 中药材规范化种植、养殖　各地要在全国中药材资源普查的基础上结合本地中药材资源分布、自然环境条件、传统种植养殖历史和道地药材特性，加强中药材种植养殖的科学管理，按品种逐一制定并严格实施种植养殖和采集技术规范，统一建立种子种苗繁育基地，合理使用农药和化肥，按年限、季节和药用部位采收中药材，提高中药材种植养殖的科学化、规范化水平。禁止在非适宜区种植养殖中药材，严禁使用高毒、剧毒农药、严禁滥用农药、抗生素、化肥，特别是动物激素类物质、植物生长调节剂和除草剂。

3. 加强中药材质量控制　加快技术、信息和供应保障服务体系建设，完善中药材质量控制标准以及农药、重金属等有害物质限量控制标准；加强检验检测，防止不合格的中药材流入市场。鼓励和引导中药饮片、中成药生产企业逐步使用可追溯的中药材为原料，在传统主产区建立中药材种植养殖和生产加工基地，保证中药材质量稳定。

（二）中药材产地初加工管理

中药材产地初加工是指在中药材产地对中药材进行洁净、除去非药用部位、干燥等处理，是防止霉变、虫蛀，便于储存、运输，保障中药材质量的重要手段。各地要结合地产中药材的特点，加强对中药材产地初加工的管理，逐步实现产地初加工规范化、集中化、产业化。

1. 要对地产中药材逐品种制定产地初加工规范　统一质量控制标准，改进加工工艺，提高中药材产地初加工水平，避免粗制滥造导致中药材有效成分流失、质量下降。严禁滥用硫黄熏蒸等方法，二氧化硫等物质残留必须符合国家规定。严厉打击产地初加工过程中掺杂使假、染色增重、污染霉变、非法提取等违法违规行为。

2. 确定适宜的采收时间和方法　有计划地进行野生抚育、轮采与封育，以利生物的繁衍与资源的更新。根据产品质量及植物单位面积产量或动物养殖数量，并参考传统采收经验等因素确定适宜的采收时间，包括采收期、采收年限，以及采收方法。

3. 药用部分采收后的要求　药用部分采收后，经过拣选、清洗、切制或修整等适宜的加工，需干燥的应采用适宜的方法和技术迅速干燥，并控制温度和湿度，使中药材不受污染，有效成分不被破坏。鲜用药材可采用冷藏、砂藏、罐贮、生物保鲜等适宜的保鲜方法，尽可能不使用保鲜剂和防腐剂。如必须使用时，应符合国家对食品添加剂的有关规定。采收及初加工过程中应尽可能排除非药用部分及异物，特别是杂草及有毒物质，剔除破损、腐烂变质的部分。

（三）中药材自种、自采、自用的管理规定

中药材自种、自采、自用中草药是指乡村中医药技术人员自己种植、采收、使用，不需特殊加工炮制的植物中草药。《中共中央、国务院关于进一步加强农村卫生工作的决定》提出了在规范农村中医药管理和服务的基础上，允许乡村中医药技术人员自种、自采、自用中草药的要求。

为了加强乡村中医药技术人员自种自采自用中草药的管理，规范其服务行为，切实减轻农民医药负担，保障农民用药安全有效，2006 年 7 月 31 日，卫生部、国家中医药管理局发布《关于加强乡村中医药技术人员自种自采自用中草药管理的通知》。通知要求自种自采自用中草药的人员应同时具备以下条件：①熟悉中草药知识和栽培技术、具有中草药辨识能力。②熟练掌握中医基本理论、技能和自种自采中草药的性味功用、临床疗效、用法用量、配伍禁忌、毒副反应、注意事项等。

乡村中医药技术人员不得自种自采自用下列中草药：①国家规定需特殊管理的医疗用毒性中草药。②国家规定需特殊管理的麻醉药品原植物。③国家规定需特殊管理的濒稀野生植物药材。根据当地实际工作需要，乡村中医药技术人员自种自采自用的中草药，只限于其所在的村医疗机构内使用，不得上市流通，不得加工成中药制剂。自种自采自用的中草药应当保证药材质量，不得使用变质、被污染等影响人体安全、药效的药材。对有毒副反应的中草药，乡村中医药技术人员应严格掌握其用法用量，并熟悉其中毒的预防和救治。发现可能与用药有关的毒副反应，应按规定及时向当地主管部门报告。乡村民族医药技术人员自种自采自用民族草药的管理参照上述条款执行。

知识链接

中药材 GAP

中药材 GAP 全称为《中药材生产质量管理规范》，是中药材生产和质量管理的基本准则，适用于中药材生产企业生产中药材的全过程，自 2002 年 6 月 1 日起施行。其核心是药材质量要求的八字方针：真实、优质、可控、稳定。制定 GAP 的目的是规范中药材生产，保证中药材质量，促进中药标准化、现代化。

中药材 GAP 认证是非强制性的，采取自愿原则。认证是对申请 GAP 认证的企业，种植或养殖某些特定中药材能力进行认证，对生产的产品发放批准文号。自 2003 年 11 月 1 日起，国家食品药品监督管理局正式受理中药材 GAP 的认证申请，并组织认证试点工作。

2016 年 2 月 3 日，国务院印发《关于取消 13 项国务院部门行政许可事项的决定》（国发〔2016〕10 号），规定取消中药材生产质量管理规范（GAP）认证。根据国家食品药品监督管理总局发布《关于取消中药材生产质量管理规范认证有关事宜的公告》(2016 年第 72 号)，自 2016 年 3 月 17 日起，国家食品药品监督管理总局不再开展中药材 GAP 认证工作，不再受理相关申请。将继续做好取消认证后中药材 GAP 的监督实施工作，对中药材 GAP 实施备案管理。已经通过认证的中药材生产企业应继续按照中药材 GAP 规定，切实加强全过程质量管理，保证持续合规。

二、中药材专业市场管理

中药材专业市场是历史形成的，承载着浓厚的中医药文化，成为中药产业链的重要环节。我国现有

的 17 个中药材专业市场,是 1996 年经国家中医药管理局、医药管理局、卫生部、国家工商行政管理局审核批准设立,从设立之初就要求由地方政府直接领导的市场管理委员会进行管理,后来 20 多年来没有审批新的中药材专业市场。

(一)中药材专业市场经营具备条件

进入中药材市场经营中药材者应具有专业人员。取得证照,进入中药材专业市场经营中药材的企业和个体工商户必须依照法定程序向市场所在地省级药品监督管理部门申请并取得《药品经营许可证》,向市场监督管理部门申请办理《营业执照》。证照齐全者准予进入中药材专业市场固定门店从事中药材批发业务。

(二)中药材专业市场管理的措施

1. 禁止开办非法中药材市场 除现有 17 个中药材专业市场外,各地一律不得开办新的中药材专业市场。

2. 明确市场管理责任 中药材专业市场所在地人民政府要按照"谁开办,谁管理"的原则,承担起管理责任,明确市场开办主体及其责任。

3. 逐步建立公司化经营模式 中药材专业市场要建立健全交易管理部门和质量管理机构,完善市场交易和质量管理的规章制度,逐步建立起公司化的中药材经营模式。

4. 提高市场电子、信息、物流水平 要构建中药材电子交易平台和市场信息平台,建设中药材流通追溯系统,配备使用具有药品现代物流水平的仓储设施设备,提高中药材仓储、养护技术水平,切实保障中药材质量。

5. 禁止性规定 严禁销售假劣中药材;严禁未经批准以任何名义或方式经营中药饮片、中成药和其他药品;严禁销售国家规定的 27 种毒性药材;严禁非法销售国家规定的 42 种濒危药材。

三、进口药材管理

为加强进口药材监督管理,保证进口药材质量,2019 年 5 月 24 日,国家市场监督管理总局发布修订后的《进口药材管理办法》(国家市场监督管理总局令第 9 号)。该办法共 7 章 35 条,适用于进口药材申请、审批、备案、口岸检验以及监督管理。

1. 管理部门与管理要求 进口药材应当从国务院批准的允许药品进口的口岸或者允许药材进口的边境口岸进口。药材进口单位应当是中国境内的中成药上市许可持有人、中药生产企业,以及具有中药材或者中药饮片经营范围的药品经营企业。药材进口申请包括首次进口和非首次进口药材申请。首次进口药材,应当按照本办法规定取得进口药材批件后,向口岸药品监督管理部门办理备案。首次进口药材,是指非同一国家(地区)、非同一申请人、非同一药材基原的进口药材。非首次进口药材,应当按照本办法规定直接向口岸药品监督管理部门办理备案。非首次进口药材实行目录管理,具体目录由国家药品监督管理局制定并调整。尚未列入目录,但申请人、药材基原以及国家(地区)均未发生变更的,按照非首次进口药材管理。

进口的药材应当符合国家药品标准。《中国药典》现行版未收载的品种,应当执行进口药材标准;《中国药典》现行版、《进口药材标准》均未收载的品种,应当执行其他的国家药品标准。少数民族地区进口当地习用的少数民族药药材,尚无国家药品标准的,应当符合相应的省、自治区药材标准。

2. 首次进口药材申请与审批 首次进口药材,申请人应当通过国家药品监督管理局的信息系统

（以下简称信息系统）填写进口药材申请表，并向所在地省级药品监督管理部门报送以下资料。省级药品监督管理部门收到首次进口药材申报资料后，应当出具受理通知书；申请人收到首次进口药材受理通知书后，应当及时将检验样品报送所在地省级药品检验机构。省级药品检验机构进行样品检验，向申请人出具进口药材检验报告书。省级药品监督管理部门对符合要求的，发给一次性进口药材批件。进口药材批件编号格式为（省、自治区、直辖市简称）药材进字 +4 位年号 +4 位顺序号。

变更进口药材批件批准事项的，申请人应当通过信息系统填写进口药材补充申请表，向原发出批件的省级药品监督管理部门提出补充申请。补充申请的申请人应当是原进口药材批件的持有者，并报送规定的资料，省级药品监督管理部门决定予以批准的，向申请人送达进口药材批件或者进口药材补充申请批件。

3. 进口药材的备案 首次进口药材申请人应当在取得进口药材批件后 1 年内，从进口药材批件注明的到货口岸组织药材进口。药材进口时，进口单位应当向口岸药品监督管理部门备案，通过信息系统填报进口药材报验单，并报送规定的资料。办理首次进口药材备案的，还应当报送进口药材批件的复印件。办理非首次进口药材备案的，还应当报送进口单位的药品生产许可证或者药品经营许可证复印件、出口商主体登记证明文件复印件、购货合同及其公证文书复印件。进口单位为中成药上市许可持有人的，应当提供相关药品批准证明文件复印件。

口岸药品监督管理部门应当对备案资料的完整性、规范性进行形式审查，符合要求的，发给进口药品通关单，同时向口岸药品检验机构发出进口药材口岸检验通知书，并附备案资料一份。

药材经检验合格后进口单位持进口药品通关单向海关办理报关验放手续。

知识链接

我国中药材专业市场

我国现有中药材专业市场共 17 个，分别是：河北保定市（安国），黑龙江哈尔滨市（三棵树），安徽亳州市，江西宜春市（樟树），山东菏泽市（舜王城），河南许昌市（禹州），湖北黄冈市（蕲州），湖南长沙市（岳阳花板桥）、邵阳市（邵东廉桥），广东广州市（清平）、揭阳市（普宁），广西玉林市，重庆渝中区（解放路），四川成都市（荷花池），云南昆明市（菊花园），陕西西安市（万寿路），甘肃兰州市（黄河）。其中，安徽亳州中药材市场、河北安国中药材市场、河南禹州中药材市场、江西樟树中药材市场 4 家，都有着悠久的历史，被誉为"四大药都"。

4. 口岸检验 口岸药品检验机构收到进口药材口岸检验通知书后，按时到规定的存货地点进行现场抽样。现场抽样时，进口单位应当出示产地证明原件。口岸药品检验机构应当对产地证明原件和药材实际到货情况与口岸药品监督管理部门提供的备案资料的一致性进行核查。符合要求的，予以抽样，填写进口药材抽样记录单，在进口单位持有的进口药品通关单原件上注明"已抽样"字样，并加盖抽样单位公章。口岸药品检验机构完成检验工作，出具进口药材检验报告书。口岸药品检验机构应当将进口药材检验报告书报送口岸药品监督管理部门，并告知进口单位。经口岸检验合格的进口药材方可销售使用。

已列入《非首次进口药材品种目录》的中药材进口品种主要有西洋参、乳香、没药、血竭、西红花、高丽红参、甘草、沉香、石斛、豆蔻、砂仁、胖大海等。

四、野生药材资源保护

近年来，我国药用野生资源破坏极其严重，有100多种中药资源产量急剧下降。其中，冬虫夏草、川贝母、川黄连、麻黄等野生资源破坏严重，人参、三七、杜仲、天麻的野生个体已很难发现。野生中药材的滥采挖，导致了大面积植被被毁、生态环境日趋恶化。宁夏因甘草滥采乱挖已损失了800万亩草原，全国每年因采收麻黄而破坏的草场达到2700平方公里。因此，加强对野生药材资源的保护和管理刻不容缓。

国家对野生药材资源实行保护、采猎相结合的原则，并创造条件开展人工种养。在我国境内采猎、经营野生药材的任何单位或个人，除国家另有规定外，都必须遵守《野生药材资源保护管理条例》。

（一）国家重点保护野生药材物种的分级和管理部门

国家重点保护的野生药材物种分为三级管理：

一级保护野生药材物种系指濒临灭绝状态的稀有珍贵野生药材物种。

二级保护野生药材物种系指分布区域缩小，资源处于衰竭状态的重要野生药材物种。

三级保护野生药材物种系指资源严重减少的主要常用野生药材物种。

国家重点保护的野生药物种名录共收载了野生药材物种76种，中药材42种。其中一级保护的野生药材物种4种，中药材4种；二级保护的野生药材物种27种，中药材17种；三级保护的野生药材物种45种，中药材21种。

国家药品监督管理部门会同国务院野生动物、植物管理部门负责制定国家重点保护的野生药材物种名录的工作。县以上药品监督管理部门会同同级野生动物、植物管理部门制定采猎、收购二、三级保护野生药材物种的计划，报上一级药品监督管理部门批准。县以上药品监督管理部门会同同级野生动物、植物管理部门确定禁止采猎区、禁止采猎期和禁止使用采猎的工具。

国家药品监督管理部门负责确定采药证的格式，县以上药品监督管理部门会同同级野生动物、植物管理部门负责采药证的核发。国家药品监督管理部门会同国务院有关部门负责确定实行限量出口和出口许可证制度的品种，确定野生药材的规格、等级标准。

（二）国家重点保护野生药材采猎管理

1. 对一级保护野生药材物种的管理 禁止采猎一级保护野生药材物种。一级保护野生药材物种属于自然淘汰的，其药用部分由各级药材公司负责经营管理，但不得出口。

2. 对二、三级保护野生药材物种的管理 采猎、收购二、三级保护野生药材物种的，必须按照批准的计划执行。采猎二、三级保护野生药材物种的，不得在禁止采猎区、禁止采猎期进行采猎，不得使用禁用工具进行采猎。采猎二、三级保护野生药材物种的，必须持有采药证。

取得采药证后，需要进行采伐或狩猎的，必须分别向有关部门申请采伐证或狩猎证。二、三级保护野生药材物种属于国家计划管理的品种，由中国药材公司统一经营管理；其余品种由产地县药材公司或其委托单位按照计划收购。二、三级保护野生药材物种的药用部分，除国家另有规定外，实行限量出口。

（三）国家重点保护的野生药材出口管理规定

一级保护野生药材物种属于自然淘汰的，其药用部分由各级药材公司负责经营管理，但不得出口。

二、三级保护野生药材物种的药用部分，除国家另有规定外，实行限量出口。

违反保护野生药材物种出口管理的，由市场监督管理部门或者有关部门没收其野生药材和全部违法所得，并处以罚款。

（四）国家重点保护的野生药材名录

1. 一级保护药材名称 虎骨、豹骨、羚羊角、鹿茸（梅花鹿）。

2. 二级保护药材名称 鹿茸（马鹿茸）、麝香（3个品种）、熊胆（2个品种）、穿山甲、蟾酥（2个品种）、哈蟆油、金钱白花蛇、乌梢蛇、蕲蛇、蛤蚧、甘草（3个品种）、黄连（3个品种）、人参、杜仲、厚朴（2个品种）、黄柏（2个品种）、血竭。

3. 三级保护药材名称 川贝母（4个品种）、伊贝母（2个品种）、刺五加、黄芩、天冬、猪苓、龙胆（4个品种）、防风、远志（2个品种）、胡黄连、肉苁蓉、秦艽（4个品种）、细辛（3个品种）、紫草、五味子（2个品种）、蔓荆子（2个品种）、诃子（2个品种）、山茱萸、石斛（5个品种）、阿魏（2个品种）、连翘（2个品种）、羌活（2个品种）。

即学即练6-2

以下中药材不属于国家一级保护中药材的是（ ）

答案解析

A. 虎骨　　　　B. 豹骨　　　　C. 羚羊角　　　　D. 鹿茸（马鹿）

（五）中药材保护的其他管理规定

1. 实行国家管理的品种 第一类：野生、名贵品种。麝香、杜仲、厚朴、甘草。第二类：产地集中，调剂面大的品种。黄连、当归、川芎、生地、白术、白芍、茯苓、麦冬、黄芪、贝母、银花、牛膝、延胡索、桔梗、菊花、连翘、山茱萸、三七、人参、牛黄。

2. 市场上严禁非法倒卖的走私活动的中药材品种（34种） 麝香、牛黄、人参、三七、黄连、贝母、鹿茸、冬虫夏草、天麻、珍珠、虎骨、熊胆、枸杞、杜仲、厚朴、全蝎、肉桂、沉香、山茱萸、蟾酥、银花、巴戟、阿胶、犀角、广角、羚羊角、乳香、没药、血竭、砂仁、檀香、公丁香、豹骨、西红花等。

（六）法律责任

1. 对擅自进入野生药材资源保护区者的处罚 进入野生药材资源保护区从事科研、教学、旅游等活动者，必须经该保护区管理部门批准。进入设在国家或地方自然保护区范围内野生药材资源保护区的，还须征得该自然保护区主管部门的同意。对于违反规定者，当地县以上药品监督管理部门和自然保护区主管部门有权制止；造成损失的，必须承担赔偿责任。

2. 对擅自采收野生药材物种者的处罚 违反采猎、收购野生药材物种规定的单位或个人，由当地县以上药品监督管理部门会同同级有关部门没收其非法采猎的野生药材及使用工具，并处以罚款。

3. 对擅自经营野生药材物种者的处罚 对违反收购、经营、出口管理规定者，市场监督管理部门或有关部门没收其野生药材和全部违法所得，并处以罚款。

4. 对破坏野生药材资源情节严重者的处罚 情节严重构成犯罪者，由司法机关依法追究刑事责任。

5. 对保护野生药材资源管理部门工作人员的处罚 保护野生药材资源管理部门工作人员徇私舞弊的，由所在单位或上级管理部门给予行政处分；造成野生药材资源损失的，须承担赔偿责任。

实例分析 6－1

浙江公安破获特大非法收购出售珍贵濒危野生动物案

2019 年 6 月 20 日，浙江省浦江县公安局接群众举报称有人非法买卖穿山甲后，浦江县公安局立即成立专案组展开缜密侦查，一个非法收购、运输、出售国家重点保护动物及制品的团伙逐渐浮出水面，巫某、项某、吴某等一批犯罪嫌疑人及其落脚点也被迅速锁定。民警随即兵分多路，前往广西、衢州、磐安、永康、武义等地，实施统一抓捕。浦江县公安局查获该犯罪团伙非法收购、出售珍贵、濒危野生动物，包括穿山甲活体 23 只、冰冻穿山甲 9 只、熊掌 4 只、穿山甲鳞片 3.67 公斤等。

讨论 巫某、项某、吴某等等犯罪嫌疑人的行为是否违法？违反了哪些法律法规？

答案解析

五、现行主要相关法律法规

除《中华人民共和国药品管理法》（2019 年 8 月 26 日第十三届全国人大常委会第十二次会议第二次修订）、《中华人民共和国药品管理法实施条例》（根据 2019 年 3 月 2 日《国务院关于修改部分行政法规的决定》第二次修订）外，现行主要相关法律法规如下：

1. 2019 年 5 月 16 日，国家市场监督管理总局令第 9 号公布《进口药材管理办法》，于 2020 年 1 月 1 日起施行。

2. 2018 年 7 月 24 日，国家药品监督管理局发布了《中药材生产质量管理规范》征求意见稿。

任务 6－3 中药饮片管理

PPT

中药饮片生产是以中医理论为指导的我国特有的制药技术。中药饮片既可根据中药处方直接调配煎汤（剂）服用，又可作为中成药生产的原料供制药厂使用，其质量好坏，直接影响中医临床疗效，直接关系到公众用药安全和中药现代化的进程。

一、中药饮片生产与经营管理

（一）中药饮片生产经营行为管理

1. 中药饮片生产管理

（1）《药品管理法》规定："中药饮片应当按照国家药品标准炮制；国家药品标准没有规定的，应当按照省、自治区、直辖市药品监督管理部门制定的炮制规范炮制。"省、自治区、直辖市人民政府药品监督管理部门制定的炮制规范应当报国务院药品监督管理部门备案。不符合国家药品标准或者不按照省、自治区、直辖市人民政府药品监督管理部门制定的炮制规范炮制的，不得出厂、销售。

（2）《药品管理法实施条例》规定：生产中药饮片，应当选用与药品质量相适应的包装材料和容器；包装不符合规定的中药饮片，不得销售。

（3）《中医药法》规定：国家保护中药饮片传统炮制技术和工艺，支持应用传统工艺炮制中药饮片，鼓励运用现代科学技术开展中药饮片炮制技术研究。

（4）中药饮片包装必须印有或贴有标签。中药饮片的标签必须注明品名、规格、产地、生产企业、产品批号、生产日期，实施批准文号管理的中药饮片还必须注明批准文号。中药饮片在发运过程中必须要有包装。每件包装上必须注明品名、产地、日期、调出单位等，并附有质量合格的标志。对不符合上述要求的中药饮片，一律不准销售。

（5）生产中药饮片必须持有《药品生产许可证》，应当遵守药品生产质量管理规范；必须以中药材为起始原料，使用符合药用标准的中药材（购进未实施审批管理的中药材除外），并应尽量固定药材产地；必须严格执行国家药品标准和地方中药饮片炮制规范、工艺规程；必须在符合药品 GMP 条件下组织生产，出厂的中药饮片应检验合格，并随货附纸质或电子版的检验报告书。

中药饮片生产企业履行药品上市许可持有人的相关义务，对中药饮片生产、销售实行全过程管理，建立中药饮片追溯体系，保证中药饮片安全、有效、可追溯。

实例分析 6-2

药店老板直接购买药农手中药材合法吗

　　某零售药店发现其他药房有些中药饮片价格比他家店的售价低许多，通过调查发现这些药店都是在当地一家药农那里买的中药材，后来该药店老板也向药农购买后直接销售给顾客，后被药品监督管理部门查处，追究相关人员责任并给予一定处罚。

答案解析

　　讨论　零售药店是否可以直接从药农那里购买中药材，药监部门是否给予处罚？

2. 中药饮片经营管理　批发零售中药饮片必须持有《药品经营许可证》，遵守药品经营质量管理规范，建立健全药品经营质量管理体系，保证药品经营全过程持续符合法定要求。应当从药品上市许可持有人或具有药品生产、经营资格的企业购进药品；但是，购进未实施审批管理的中药材除外。批发企业销售给医疗机构、零售企业和使用单位的中药饮片，应随货附加盖单位公章的生产、经营企业资质证书及检验报告证书（复印件）。

为保证中药饮片质量，《药品经营质量管理规范》对药品经营企业中影响中药饮片质量的关键关节及人员资质提出要求，具体要求详见药品经营管理项目。

（二）毒性中药饮片定点生产和经营管理的规定

1. 毒性中药饮片生产管理

（1）**毒性中药饮片定点生产原则**　国家药品监督管理部门对毒性中药材的饮片，实行统一规划，合理布局，定点生产。毒性中药材的饮片定点生产原则如下：①对于市场需求量大，毒性药材生产较多的地区定点要合理布局，相对集中，按省区确定 2~3 个定点企业。②对于一些产地集中的毒性中药材品种，如朱砂、雄黄、附子等，要全国集中统一定点生产，供全国使用。逐步实现以毒性中药材主产区为中心择优定点。③毒性中药材的饮片定点生产企业，要符合《医疗用毒性药品管理办法》等规范要求。

（2）**加强毒性中药饮片生产过程管理**　加强对定点生产毒性中药材的饮片企业的管理，建立健全毒性中药材的饮片的各项生产管理制度，包括生产管理、质量管理、仓储管理、营销管理等。强化和规范毒性中药材的饮片生产工艺技术管理，制定切实可行的工艺操作规程，建立批生产记录，保证生产过程的严肃性、规范性。加强毒性中药材的饮片包装管理，毒性中药材的饮片严格执行《中药饮片包装管理办法》，包装要有突出、鲜明的毒药标志。建立毒性中药材的饮片生产、技术经济指标统计报告制度。定点生产的毒性中药饮片，应销往具有经营毒性中药饮片资格的经营单位或直销到医疗单位。

2. 毒性中药饮片的经营管理　具有经营毒性中药资格的企业采购毒性中药饮片，必须从持有毒性中药材的饮片定点生产证的中药饮片生产企业和具有经营毒性中药资格的批发企业购进，严禁从非法渠道购进毒性中药饮片。毒性中药饮片必须按照国家有关规定，实行专人、专库（柜）、专账、专用衡器，双人双锁保管。做到账、货、卡相符。

二、医疗机构中药饮片的管理

为遵循中医药发展规律，发挥中医药特色优势，满足人民群众临床用药需求，《中医药法》中对医疗机构中药饮片炮制和使用进行特别规定。另外，国家中医药管理部门专门对医院中药饮片管理制定规范，加强医疗机构中药饮片管理。《中医药法》对医疗机构中药饮片管理的规定，对市场上没有供应的中药饮片，医疗机构可以根据本医疗机构医师处方的需要，在本医疗机构内炮制、使用。医疗机构应当遵守中药饮片炮制的有关规定，对其炮制的中药饮片的质量负责，保证药品安全。医疗机构炮制中药饮片，应当向所在地设区的市级人民政府药品监督管理部门备案。根据临床用药需要，医疗机构可以凭本医疗机构医师的处方对中药饮片进行再加工。

为加强对医疗机构中药饮片的监管，2007 年 3 月 12 日国家中医药管理局、卫生部印发《医院中药饮片管理规范》。明确对各级各类医院中药饮片的人员配备要求、采购、验收、保管、调剂、临方炮制、煎煮等管理进行了规定。

1. 人员要求　医院应配备与医院级别相适应的中药学技术人员。直接从事中药饮片技术工作的，应当是中药学专业技术人员。三级医院应当至少配备一名副主任中药师以上专业技术人员，二级医院应当至少配备一名主管中药师以上专业技术人员，一级医院应当至少配备一名中药师或相当于中药师以上专业技术水平的人员。

负责中药饮片验收的，在二级以上医院应当是具有中级以上专业技术职称和饮片鉴别经验的人员；在一级医院应当是具有初级以上专业技术职称和饮片鉴别经验的人员。

负责中药饮片临方炮制工作的，应当是具有三年以上炮制经验的中药学专业技术人员。

中药饮片煎煮工作应当由中药学专业技术人员负责，具体操作人员应当经过相应的专业技术培训。

2. 采购　医院应当建立健全中药饮片采购制度。医院采购中药饮片，由仓库管理人员依据本单位临床用药情况提出计划，经本单位主管中药饮片工作的负责人审批签字后，依照药品监督管理部门有关规定从合法的供应单位购进中药饮片。应当验证生产经营企业的《药品生产许可证》或《药品经营许可证》《营业执照》和销售人员的授权委托书、资格证明、身份证，并将复印件存档备查。购进国家实行批准文号管理的中药饮片，还应当验证注册证书并将复印件存档备查。医院与中药饮片供应单位应当签订"质量保证协议书"。医院应当定期对供应单位供应的中药饮片质量进行评估，并根据评估结果及时调整供应单位和供应方案。严禁擅自提高饮片等级、以次充好，为个人或单位谋取不正当利益。

3. 验收　医院对所购的中药饮片应按有关规定验收。医院对所购的中药饮片，应当按照国家药品标准和省、自治区、直辖市药品监督管理部门制定的标准和规范进行验收，验收不合格的不得入库。对购入的中药饮片质量有疑义需要鉴定的，应当委托国家认定的药检部门进行鉴定。有条件的医院，可以设置中药饮片检验室、标本室，并能掌握《中国药典》收载的中药饮片常规检验方法。购进中药饮片时，验收人员应当对品名、产地、生产企业、产品批号、生产日期、合格标识、质量检验报告书、数量、验收结果及验收日期逐一登记并签字。购进国家实行批准文号管理的中药饮片，还应当检查核对批准文号。发现假冒、劣质中药饮片，应当及时封存并报告当地药品监督管理部门。

4. 保管 医院对中药饮片的保管应符合要求。中药饮片仓库应当有与使用量相适应的面积，具备通风、调温、调湿、防潮、防虫、防鼠等条件及设施。中药饮片出入库应当有完整记录。中药饮片出库前，应当严格进行检查核对，不合格的不得出库使用。应当定期进行中药饮片养护检查并记录检查结果。养护中发现质量问题，应当及时上报本单位领导处理并采取相应措施。

5. 调剂与临方炮制 医院对中药饮片调剂和临方炮制要符合国家有关规定。中药饮片调剂室应当有与调剂量相适应的面积，配备通风、调温、调湿、防潮、防虫、防鼠、除尘设施，工作场地、操作台面应当保持清洁卫生。中药饮片调剂室的药斗等储存中药饮片的容器应当排列合理，有品名标签。药品名称应当符合《中国药典》或省、自治区、直辖市药品监督管理部门制定的规范名称。标签和药品要相符。

中药饮片装斗时要清斗，认真核对，装量适当，不得错斗、串斗。医院调剂用计量器具应当按照质量技术监督部门的规定定期校验，不合格的不得使用。

中药饮片调剂人员在调配处方时，应当按照《处方管理办法》和中药饮片调剂规程的有关规定进行审方和调剂。对存在"十八反""十九畏"、妊娠禁忌、超过常用剂量等可能引起用药安全问题的处方，应当由处方医生确认（"双签字"）或重新开具处方后方可调配。

中药饮片调配后，必须经复核后方可发出。二级以上医院应当由主管中药师以上专业技术人员负责调剂复核工作，复核率应当达到100%。医院应当定期对中药饮片调剂质量进行抽查并记录检查结果。中药饮片调配每剂重量误差应当在5%以内。

罂粟壳不得单方发药，必须凭有麻醉药处方权的执业医师签名的淡红色处方方可调配，每张处方不得超过三日用量，连续使用不得超过七天，成人一次的常用量为每天3~6g。处方保存三年备查。

医院进行临方炮制，应当具备与之相适应的条件和设施，严格遵照国家药品标准和省、自治区、直辖市药品监督管理部门制定的炮制规范炮制，并填写"饮片炮制加工及验收记录"，经医院质量检验合格后方可投入临床使用。

6. 煎煮 医院开展中药饮片煎煮服务，应当有与之相适应的场地及设备，卫生状况良好，具有通风、调温、冷藏等设施。医院应当建立健全中药饮片煎煮的工作制度、操作规程和质量控制措施并严格执行。中药饮片煎煮液的包装材料和容器应当无毒、卫生、不易破损，并符合有关规定。

即学即练6-3

含有罂粟壳的处方保存（ ）备查

答案解析 A. 1年   B. 2年   C. 3年   D. 4年

三、中药配方颗粒的管理规定

中药配方颗粒是由单味中药饮片经水提、浓缩、干燥、制粒而成，在中医临床配方后，供患者冲服使用。中药配方颗粒是对传统中药饮片的补充。又称免煎中药饮片、新饮片等。

中药配方颗粒在刚刚上市使用时，在疗效、价格及包装规格方面存在争议。认为中药配方颗粒作为传统饮片的代用品存在一些问题，中药配方颗粒不会有"群药共煎"的所有有效成分；疗效方面，主要是单味中药浓缩颗粒的简单混合使用与饮片合煎可能存在差别而影响疗效，且价格远远高于饮片。

中药配方颗粒经过了长期、广泛的临床使用，根据已有的临床观察和医生、患者的评价反馈，中药配方颗粒在中医药理论指导下经配伍使用后在临床显示了一定疗效和使用方便、调配灵活的优势，在患者中确实存在一定的需求。此外，中药配方颗粒产业已发展到一定的市场规模，急需结束中药配方颗粒试点工作。国家药品监督管理局经会同国家卫生健康委员会、国家医保局和国家中医药局，均同意结束中药配方颗粒试点工作。国家药品监督管理局、国家中医药局、国家卫生健康委员会、国家医保局于2021年2月1日共同发布了《关于结束中药配方颗粒试点工作的公告》（以下简称"《公告》"，于2021年11月1日起实施）。为了规范配方颗粒产业有序健康发展，更好满足中医临床需求，《公告》对配方颗粒生产、经营、使用各环节作出规范。其中，标准作为产品质量的重要准绳，受到广泛关注。《公告》对标准作出系列规范，力求坚持最严谨的标准，推动行业健康有序发展。

为加强中药配方颗粒的管理，规范中药配方颗粒的质量控制与标准研究，国家药品监督管理局组织制订了《中药配方颗粒质量控制与标准制定技术要求》，并于2021年2月10日发布。

四、现行主要相关法律法规

除《中华人民共和国药品管理法》（2019年8月26日第十三届全国人大常委会第十二次会议第二次修订）、《中华人民共和国药品管理法实施条例》（根据2019年3月2日《国务院关于修改部分行政法规的决定》第二次修订）外，现行主要相关法律法规如下：

1. 《中华人民共和国中医药法》（2016年12月25日第十二届全国人大常委会第二十五次会议表决通过）。

2. 《医院中药饮片管理规范》（2007年3月12日国家中医药管理局和卫生部发布）。

3. 《关于加强中药饮片包装监督管理的通知》（2003年12月18日国家食品药品监督管理局公布）。

4. 《医疗用毒性药品管理办法》（中华人民共和国国务院令第23号，1988年11月15日国务院第二十五次常务会议通过）。

5. 《关于结束中药配方颗粒试点工作的公告》（2021年2月1日国家药监局、国家中医药局、国家卫生健康委、国家医保局于共同发布）。

6. 《中药配方颗粒质量控制与标准制定技术要求》（2021年1月26日国家药品监督管理局发布）。

任务6-4　中药品种保护

《药品管理法》明确规定国家实行中药品种保护制度。1992年10月14日，国务院颁布了《中药品种保护条例》，于1993年1月1日起施行。2018年9月28日，《国务院关于修改部分行政法规的决定》（国务院令第703号），对《中药品种保护条例》部分条款进行了修改。《中药品种保护条例》规定，国家鼓励研制开发临床有效的中药品种，对质量稳定、疗效确切的中药品种实施分级保护制度。

另外，《中医药法》规定国家建立中医药传统知识保护数据库、保护名录和保护制度。中医药传统知识持有人对其持有的中医药传统知识享有传承使用的权利，对他人获取、利用其持有的中医药传统知识享有知情同意和利益分享等权利。国家对依法认定属于国家秘密的传统中药处方组成和生产工艺实行特殊保护。

一、中药品种保护的目的和意义

根据《中药品种保护条例》规定，国家鼓励研制开发临床有效的中药品种，对质量稳定、疗效确切的中药品种实行分级保护制度。其目的是提高中药品种的质量，保护中药生产企业的合法权益、促进中药事业的发展。中药品种保护制度的实施，促进了中药质量和信誉的提升，起到了保护先进、促进老药再提高的作用；保护了中药生产企业的合法权益，使一批传统名贵中成药和创新中药免除了被低水平仿制，调动了企业研究开发中药新药的积极性；维护了正常的生产秩序，促进了中药产业的集约化、规模化和规范化生产，促进了中药名牌产品的形成和科技进步。

二、中药保护品种的范围和等级划分

1. 中药保护品种的范围　适用于中国境内生产制造的中药品种，包括中成药、天然药物的提取物及其制剂的提取物和中药人工制品。依照《中药品种保护条例》，受保护的中药品种，必须是列入国家药品标准的品种。申请专利的中药品种，依照专利法的规定办理，不适用本条例。

2. 中药保护品种的等级划分　对受保护的中药品种分为一级和二级进行管理。中药一级保护品种的保护期限分别为30年、20年、10年，中药二级保护品种的保护期限为7年。

（1）申请中药一级保护品种应具备的条件　符合下列条件之一的中药品种，可以申请一级保护：①对特定疾病有特殊疗效的。②相当于国家一级保护野生药材物种的人工制成品。③用于预防和治疗特殊疾病的。

对特定疾病有特殊疗效，是指对某一疾病在治疗效果上取得重大突破性进展。

相当于国家一级保护野生药材物种的人工制成品是指列为国家一级保护物种药材的人工制成品；或目前虽属于二级保护物种，但其野生资源已处于濒危状态物种药材的人工制成品。

"特殊疾病"，是指严重危害百姓身体健康和正常社会生活、经济秩序的重大疑难疾病、危急重症、烈性传染病和罕见病。用于预防和治疗特殊疾病的中药品种，其疗效应明显优于现有治疗方法。

（2）申请中药二级保护品种应具备的条件　符合下列条件之一的中药品种，可以申请二级保护：①符合上述一级保护的品种或者已经解除一级保护的品种。②对特定疾病有显著疗效的。③从天然药物中提取的有效物质及特殊制剂。

对特定疾病有显著疗效，是指能突出中医辨证施治、对症下药的理法特色，具有显著临床应用优势，或对主治的疾病、证候或症状的疗效优于同类品种。

从天然药物中提取的有效物质及特殊制剂，是指从中药、天然药物中提取的有效成分、有效部位制成的制剂，且具有临床应用优势。

即学即练 6 - 4

下列可以申请为一类中药保护品种的是（　　）

A. 对特定疾病有显著疗效的

B. 从天然药物中提取的有效物质

答案解析　C. 从天然药物中提取的有效物质的特殊制剂

D. 对特定疾病有特殊疗效的

三、中药保护品种的保护措施

1. 中药一级保护品种的保护措施

（1）该品种的处方组成、工艺制法在保护期内由获得《中药保护品种证书》的生产企业和有关的药品监督管理部门、单位和个人负责保密，不得公开。负有保密责任的有关部门、企业和单位应按照国家有关规定，建立必要的保密制度。

（2）向国外转让中药一级保护品种的处方组成、工艺制法，应当按照国家有关保密的规定办理。

（3）因特殊情况需要延长保护期的，由生产企业在该品种保护期满前6个月，依照中药品种保护的申请办理程序申报。由国家药品监督管理部门确定延长的保护期限，不得超过第一次批准的保护期限。

2. 中药二级保护品种的保护措施　中药二级保护品种在保护期满后可以延长保护期限，时间为7年，由生产企业在该品种保护期满前6个月，依据条例规定的程序申报。

3. 其他规定　除临床用药紧张的中药品保护品种另有规定外，被批准保护的中药品种在保护期内仅限于已获得《中药保护品种证书》的企业生产。

对已批准保护的中药品种，如果在批准前是由多家企业生产的，其中未申请《中药保护品种证书》的企业应当自公告发布之日起6个月内向国家药品监督管理部门申报，按规定提交完整的资料，经指定的药品检验机构对申报品种进行质量检验，达到国家药品标准的，经国家药品监督管理部门审批后，补发批准文件和《中药保护品种证书》，对未达到国家药品标准的，国家药品监督管理部门依照药品管理的法律、行政法规的规定，撤销该中药品种的批准文号。

中药保护品种在保护期内向国外申请注册时，必须经过国家药品监督管理部门批准同意。否则，不得办理。

四、中药品种保护申请

1. 中药品种保护的申请程序　中药生产企业向所在地省级药品监督管理部门提出申请，经初审签署意见后，报国家药品监督管理部门。在特殊情况下，中药生产企业也可直接向国家药品监督管理部门提出申请。国家药品监督管理部门委托国家中药品种保护审评委员会进行审评并根据审评结论作出审批意见。经批准保护的中药品种，由国家药品监督管理部门发给《中药保护品种证书》。

2. 中药品种保护期间国家局提前终止保护，收回其保护审批件及证书的情形

（1）保护品种生产企业的《药品生产许可证》被撤销、吊销或注销的。

（2）保护品种的药品批准文号被撤销或注销的。

（3）申请企业提供虚假的证明文件、资料、样品或者采取其他欺骗手段取得保护审批件及证书的。

（4）保护品种生产企业主动提出终止保护的。

（5）累计 2 年不缴纳保护品种年费的。

（6）未按照规定完成改进提高工作的。

（7）其他不符合法律、法规规定的。

注：已被终止保护的品种的生产企业，不得再次申请该品种的中药品种保护。

五、现行主要相关法律法规

除《中华人民共和国药品管理法》（2019 年 8 月 26 日第十三届全国人大常委会第十二次会议第二次修订）、《中华人民共和国药品管理法实施条例》（根据 2019 年 3 月 2 日《国务院关于修改部分行政法规的决定》第二次修订）外，现行主要相关法律法规有：《中药品种保护条例》（2018 年 9 月 30 日国务院修改《中药品种保护条例》等行政法规部分条款）。

实践实训

实训 6-1 调研当地中药饮片生产经营情况

【实训目的】

了解中药饮片的管理规定。能快速正确判断中药饮片生产企业、经营企业是否符合中药饮片的相关管理规定。

【实训要求】

以 4~6 人为一组，进入当地中药饮片生产企业或中药饮片批发企业或零售药店等地开展中药饮片管理规定的实施情况的调研，对照相关中药饮片的管理规定，了解中药饮片生产、经营的实施情况及存在的问题，并写出调研报告。注：由于调研量较大，每小组可以选定一个调研方向。

【实训内容】

一、调研准备

1. 根据调研内容，各小组提前查阅、熟悉《药品管理法》及其实施条例或其他与中药饮片管理相关的规定。

2. 各自拟出调研提纲、设计好调查问卷。调研提纲与问卷需任课老师审核修改后认可同意。

3. 通过教师帮助或自行联系当地中药饮片生产企业、药品批发企业或零售药店，调研各企业单位数量均为 1~2 家。

4. 准备好身份证明、介绍信、笔记本、调查问卷等。在企业单位允许的情况下，必要时可准备录像、录音、照相设备。

二、调研内容

1. 了解中药饮片生产企业生产的各环节中实施中药饮片管理规定的情况，针对中药饮片生产企业生产的具体的中药饮片能查阅对比其是否符合炮制规范。

列出调研中收集的中药饮片生产企业生产的品种、产地、规格、炮制方法，尽量选取有代表性的品种。

2. 了解药品批发企业购销环节实施中药饮片管理规定的情况

调研药品批发企业购销过程中对购销企业和品种合法性的审核及相关资料、记录的保存情况。

3. 了解零售药店采购、使用环节实施中药饮片管理规定的情况

调研不同规模零售药店采购、使用环节实施中药饮片管理规定的情况。

三、调研报告

根据每个小组设计的调研问卷进行调研后形成不少于 800 字的调研报告，要求符合调研报告的格式要求，能根据相关中药饮片的相关管理法规，分析问题所在，给出相应的整改建议。

【实训评价】

各组同学对各自中药饮片生产经营调研报告进行互评，交流心得与体会。在此基础上，教师进行总评。

实训 6 - 2　调研当地中药配方颗粒的使用情况

【实训目的】

利用所学知识，了解当地医院药房、社会诊所等中药配方颗粒使用情况。

【实训要求】

以 5 人为一组，利用周末和课余时间到医院药房、中医诊所去了解中药配方颗粒的使用情况，包括其价格、医生对中药配方颗粒的态度，收集患者、医生对中药配方颗粒的使用情况。

【实训内容】

一、调研准备

1. 通过教师帮助或自行联系当地医院药房、社会诊所 2 ~ 3 家，调研医生和患者对中药配方颗粒的认可度和使用情况。

2. 各自拟出调研提纲、设计好调查问卷。调研提纲与问卷需任课老师审核修改后认可同意。

3. 准备好身份证明、介绍信、笔记本、调查问卷等。

二、调研内容

1. 了解医院药房中药配方颗粒使用情况

列出所调研医院药房使用中药配方颗粒的类别、品种、销售占比等总体情况。

2. 了解诊所使用中药配方颗粒的情况

调研诊所中药配方颗粒所涉及的类别、品种、销售占比等总体情况。

3. 了解患者对中药配方颗粒使用情况

调研患者对中药配方颗粒的认可度情况。

三、调研报告

根据每个小组设计的调研问卷进行调研后形成不少于 800 字的调研报告，要求符合调研报告的格式要求，能根据相关中药饮片的相关管理法规，分析问题所在，给出相应的整改建议。

【实训评价】

各组同学对中药配方颗粒使用调研报告进行互评，交流心得与体会。在此基础上，教师进行总评。

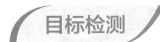

答案解析

一、A 型题（最佳选择题）

1. 乡村中医药技术人员不得自种自采自用何种中草药（　）

　　A. 人参　　　　　　　　B. 菊花　　　　　　　　C. 罂粟

　　D. 枸杞　　　　　　　　E. 天冬

2. 限量出口的是（　）

　　A. 二、三级保护野生药材物种　　　　　　B. 一、二级保护野生药材物种

　　C. 一级保护野生药材物种　　　　　　　　D. 三级保护野生药材物种

　　E. 二级保护野生药材物种

3. 我国野生中药材实行几级保护（　）

　　A. 一级　　　　　　　　B. 二级　　　　　　　　C. 三级

　　D. 四级　　　　　　　　E. 五级

4. 我国重点保护的野生中药材有多少种（　）

　　A. 42　　　　　　　　　B. 76　　　　　　　　　C. 56

　　D. 60　　　　　　　　　E. 64

5. 罂粟壳连续使用不得超过（　）

　　A. 3 天　　　　　　　　B. 5 天　　　　　　　　C. 7 天

　　D. 2 周　　　　　　　　E. 3 周

6. 中药二级保护品种的保护期限为（　）

　　A. 5 年　　　　　　　　B. 7 年　　　　　　　　C. 10 年

　　D. 15 年　　　　　　　　E. 20 年

二、B 型题（配伍选择题）

（7～10 题共用备选答案）

　　A. 四叶厚朴　　　　　　　B. 甘肃贝母　　　　　　　C. 云南白药气雾剂

　　D. 羚羊角　　　　　　　　E. 大黄

7. 属于一级保护野生药材的是（　）

8. 属于二级保护野生药材的是（　）

9. 属于三级保护野生药材的是（　）

10. 属于中药一级保护品种的是（　）

三、X 型题（多项选择题）

11. 生产中药饮片必须持有（　）

　　A.《药品生产许可证》　　　B.《药品 GMP 证书》　　　C.《药品 GSP 证书》

　　D.《中药材 GAP 证书》　　　E.《药品经营许可证》

12. 中药一级保护品种的保护期限分别为（　　）

A. 30　　　　　　　　　B. 20　　　　　　　　　C. 15

D. 10　　　　　　　　　E. 7

书网融合……

知识回顾　　　　　微课　　　　　习题

（李洁玉）

项目七　　药品信息管理 e 微课

学习引导

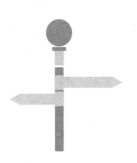

某制药有限责任公司生产的通用名为"小儿暖脐膏"的药品。该药外包装上名称显著标示为"消疝暖脐",刻意隐藏了"小儿"二字,"消疝"为注册商品名。该类药品生产厂家往往在药品包装标签说明书中不注明或者刻意隐匿药品通用名,标示的药品名称用商品名或商标名代替,以此给消费者造成误解,将普通的药品改头换面,来虚高药品价格。

本项目主要学习药品标签和说明书的内容及印制管理规定,药品标签和说明书的概念及作用。

学习目标

1. **掌握**　药品标签内容和印制要求;药品说明书的格式和内容要求;药品广告审查发布管理;药品价格管理的要求。

2. **熟悉**　药品信息的收集渠道;药品标签、说明书、药品广告的概念和作用;药品广告批准文号的格式以及注销管理,对虚假违法药品广告的处理与处罚。

3. **了解**　药品信息的特征、分类与收集;药品广告的审查和程序;违反药品价格管理政策的处罚。

任务 7-1　药品信息管理认知

PPT

信息是反映客观事物特征、属性、现象及变化规律的内容。大千世界,信息无处不在,人们时刻都处在信息的包围之中,有效地掌握、利用信息是人们正确把握、判断和认识客观事物并作出评判的重要基础和能力。随着现代信息技术的飞速发展,人类社会已全面进入信息化时代,信息化水平的高低已经成为衡量一个国家或地区的经济和科技发展及管理水平的主要标志。

一、药品信息的含义、特征和类型

(一) 药品信息的含义

药品信息是指有关药品和药品活动的特征和变化。药品信息包括两方面:一是有关药品特征、特性和变化方面的信息,如药品的理化性质,药品的安全性、有效性等方面的信息;二是有关药品活动方面的信息,如药品的研制、生产、流通、使用、监督管理和药学教育等方面的信息。也就是说,所有与药

143

品有关的信息都属于药品信息的范围。

（二）药品信息的特征

药品信息与其他信息一样，具有以下的特征：

1. 药品信息的无限性和有限性　药品信息是无穷无尽的，它源于事物本身的无限性和事物之间联系的无限性。如新药的不断发现以及对现有药品的新认识，使得药品信息呈爆炸性的增长；同时，药品信息又是有限的，它源于人们对药品的有限认识，以及人们在一定时间内能够处理的信息的有限性。了解药品信息的无限性和有限性，在实践中就需要关注那些对药事工作目标最有价值的信息。

2. 药品信息的真实性和虚假性　药品信息在产生、传播、加工和整理过程中因受许多因素的影响，往往会产生一些偏差或失真，如有些人为牟取私利，将一些没有药效的东西说成有效，或为通过相关评审故意伪造试验结果等。不论是恶意的还是善意的都会导致信息的失真。真实、客观的药品信息是药事工作正确决策的基础，虚假、失真的药品信息可能会误导工作。因此，在收集、处理、利用药品信息时首先要区分其真假，确保信息的真实和准确。

3. 药品信息的系统性和片面性　系统的药品信息指有关药品及药品活动的全面信息；片面的药品信息是指有关药品及药品活动的某个局部或角度反映出的信息。在人们的思维活动中，零散的、个别的信息都不足以帮助人们把握整体及其变化规律。因此，应尽可能地掌握全面、完整的信息，不可满足于一知半解。在药事活动中，有些企业在其产品的宣传中，只讲对其有利的一面，回避将全面的药品信息提供给医疗人员和公众。

4. 药品信息的动态性和时效性　药学事业的不断发展以及人们对药品的新认识和探索，决定了药品信息也在不断地变化和更新。而药品信息的不断发展变化又决定了药品信息的时效性，即药品信息的价值及其利用超出了一定的时间界限，就会失去其价值或效用。因此在收集、利用药品信息时必须要有动态的时间观念，不能一劳永逸。例如，药品的某些不良反应是在药品上市后逐渐被发现的，这就要求不断并及时修改药品说明书，更新药品信息。

5. 药品信息的依附性和传递性　药品信息反映了药品的特征和药品的运动变化，但其本身却不能单独存在，药品信息只有被各种符号系统组织成为某种形式的符号序列，并依附于一定的载体才可能被表达、识别、传递、存储、显示与利用。因此，应根据信息的特点、目的选择适合的、有效的载体和传递途径，如图书、磁盘、计算机网络等。

6. 药品信息的目的性和价值性　信息能够帮助人们了解自身面临的问题，人们收集、利用信息总是围绕一定的目的，它既可能是为了实现某项药品的质量要求，也可能是为提高药品的合格率。药品信息的价值性体现在它帮助人们实现各自的目的。而药品信息的收集、整理、储存、传递、利用也是有成本的，使用它的人需付出代价，同时，药品信息的价值还取决于人们对它的认识和重视程度。

（三）药品信息的分类

根据不同的标准，可以将药品信息划分为以下不同的类型。按照药品信息内容划分，可分为药品法律法规政策信息、药品经济信息、药品科技信息和药品教育信息等。按照药品研发环节划分，可分为上市前药品信息、注册中药品信息和上市后药品信息等。按照药品上市阶段划分，可分为药品研发信息、药品生产信息、药品流通信息和药品使用信息等。按照药品信息来源划分，可分为内部信息和外部信息等。按照药品信息的载体形式划分，可分为数字信息、图文信息、语音信息和计算机信息等。

二、药品信息收集、服务与评价

(一)药品信息的收集

药品信息来源较广,可通过多种渠道获取和收集。

1. 关注国家药事法规政策　国家对药品实施严格的监督管理,制定颁布有大量、系统的有关药品管理的法律、法规、政策等,国务院药品监督管理局和省级药品监督管理部门也颁布有大量药品行政法规和规章。这些是关系到药品的重要信息,是每一位药学人员需要了解和掌握的。

2. 利用文献检索工具　互联网上一些医药文献检索刊物和数据库,如 Medline、PubMed、Cochrane、中国生物医学文献数据库等,通过检索,可以查询到全面的相关信息的一次文献,是收集药品信息的重要手段。

3. 查阅专业期刊　专业期刊、杂志按月出版,及时反映药学科学的最新发现和学术研究,经常查阅期刊、杂志,是及时掌握最新药品信息的有效途径。

4. 拥有权威参考书籍　权威的参考书通常能够较全面、深入地反映药品各方面的理论、观点、现象和评价。其中定期再版的参考书,有大量新的信息,对药品活动有重要的指导价值,是全面掌握药品信息的基础。

5. 走访药品研发、生产、经营和使用单位　这些单位拥有其研发、生产、经营和使用药品的直接信息,这些信息是它们所独有的,很难从其他地方获得,尤其是一些新药的信息,可以通过药品研发和推销人员获得。

6. 参加药学实践　药学人员在药学实践中可以通过自己的观察和实践认识药品信息,同时在实践中直接与其他药学技术人员交流,也可以学习到许多他们所掌握的药品信息。

7. 参加学术会议、继续教育讲座　从学术活动中,可以了解某些专业领域前沿的情况和专家对某些问题的深刻理解,将这些信息收集起来,可以弥补参考书、期刊、杂志的不足。

8. 咨询药物信息机构　一些政府机构、药物科研机构、大学或医院的药物信息中心和专门从事药学信息开发和服务的机构,如国家药品不良反应监测中心、国家药品监督管理局南方医药经济研究所、广东医药情报研究所、上海医药工业研究院等,它们可以提供各种有针对性的药品信息。

9. 运用行政或法律手段　根据法律规定,有关药学单位在申请药品注册、药品生产、经营和使用时,必须呈报有关的药品信息;药品监督管理部门通过到现场核查,抽样检查,日常的监督检查和跟踪检查,以确定有关药品信息的真实性、可靠性。这是药事行政部门获取药品信息的主要方法。

(二)药品信息服务

药品信息服务是指有关药事组织或机构将搜集到的药品信息经过处理、加工以后,借助多种方式、手段为药品管理部门、药事组织和社会公众提供所需药品信息产品及服务的一项工作。实质上就是传播、交流药品信息,实现药品信息的增值,是药品信息管理工作的出发点和归宿。

药品信息服务的方式有很多,主要有以下几种方式:

1. 药品信息报道与发布　药品信息相关机构对搜集到的大量资料和信息进行整理、研究、加工、评价和选择之后,及时报道,满足相关组织和社会公众的信息需求。

2. 药品信息检索服务　根据用户的需求或提问从各类不同的数据库或信息系统中,迅速、准确地查出与用户需求相符且有价值的药品资料和数据。

3. 药品信息咨询服务　是由专门的机构或咨询服务公司帮助用户解决药品信息问题的一种专门咨询活动。

4. 药品信息网络服务　是指在网络环境下由药品信息服务机构利用计算机、通讯和网络等现代技术从事药品信息采集、处理、存贮、传递和提供利用等活动。

（三）药品信息评价

药品信息因来源目的和产生原因的不同，其准确性、可靠性、客观性和它所描述事物的角度、方法等都需要通过评价才能使用。而药品信息评价也带有一定的主观性，在评价过程中应尽量避免人为因素的影响。药品信息评价主要有以下几个方面。

1. 科学性和客观性　药品信息客观性、真实性的评价非常重要，不仅是能否采用该信息的依据，其后果将涉及人们的健康和生命。首先，药品信息要具有科学性，有一定科学研究的价值。其次，药品信息要具有客观准确性，具备可供核查事实的信息来源、数据和依据，同时药品信息是否公正，提供的事实是否有混同倾向性的宣传和评论，对有争议的观点是否公正的评判。

2. 权威性和可信度　这是人们利用药品信息的主要选择标准。药品信息评价应弄清信息来源和目的。一般来讲，权威机构和第三方机构所提供的药品信息，在质量上较可靠，尤其是政府机构、著名研究机构或大学发布的文献信息，其科学性、准确性和可信度较高。而商业途径提供的信息往往有倾向性。

3. 新颖性和独特性　人们通常利用发布时间较新且较独特、有参考价值的文献，而对于药品信息资源利用更是如此。药品信息所反映的主题是否新颖、特别或发布日期以及最近的更新日期、更新周期间隔等，都会影响人们的利用效能。具有观点新颖、内容独特的药品信息，才能提升信息的价值或利用效率。

4. 全面性和系统性　药品信息的全面性和系统性主要是针对不同信息来源的评价。如一本药物手册，所收载的药品品种的数量就是观察它的全面性的指标，品种越多全面性就越好。不同的信息源，观察全面性的指标不一样，有些是信息源收载或查询的期刊、杂志数量的多少，有些是病种的多少，等等。但对一项研究报告不要过分追求它研究的全面性，有时能搞清楚一个问题或一个问题的某个方面就可以了。

三、药品信息管理

（一）药品信息管理的内涵和目的

药品信息管理包括对药品信息活动的管理和国家对药品信息的监督管理。药品信息活动是指对药品信息的收集、整理、存贮、评价、传递、提供和利用的过程。药品信息活动管理的基本目标是以最少的人、财、物和时间的投入，充分开发和利用药品信息，保证药品信息的客观、及时和准确，以促进该药事单位目标的实现。国家对药品信息监督管理的基本目标，是保证药品信息的真实性、准确性、全面性，以符合保障人们用药安全有效，维护人们身体健康的基本任务。

（二）国家对药品信息的监督管理

由于药品信息的传递直接影响到药物治疗的效果，而又因提供药品信息的目的、动机不同，许多药品信息让人们难辨真伪，以致引发药害事件。因此世界各国逐渐加强药品信息管理，以保证药品质量和人们用药安全。主要措施和内容有以下几方面。

1. 国家组织制定颁布药品标准。

2. 通过立法程序制定发布有关药品信息管理的法规，强制推行，对违反者给予相应的惩罚。

3. 通过药学行业组织制定药师职业道德规范，要求药师提供真实、准确、全面的药品信息，拒绝从事任何可能败坏职业荣誉的活动。

4. 通过药学教育改革，培养临床药师、情报药师，从专业上提高药品信息的质量。

5. 建立建设药品信息计算机监督系统。

（三）国外药品信息管理法规简介

1. 美国　美国十分重视药品信息的管理，美国《联邦食品药品化妆品法》第 502 条 "违标药品和违标用品"，列出 16 种情况为违标药品，并规定了处罚。1937 年，美国发生的磺胺酏剂药害事件，死亡 107 人，震惊全国，后来即按 "违标药品" 处罚了生产企业。另外美国国会还颁发了《正确包装和标签法》《防毒包装法》。

在《联邦法典》第 21 章 201 节 "药品标识物" 中对药品说明书的格式和内容书写要求作了详尽规定。美国食品药品管理局（FDA）于 2006 年 1 月 18 日颁布了《人用处方药及生物制品说明书格式及内容管理条例》，同时还发布了《药品说明书【不良反应】内容格式撰写指导》《药品说明书【临床研究】内容格式撰写指导》《药品说明书新版内容格式管理条例实施指导原则》（意见稿）和《药品说明书【警告/注意事项】、【禁忌症】、【黑框警告】内容格式撰写指导》（意见稿）。由于美国药品在国际贸易中的作用和地位，其药品信息管理在全球影响很大。

2. 日本　日本《药事法》第七章 "药品的管理" 明确规定，药品在其直接容器或直接包装上必须记载的 10 项内容，药品附属标签和说明书上必须记载的 4 项内容，以及药品附属标签和说明书禁止记载的事项。

3. 英国　英国现行《1968 年药品法》第一部分 "容器、包装和药品的识别标志" 中，分别规定了药品的标签和包装上的标志，药品说明书，药品容器要求，药品的颜色、形状及标志，以及自动售药机上的药品说明资料等应遵守的内容。

4. 欧盟　欧盟委员会于 2004 年上半年完成对药品管理法的全面修改，旨在保证欧洲人民的健康，加强欧盟药品市场的管理，迎接欧盟扩大和全球化的挑战。最终形成了一部新的《欧盟人用兽用药注册管理法》［Regulation（Ec）No 726/2004］和三项指导原则，即《传统草药管理指导原则》（Directive 2004/24/EC）、《人用药管理指导原则》（Directive2004/27/EC）和《兽用药管理指导原则》（Directive 2004/28/EC）。对各成员国药品说明书的申报流程、内容格式要求进行了统一规定，力图高度保证消费者的权益，以确保消费者在丰富、详实的用药信息基础上正确、合理地使用药品。此外，新法规还强调，对于包装、标签和说明书符合欧盟指导原则的药品，各成员国不得以与包装、标签和说明书有关的理由禁止或阻碍其上市销售。

总体来说，各国综合性药品法、药品注册管理条例、GMP 等药事法律法规中，均对药品包装标签、说明书和药品广告、药品注册商标等药品信息的管理都作了明确、严格的规定。

任务 7-2　药品包装标签和说明书管理

PPT

我国《药品管理法》第四十九条规定："药品包装必须按照规定印有或者贴有标签并附有说明书。"

为规范药品说明书和标签的管理，2006年3月10日国家食品药品监督管理局发布了《药品说明书和标签管理规定》，自2006年6月1日起施行。

一、药品标签管理

药品标签是药品信息的重要来源之一，不仅是广大医护人员和患者治疗用药的依据，也是药品生产、经营企业向公众介绍药品特性、指导合理用药和普及医药知识的主要媒介。

（一）药品标签概念

药品标签是指药品包装上印有或者贴有的内容。分为内标签和外标签。①药品内标签指直接接触药品的包装的标签。②外标签指内标签以外的其他包装的标签。

（二）药品标签和说明书印制要求

在中国境内上市销售的药品，其标签和说明书内容应当符合《药品说明书和标签管理规定》的要求并由国家药品监督管理局予以核准。

1. 药品标签和说明书的核准内容　药品标签和说明书由国家药品监督管理部门予以核准，药品生产企业印制时，应当按照国家药品监督管理部门规定的格式和要求，根据核准的内容印制标签和说明书，不得擅自增加或删改原批准的内容。药品标签应当以说明书为依据，其内容不得超出说明书的范围，不得印有暗示疗效、误导使用和不适当宣传产品的文字和标识。药品包装应当按照规定印有或者贴有标签。不得夹带其他任何介绍或者宣传产品、企业的文字、音像及其他资料。药品生产企业生产供应上市销售的最小包装必须附有说明书。

2. 科学表述　药品标识和说明书的文字表述应当科学、规范、准确，并跟踪药品上市后的安全性和有效性情况，及时提出修改药品说明书的申请。非处方药说明书还应当使用容易理解的文字表述，以便患者自行判断、选择和使用。

3. 文字要求　药品标签和说明书应当使用国家语言文字工作委员会公布的规范化汉字，增加其他文字对照的，应当以汉字表述为准。

4. 明晰标识　药品说明书和标签中的文字应当清晰易辨，标识应当清楚醒目，不得有印字脱落或者粘贴不牢等现象，不得以粘贴、剪切、涂改等方式进行修改或者补充。麻醉药品、精神药品、医疗用毒性药品、放射性药品、外用药品和非处方药等国家规定有专用标识的，其标签和说明书必须印有规定的专用标识。

5. 加注警示　为保护公众健康和指导正确合理用药的目的，药品生产企业可以主动提出在药品标签或说明书上加注警示语，国家药品监督管理部门也可以要求药品生产企业在标签和说明书上加注警示语。

根据《反兴奋剂条例》，药品中含有兴奋剂目录所列禁用物质的，其标签和说明书应当注明"运动员慎用"字样。

6. 药品标签和说明书中的药品名称及注册商标要求　药品标签和说明书中标注的药品名称必须符合国家药品监督管理部门公布的药品通用名称和商品名称的命名原则，并与药品批准证明文件的相应内容一致。

（1）**药品通用名称**　药品通用名称是指列入国家药品标准中的药品名称。该名称在药品标签上标注时应当显著、突出，其字体、字号和颜色必须一致，并符合以下要求：①对于横版标签，必须在上

1/3 范围内显著位置标出。②对于竖版标签，必须在右 1/3 范围内显著位置标出。③不得选用草书、篆书等不易识别的字体，不得使用斜体、中空、阴影等形式对字体进行修饰。④字体颜色应当使用黑色或者白色，与相应的浅色或者深色背景形成强烈反差。⑤除因包装尺寸的限制而无法同行书写的，不得分行书写。以企业名称等作为标签底纹的，不得以突出显示某一名称来弱化药品通用名称。

（2）药品商品名称 药品商品名称是指经国家药品监督管理部门批准的特定企业使用的该药品专用的商品名称。该名称不得与通用名称同行书写，其字体和颜色不得比通用名称更突出和显著，其字体以单字面积计算，不得大于通用名称所用字体的 1/2。

根据《关于进一步规范药品名称管理的通知》规定，自 2006 年 6 月 1 日起，属于下列情形的药品可以申请使用商品名称：①新化学结构、新活性成分且在保护期、过渡期或者监测期内的药品。②在我国具有化合物专利，且该专利在有效期内的药品。2006 年 6 月 1 日前批准使用的商品名称可以继续使用，除此之外其他药品一律不得使用商品名。同一企业生产的同一药品，成分相同但剂型或规格不同的，也必须使用同一商品名，药品广告宣传中不得单独使用商品名。

（3）注册商标 注册商标是指国家知识产权局商标局依照法定程序核准注册的商标。注册商标具有排他性、独占性、唯一性等特点，属于注册商标所有人所独占，受法律保护，任何单位或个人未经注册商标所有权人许可或授权，均不可自行使用，否则将承担侵权责任。

药品标签和说明书中禁止使用未经注册的商标以及其他未经国家药品监督管理局批准的药品名称。药品标签使用注册商标的，应当印刷在药品标签的边角，含文字的注册商标，其字体以单字面积计不得大于通用名称所用字体的四分之一。

（三）药品标签分类与内容管理

1. 药品内标签 应包含药品通用名称、适应症或者功能主治、规格、用法用量、生产日期、产品批号、有效期、生产企业等内容。包装尺寸过小无法全部标明上述内容的，至少应标注药品通用名称、规格、产品批号、有效期等内容。

2. 药品外标签 应注明药品通用名称、成分、性状、适应症或者功能主治、规格、用法用量、不良反应、禁忌、注意事项、贮藏、生产日期、产品批号、有效期、批准文号及生产企业等内容。适应症或者功能主治、用法用量、不良反应、禁忌、注意事项不能全部注明的，应当标注主要内容"详见说明书"字样。

3. 原料药标签 应包含药品名称、包装规格、贮藏、生产日期、产品批号、有效期、执行标准、批准文号、生产企业以及运输注意事项等必要内容。

4. 中药饮片的包装标签 必须注明品名、规格、产地、生产企业、产品批号、生产日期。实施批准文号管理的中药饮片还必须注明药品批准文号。

5. 用于运输、储藏的包装标签 至少应当注明药品通用名称、包装规格、贮藏、生产日期、产品批号、有效期、批准文号、生产企业。也可以根据需要注明包装数量、运输注意事项或者其他标记等必要内容。

对贮藏有特殊要求的药品，应当在标签的醒目位置注明。

6. 规格相同或不同的药品标签 同一药品生产企业生产的同一药品，药品规格和包装规格均相同的，其标签的内容、格式及颜色必须一致；药品规格或者包装规格不同的，其标签应当明显区别或者规格项明显标注。同一药品生产企业生产的同一药品，分别按处方药与非处方药管理的，两者的包装颜色应当明显区别。

（四）有效期的标注方法

药品标签中的有效期应当按照年、月、日的顺序标注，年份用四位数字表示，月、日分别用两位数表示。其具体标注格式为"有效期至××××年××月"或者"有效期至××××年××月××日"；也可以用数字和其他符号表示为"有效期至××××.××."或者"有效期至××××/××/××"等。

预防用生物制品有效期的标注按照国家药品监督管理局批准的注册标准执行，治疗用生物制品有效期的标注应自分装日期计算，其他药品有效期的标注自生产日期计算。

有效期若标注到日，应当为起算日期对应年月日的前1天；若标注到月，应当为起算月份对应年月的前1个月。

如果由于包装尺寸或者技术设备等原因，有效期确难以标注为"有效期至某年某月"的，可以标注有效期的实际期限，如"有效期24个月"。

（五）专用标识的管理

麻醉药品、精神药品、医疗用毒性药品、放射性药品、外用药品和非处方药品等国家规定有专用标识的药品，其标签上必须印有规定的标识（图7-1）。

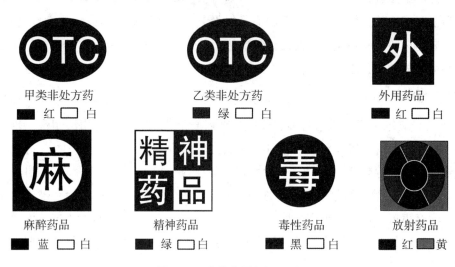

图7-1 药品专用标识示图

即学即练7-1

答案解析

一批药品的生产批号是20180310，有效期为2年，则该药品可用至（ ）

A. 2020年3月10日   B. 2020年3月9日

C. 2019年3月10日   D. 2021年3月9日

二、药品说明书管理

药品说明书是药品信息最基本、最重要的来源，它与药品的研制、生产、销售、使用、贮运等众多环节密切相关，是指导医务人员和社会公众正确购买及使用药品，以及药师开展合理用药咨询服务的重要依据之一。因此，为确保人们用药安全，一方面要保证药品质量合格，另一方面要遵守用药规范。对于一种药品的规范使用，最具法律效应的参考资料是药品说明书。

（一）药品说明书的概念及作用

1. 药品说明书的概念 药品说明书是指由药品生产企业印制，并包含有药品安全性、有效性的重要科学数据、结论和信息，用以指导安全、合理使用药品的技术资料。具有技术意义和法律意义，能提供用药信息，是医务人员、患者了解药品的重要途径。药品说明书是该药的一项重要文件，可以作为药品管理领域一系列法律事实的认定依据，包括判定假药劣药、缺陷药品、虚假药品广告和药品召回对象的认定依据。

药品说明书由药品生产企业依照国家规定的格式要求，以及批准的内容编写，上市销售的药品最小包装内应附有药品说明书。药品说明书的具体格式、内容和书写要求由国家药品监督管理部门制定并发布。

2. 药品说明书的作用

（1）介绍药品特性 药品说明书由药品生产企业按照国家要求的格式及内容撰写，是对药品主要特征的介绍，药品说明书的内容应科学严谨、实事求是，不应任意夸大宣传、错误导向或有意回避。药品说明书的解释应详尽细致，除外标签中所述的各项外，还需增加：禁用慎用症状，与饮食、症状初起或其他与时间因素有关的用药方法，服用时的调配方法，如振摇、溶解、稀释，贮藏及放置条件等。

（2）指导合理用药 药品说明书包含药品安全性、有效性的重要科学数据、结论和信息，用以指导安全、合理使用药品。①药品说明书可以帮助医师和患者严格、准确地掌握药品适应症或功能主治，并按规定用法给药。②可使医师和患者掌握药品不良反应、禁忌症、注意事项、相互作用和配伍禁忌等，以确保治疗安全。③医师准确掌握药品说明书信息，包括作用机制、药品配伍、代谢排泄，便于选择更合理的治疗方案，以取得更好的治疗效果。

（3）普及医药知识 药品说明书的文字通俗易懂，并且增加有忠告语或警示语，提醒患者仔细阅读药品说明书，这不仅增加患者用药知识，同时提高用药的安全性。由于临床上常有患者对医师隐瞒某些病史，而这些病史可能正好是某种药品使用的禁忌，因此患者自身充分理解药品说明书的内容对于确保安全用药是非常必要的。

（4）保护医师，减少医疗纠纷 按照国际惯例，药品说明书是所有国家医师、药师、护士和患者使用药品唯一具有法律依据的临床用药资料。世界各国将药品说明书置于法律法规的管理下，并在医疗事故的处理中，将其作为裁判的依据。目前，我国对医疗事故的处理要求使用"举证倒置"的形式，而药品说明书是评价医师用药是否得当的重要依据之一。法律为严格按药品说明书进行规范治疗的行为提供安全保障，所以掌握药品说明书能保护医师，减少医疗纠纷和事故的发生。

3. 药品说明书的编写要求 药品说明书对疾病名称、药学专业名词、药品名称、临床检验名称和结果的表述，应当采用国家统一颁布或规范的专用词汇，度量衡单位应当符合国家标准的规定。药品说明书应当列出全部活性成分或者组方中的全部中药药味。注射剂和非处方药还应当列出所用的全部辅料名称。药品处方中含有可能引起严重不良反应的成分或者辅料的，应当予以说明。

4. 药品说明书修改的规定 药品生产企业应当主动跟踪药品上市后的安全性和有效性方面的情况，需要对药品说明书进行修改的，应当及时提出修改申请。根据药品不良反应监测、药品再评价结果等信息，国家药品监督管理部门也可以要求药品生产企业修改药品说明书。药品说明书获准修改后，药品生产企业应当将修改的内容立即通知相关的药品经营企业、使用单位及其他部门，并按要求及时使用修改后的说明书和标准。

药品说明书应当充分包含药品不良反应信息，详细注明药品不良反应。药品生产企业未根据药品上市后的安全性、有效性情况及时修改说明书或者未将药品不良反应在说明书中充分说明的，由此引起的不良后果由该生产企业承担。

药品说明书核准日期和修改日期应当在说明书中醒目标示。

（二）药品说明书的编写要点

药品说明书应当注明药品的通用名称、成分、规格、上市许可持有人及其地址、生产企业及其地址、批准文号、产品批号、生产日期、有效期、适应症或者功能主治、用法、用量、禁忌、不良反应和注意事项。

1. 药品名称　有时一种药品可以有通用名称、商品名称。

2. 药品成分　若是复方制剂则标明主要成分。

3. 适应症或功能主治　化学药品标注"适应症"，中药标注"功能主治"。它是药品生产企业在充分的动物药效学实验及临床人体实验的基础上确定的，并经国家药品监督管理部门审核后才允许刊印。

4. 规格　包括药品最小计算单位的含量及每个包装所含药品的数量。

5. 用法用量　如果没有特殊说明，一般标明的剂量为成人常用剂量，并以药品的含量为单位，若小儿或老人使用须按照规定折算使用剂量。

6. 药品不良反应　药品的各种不良反应包含在这一栏中。

7. 禁忌或注意事项　安全剂量范围小的药品必标此栏，注意事项还包括孕妇、哺乳期、慢性病等特殊患者应注意的内容，以及其他药品合理的禁忌等。

8. 贮存　如需特殊贮藏条件的药品，则在此栏标明，如避光、冷藏等。

9. 批准文号、生产批号、有效期或失效期　批准文号是鉴别假药、劣药的重要依据。目前药品批准文号为"国药准字"＋"字母"＋"八位数字"（如国药准字 H20190805），生产批号表示具体生产日期，有效期或失效期为药品质量可以保证的期限。

（三）药品说明书格式与内容

1. 化学药品和治疗用生物制品说明书格式

核准日期（NMPA 批准药品注册时间）
修改日期（按历次修改的时间顺序逐行书写）

特殊药品、外用药品标识（位置）

×××（通用名）说明书
请仔细阅读说明书并在医师指导下使用
警示语（位置）

【药品名称】	【注意事项】
通用名称：	【孕妇及哺乳妇女用药】
商品名称：	【儿童用药】
英文名称：	【老年用药】
汉语拼音：	【药物相互作用】
【成分】	【药物过量】
化学名称：	【临床试验】
化学结构式：	【药理毒理】
分子式：	【药代动力学】
分子量：	【贮藏】
【性状】	【包装】
【适应症】	【有效期】
【规格】	【执行标准】
【用法用量】	【批准文号】
【不良反应】	【生产企业】
【禁忌】	

---

2. 预防用生物制品说明书格式

核准日期（NMPA 批准药品注册时间）
修改日期（按历次修改的时间顺序逐行书写）

×××（通用名）说明书
请仔细阅读说明书并在医师指导下使用
警示语位置

【药品名称】	【不良反应】
通用名称：	【禁忌】
商品名称：	【注意事项】
英文名称：	【贮藏】
汉语拼音：	【包装】
【成分和性状】	【有效期】
【接种对象】	【执行标准】
【作用和用途】	【批准文号】
【规格】	【生产企业】
【免疫程序和剂量】	

3. 中药、天然药物处方药说明书格式

核准日期
修改日期

特殊药品、外用药品标识（位置）

×××（通用名）说明书
请仔细阅读说明书并在医师指导下使用
警示语位置

【药品名称】	【药理毒理】
通用名称：	【药代动力学】
汉语拼音：	【贮藏】
【成分】	【包装】
【性状】	【有效期】
【功能主治】/【适应症】	【执行标准】
【规格】	【批准文号】
【用法用量】	【生产企业】
【不良反应】	企业名称：
【禁忌】	生产地址：
【注意事项】	邮政编码：
【孕妇及哺乳期妇女用药】	电话号码：
【儿童用药】	传真号码：
【老年用药】	注册地址：
【药物相互作用】	网　　址：

4. 化学药品非处方药说明书格式

非处方药、外用药品标识位置

×××说明书
请仔细阅读药品说明书并按说明使用或在药师指导下购买和使用
忠告语位置

【药品名称】	【药物相互作用】
【成分】	【贮藏】
【性状】	【包装】
【作用类别】	【有效期】
【适应症】	【执行标准】
【规格】	【批准文号】
【用法用量】	【说明书修订日期】
【不良反应】	【生产企业】
【禁忌】	如有问题可与生产企业联系
【注意事项】	

（四）药品说明书各项内容书写要求

2006 年 5 月 10 日，国家食品药品监督管理局以"国食药监注〔2006〕202 号"文下发了《关于印发化学药品与生物制品说明书规范细则的通知》，对化学药品和生物制品说明书各项内容书写要求做了明确的规定。2006 年 6 月 22 日，国家食品药品监督管理局以"国食药监注〔2006〕283 号"文下发了《关于印发中药、天然药物处方药说明书格式内容书写要求及撰写指导原则的通知》，对中药、天然药物处方药说明书各项内容书写要求作了明确规定。

现将化学药品和治疗用生物制品说明书，预防用生物制品说明书，中药、天然药物处方药说明书、化学药品非处方药说明书和中成药非处方药说明书五类药品说明书的格式与书写要求综述如下，见表 7-1。

表 7-1　化学药品和治疗用生物制品，中药、天然药物和中成药说明书书写要求

【核准和修改日期】	核准日期为国家药品监督管理部门批准该药品注册的时间。修改日期为此后历次修改的时间。核准和修改日期应当印制在说明书首页左上角。修改日期位于核准日期下方，按时间顺序逐行书写
【特殊药品、非处方药、外用药品标识】	麻醉药品、精神药品、医疗用毒性药品、放射性药品和外用药品等专用标识在说明书首页右上方标注 凡国家药品标准中用法项下规定只可外用，不可口服、注射、滴入或吸入，仅用于体表或某些特定黏膜部位的液体、半固体或固体中药、天然药物，均需标注外用药品标识。对于既可内服，又可外用的中药、天然药物，可不标注外用药品标识
【说明书标题】	"×××说明书"，其中的"×××"是指该药的通用名称 （1）如是处方药，则须标注："请仔细阅读说明书并在医师指导下使用"，并印制在说明书标题下方 （2）如是非处方药，则须标注："请仔细阅读说明书并按说明或在药师指导下购买和使用"，并印制在说明书标题下方，该忠告语采用加粗字体印刷
【警示语】	是指对药品严重不良反应及其潜在的安全性问题的警告，还可以包括药品禁忌、注意事项及剂量过量等需要提示用药人群特别注意的事项。有该方面内容的，应当在说明书标题下以醒目的黑体字注明。无该方面内容的不列该项 含有化学药品（维生素类除外）的中药复方制剂，应注明本品含××（化学药品通用名称）
【药品名称】（按下列顺序列出）	（1）通用名称：《中国药典》收载的品种，其中通用名称应当与药典一致；或者与国家批准的该品种药品标准中的药品名称一致；药典未收载的品种，其名称应当符合药品通用名称命名原则 （2）商品名称：未批准使用商品名称的药品不列该项 （3）英文名称：无英文名称的药品不列该项 （4）汉语拼音
【成分】	（1）化学药品和治疗用生物制品说明书：①列出活性成分的化学名称、化学结构式、分子式、分子量。②复方制剂可以不列出每个活性成分的化学名称、化学结构式、分子式、分子量内容。本项可以表达为"本品为复方制剂，其组分为：…"。组分按一个制剂单位（如每片、粒、支、瓶等）分别列出所含的全部活性成分及其量。③多组分或者化学结构尚不明确的化学药品或者治疗用生物制品，应当列出主要成分名称，简述活性成分来源。④处方中含有可能引起严重不良反应的辅料的，该项下应当列出该辅料名称。⑤注射剂应当列出全部辅料名称 （2）预防用生物制品说明书：包括该制品的主要成分（如生产用毒株或基因表达提取物等）和辅料、生产用细胞、简述制备工艺、成品剂型和外观等。冻干制品还应增加冻干保护剂的主要成分 （3）中药、天然药物处方药说明书：应列出处方中所有的药味或有效部位、有效成分等。注射剂还应列出所有的全部辅料名称；处方中含有可能引起严重不良反应的辅料的，在该项下也应列出该辅料名称。成分排序应与国家批准的该品种药品标准一致，辅料列于成分之后。对于处方已列入国家秘密技术项目的品种，以及获得中药一级保护的品种，可不列此项 （4）化学药品非处方药说明书：处方组成及各成分含量应与该药品注册批准证明文件一致。成分含量按每一个制剂单位（如每片、粒、支、瓶等）计。单一成分的制剂须写明成分通用名称及含量，并注明所有辅料成分。表达为"本品每×含××××××。辅料为：××××××"。复方制剂须写明全部活性成分组成及各成分含量，并注明所有辅料成分。表达为"本品为复方制剂，每×含××××××。辅料为：××××××" （5）中成药非处方药说明书：除《中药品种保护条例》规定的情形外，必须列出全部处方组成和辅料，处方所含成分及药味排序应与药品标准一致。处方中所列药味其本身为多种药材制成的饮片，且该饮片为国家药品标准收载的，只需写出该饮片名称

【性状】	包括药品的外观、臭、味、溶解度以及物理常数等。依次规格描述，性状应符合国家药品标准
【作用类别】	（仅化学药品非处方药说明书有此项）按照国家药品监督管理部门公布的该药品非处方药类别书写，如"解热镇痛类"
【适应症】（化学药）或【功能主治】（中成药）	（1）处方药应当根据该药品的用途、采用准确的表述方式，明确用于预防、治疗、诊断、缓解或者辅助治疗某种疾病（状态）或者症状；与国家批准的该品种药品标准中的功能主治或适应症一致 （2）非处方药应按照国家药品监督管理部门公布的非处方药功能主治内容书写，并不得超出国家药品监督管理部门公布的该药品非处方药适应症（功能主治）范围 （3）预防用生物制品说明书则标注为【接种对象】：注明适宜接种的易感人群、接种人群的年龄、接种的适宜季节等，以及【作用与用途】明确该制品的主要作用，如"用于×××疾病的预防"
【规格】	（1）化学药品和治疗用生物制品指每支、每片或其他每一单位制剂中含有主药（或效价）的重量或含量或装量。生物制品应标明每支（瓶）有效成分的效价（或含量及效价）及装量（或冻干制剂的复溶后体积）。表示方法一般按照《中国药典》要求规范书写，有两种以上规格的应当分别列出 （2）中药、天然药物处方药应与国家批准的该品种药品标准中的规格一致。同一药品生产企业生产的同一品种，如规格或包装规格不同，应使用不同的说明书 （3）化学药品非处方指每支、每片或其他每一单位制剂中含有主药的重量、含量或装量。生物制品应标明每支（瓶）有效成分的效价（或含量）及装量（或冻干制剂的复溶体积）。计量单位必须以中文表示。每一说明书只能写一种规格 （4）中成药非处方药应与药品标准一致。数字以阿拉伯数字表示，计量单位必须以汉字表示。每一说明书只能写一种规格 （5）预防用生物制品应明确该制品每1次人用剂量及有效成分的含量或效价单位，及装量（或冻干制剂的复溶后体积）
【用法用量】	（1）化学药品和治疗用生物制品应当包括用法和用量两部分。需按疗程用药或者规定用药期限的，必须注明疗程、期限；详细列出该药品的用药方法，准确列出用药的剂量、计量方法、用药次数以及疗程期限，并应当特别注意与规格的关系。用法上有特殊要求的应当按实际情况详细说明 （2）中药、天然药物处方药应与国家批准的该品种药品标准中的用法用量一致 （3）化学药品非处方用量按照国家药品监督管理部门公布的该药品非处方药用量书写。数字以阿拉伯数字表示，所有重量或容量单位必须以汉字表示。用法可根据药品的具体情况，在国家药品监督管理部门公布的该药品非处方药用法用量和适应症范围内描述，用法不能对用药人有其他方面的误导或暗示；需提示患者注意的特殊用法用量应当在注意事项中说明。老年人或儿童等特殊人群的用法用量不得使用"儿童酌减"或"老年人酌减"等表述方法，可在【注意事项】中注明"儿童用量（或老年人用量）应咨询医师或药师" （4）中成药非处方药用量按照国家药品监督管理部门公布的该药品非处方药用量书写。数字以阿拉伯数字表示，所有重量或容量单位必须以汉字表示。用法可根据药品的具体情况，在国家药品监督管理部门公布的该药品非处方药用法用量和功能主治范围内描述，用法不能对用药人有其他方面的误导或暗示，需提示用药人注意的特殊用法用量应当在注意事项中说明 （5）预防用生物制品则标注【免疫程序和剂量】明确接种部位、接种途径（如肌内注射、皮下注射、划痕接种等）。特殊接种途径的应描述接种的方法、全程免疫程序和剂量（包括免疫针次、每次免疫的剂量、时间间隔、加强免疫的时间及剂量）。每次免疫程序因不同年龄段而不同的，应当分别作出规定。冻干制品应当规定复溶量及复溶所用的溶媒
【不良反应】	（1）处方药应当实事求是地详细列出该药品不良反应。并按不良反应的严重程度、发生的频率或症状的系统性列出；尚不清楚有无不良反应的，可在该项下以"尚不明确"来表述 （2）预防用生物制品应包括接种后可能出现的偶然或者一过性反应的描述，以及对于出现的不良反应是否需要特殊处理建议 （3）非处方药在本项目下应当实事求是地详细列出该药品已知的或者可能发生的不良反应。并按不良反应的严重程度、发生的频率或症状的系统性列出。国家药品监督管理部门公布的该药品不良反应内容不得删减。同时，标注"不良反应"的定义
【禁忌】	（1）处方药应当列出禁止应用该药品的人群、疾病等情况；尚不清楚有无禁忌的，可在该项下以"尚不明确"来表述 （2）预防用生物制品列出禁止使用或者暂缓使用该制品的各种情况 （3）非处方药应列出该药品不能应用的各种情况，如禁止应用该药品的人群或疾病等情况。国家药品监督管理部门公布的该药品禁忌内容不得删减。【禁忌】内容应采用加重字体印刷

【注意事项】	(1) 处方药应当列出使用时必须注意的问题，包括需要慎用的情况（如肝、肾功能的问题），影响药物疗效的因素（如食物、烟、酒），用药过程中需观察的情况（如过敏反应，定期检查血象、肝功能、肾功能）及用药对于临床检验的影响等。如有滥用或者药物依赖性内容，可以在该项目下列出。如有与中医理论有关的证候、配伍、妊娠、饮食等注意事项，应在该项下列出；处方中如含有可能引起严重不良反应的成分或辅料，应在该项下列出；注射剂如需进行皮内敏感试验的，应在该项下列出；中药和化学药品组成的复方制剂，必须列出成分中化学药品的相关内容及注意事项。尚不清楚有无注意事项的，可在该项下以"尚不明确"来表述
	(2) 非处方药应当列出使用该药必须注意的问题，包括需要慎用的情况（如肝、肾功能的问题），影响药物疗效的因素（如食物、烟、酒等），孕妇、哺乳期妇女、儿童、老人等特殊人群用药，用药对于临床检验的影响，滥用或药物依赖情况，以及其他保障用药人自我药疗安全用药的有关内容。必须注明"对本品过敏者禁用，过敏体质者慎用""本品性状发生改变时禁止使用""如正在使用其他药品，使用本品前请咨询医师或药师""请将本品放在儿童不能接触的地方"。对于可用于儿童的药品必须注明"儿童必须在成人监护下使用"。处方中含兴奋剂的品种应注明"运动员应在医师指导下使用"。对于是否适用于孕妇、哺乳期妇女、儿童、老人等特殊人群尚不明确的，必须注明相应人群应在医师指导下使用。如有与中医理论有关的症候、配伍、饮食等注意事项，应在该项下列出。中药和化学药品组成的复方制剂，应注明本品含（化学药品通用名称），并列出成分中化学药品的相关内容及注意事项。国家药品监督管理部门公布的该药品注意事项内容不得删减。【注意事项】内容应采用加重字体印刷
	(3) 预防用生物制品列出使用的各种注意事项。以特殊接种途径进行免疫的制品，应明确接种途径，如注明"严禁皮下或肌内注射"。使用前检查包装容器、标签、外观、有效期是否符合要求。还包括疫苗包装容器开启时，对制品使用的要求（如需振摇），冻干制品的重溶时间等。疫苗开启后应在规定的时间内使用，以及由于接种该制品而出现的紧急情况的应急处理办法等。减毒活疫苗还需在该项下注明：本品为减毒活疫苗，不推荐在该疾病流行季节使用
【孕妇及哺乳期妇女用药】（仅处方药有此项）	着重说明该药品对妊娠、分娩及哺乳期母婴的影响，并写明可否应用本品及用药注意事项。未进行该项实验且无可靠参考文献的，应当在该项下予以说明。如中成药未进行该项相关研究，可不列此项。如有该人群用药需注意的内容，应在【注意事项】项下予以说明
【儿童用药】（仅处方药有此项）	主要包括儿童由于生长发育的关系而对于该药品在药理、毒理或药代动力学方面与成人的差异，并写明可否应用本品及用药注意事项。未进行该项实验且无可靠参考文献的，应当在该项下予以说明。如中成药进行过该项相关研究，应说明儿童患者可否应用该药品。可应用者需应说明用药须注意的事项。如未进行该项相关研究，可不列此项。如有该人群用药需注意的内容，应在【注意事项】项下予以说明
【老年用药】（仅处方药有此项）	主要包括老年人由于机体各种功能衰退的关系而对于该药品在药理、毒理或药代动力学方面与成人的差异，并写明可否应用本品及用药注意事项。未进行该项实验且无可靠参考文献的，应当在该项下予以说明。如中成药进行过该项相关研究，应对老年患者使用该药品特殊情况予以说明。包括使用限制、特定监护需要、与老年患者用药相关的危险性，以及其他与用药有关的安全性和有效性的信息。如未进行该项相关研究，可不列此项。如有该人群用药需注意的内容，应在【注意事项】项下予以说明
【药物相互作用】	(1) 化学药品处方药应列出与该药产生相互作用的药品或者药品类别，并说明相互作用的结果及合并用药的注意事项。未进行该项实验且无可靠参考文献的，应当在该项下予以说明
	(2) 中成药处方药如进行过该项相关研究，应详细说明哪些或哪类药物与本药品产生相互作用，并说明相互作用的结果。未进行该项相关研究，可不列此项，但注射剂除外，注射剂必须以"尚无本品与其他药物相互作用的信息"来表述
	(3) 应列出与该药产生相互作用的药物及合并用药的注意事项。未进行该项实验且无可靠参考文献的，应当在该项下予以说明。必须注明"如与其他药物同时使用可能会发生药物相互作用，详情请咨询医师或药师"
【药物过量】（仅化学药品和治疗用生物制品有此项）	详细列出过量应用该药品可能发生的毒性反应、剂量及处理方法。未进行该项实验且无可靠参考文献的，应当在该项下予以说明
【临床试验】（仅处方药具有）	(1) 化学药品：为本品临床试验概述，应当准确、客观地进行描述。包括临床试验的给药方法、研究对象、主要观察指标、临床试验的结果（包括不良反应）等。没有进行临床试验的药品不书写该项内容
	(2) 中成药：对于2006年7月1日之前批准注册的中药、天然药物，如在申请药品注册时经国家药品监督管理部门批准进行过临床试验的应当描述为"本品于××××年经××批准进行过××例临床试验"。对于2006年7月1日之后批准注册的中药、天然药物，如申请药品注册时，经国家药品监督管理部门批准进行过临床试验的，应描述该药品临床试验的概况，包括研究对象、给药方法、主要观察指标、有效性和安全性结果等。未按规定进行过临床试验的，可不列此项

续表

【药理毒理】（仅处方药具有）	（1）化学药品包括药理作用和毒理研究两部分内容：药理作用为临床药理中药物对人体作用的有关信息。也可列出与临床适应症有关或有助于阐述临床药理作用的体外试验和（或）动物实验的结果。复方制剂的药理作用可以为每一组成成分的药理作用。毒理研究所涉及的内容是指与临床应用相关，有助于判断药物临床安全性的非临床毒理研究结果。应当描述动物种属类型，给药方法（剂量、给药周期、给药途径）和主要毒性表现等重要信息。复方制剂的毒理研究内容应当尽量包括复方给药的毒理研究结果，若无该信息，应当写入单药的相关毒理内容。未进行该项实验且无可靠参考文献的，应当在该项下予以说明 （2）中成药申请药品注册时，按规定进行过系统相关研究的，应列出药品作用和毒理研究两部分内容：药理作用是指非临床药理试验结果，应分别列出与已明确的临床疗效密切相关的主要药效试验结果。毒理研究是指非临床安全性试验结果，应分别列出主要毒理试验结果。未进行相关研究的，可不列此项
【药代动力学】（仅处方药具有）	（1）化学药品应当包括药物在体内吸收、分布、代谢和排泄的全过程及其主要的药代动力学参数，以及特殊人群的药代动力学参数或特征。说明药物是否通过乳汁分泌、是否通过胎盘屏障及血－脑屏障等。应以人体临床试验结果为主，如缺乏人体临床试验结果，可列出非临床试验的结果，并加以说明。未进行该项实验且无可靠参考文献的，应当在该项下予以说明 （2）中成药应包括药物在体内吸收、分布、代谢和排泄过程以及药代动力学的相关参数，一般应以人体临床试验结果为主，如缺乏人体临床试验结果，可列出非临床试验的结果，并加以说明。未进行相关研究的，可不列此项
【贮藏】	具体条件的表述方法按《中国药典》要求书写，并注明具体温度。如：阴凉处（不超过20℃）保存。有特殊要求的应注明相应温度。生物制品应当同时注明制品保存和运输的环境条件，特别应明确具体温度
【包装】	包括直接接触药品的包装材料和容器及包装规格，并按该顺序表述。包装规格一般是指上市销售的最小包装的规格
【有效期】	以月为单位表述。可表述为：××个月（×用阿拉伯数字表示）。
【执行标准】	列出执行的国家药品标准的名称、版本及编号，或名称及版本，或名称及编号。如《中国药典》2020年版二部。或者药品标准编号，如 $WS_1 - XG - 015 - 2002$
【批准文号】	指该药品的药品批准文号，进口药品注册证号或者医药产品注册证号。麻醉药品、精神药品、蛋白同化制剂和肽类激素还需注明药品准许证号
【生产企业】	国产药品该项内容应当与《药品生产许可证》载明的内容一致，进口药品应当与提供的政府证明文件一致。并按下列方式列出： 　　企业名称： 　　生产地址： 　　邮政编码： 　　电话和传真号码：（须标明区号） 　　网址：（如无网址可不写，此项不保留） 　　如有问题可与生产企业联系 　　该内容必须标注，并采用加重字体印刷在【生产企业】项后

>> **实例分析**

　　某药业有限公司生产的乳酸依沙吖啶（利凡诺尔粉），该药品国家批准为原料药，类别属于消毒防腐药。该药品外包装和说明书中擅自标示适应症，其中"近年应用于中期妊娠引产成功率可达95%左右，又可用于提取人血白蛋白"属于厂家擅自用语。该类药品生产企业明知药品标准有规定的适应症或功能主治，却擅自在药品包装标签和说明书中使用夸大用语。

答案解析

　　讨论　本案例违反了《药品说明书和标签管理规定》中的哪些规定？

　　2006年以来，国家食品药品监督管理局颁布（批准）实施的与药品说明书和标签有关的行政法规及文件见表7-2。

表 7–2　我国与药品说明书和标签有关的行政规章及文件

规章或文件名称	规章文号
药品说明书和标签管理规定	国家食品药品监督管理局令第 24 号
关于加强《药品说明书和标签管理规定》实施工作的通知	国食药监办〔2007〕311 号
关于《药品说明书和标签管理规定》有关问题解释的通知	国食药监注〔2007〕49 号
国家食品药品监督管理局关于印发非处方药说明书规范细则的通知	国食药监注〔2006〕540 号
关于公布非处方药说明书范本的通知	国食药监注〔2007〕54 号
关于进一步规范药品名称管理的通知	国食药监注〔2006〕99 号
关于进一步加强非处方药说明书和标签管理的通知	国食药监注〔2006〕610 号
关于实施《药品说明书和标签管理规定》有关事宜的公告	国食药监注〔2006〕100 号
放射性药品说明书规范细则	国食药监注〔2006〕264 号
关于印发非处方药说明书规范细则的通知	国食药监注〔2006〕540 号
关于印发化学药品和生物制品说明书规范细则的通知	国食药监注〔2006〕202 号
关于印发中药、天然药物处方药说明书格式内容书写要求及撰写指导原则的通知	国食药监注〔2006〕283 号

PPT

任务 7-3　药品广告管理

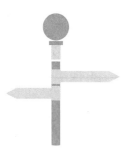

学习引导

　　2012 年 5 月 25 日，国家食品药品监督管理局曝光了"强肾养心胶囊"等 6 种药品违法广告的事件。江西本真药业有限责任公司生产的"强肾养心胶囊"，【批准文号】国药准字 B20020334，其批准的药品功能主治为"补肾助阳，养心安神。用于肾阳不足所致的腰膝酸软，畏寒肢冷，神疲体倦，小便频数清长及心悸健忘，失眠多梦"。该药品为非处方药，擅自篡改审批内容违法在媒体发布虚假广告。广告宣称"服用一个疗程肾激素分泌功能提升，服用二个疗程肾脏过滤功能提升，服用三个疗程前列腺素分泌功能提升；一次强肾，胜过十年补肾；针对性治疗男性肾虚及前列腺疾病，功效卓著，已使众多的男性患者得到康复"等。该广告含有不科学地表示功效的断言和保证等内容，严重欺骗和误导消费者。

　　本项目主要学习药品广告审查发布管理；药品广告批准文号的格式以及注销管理，对虚假违法药品广告的处理与处罚。

　　药品广告不仅对人们安全、有效、经济的使用药品具有重大的指导意义，对医药企业的长远发展也具有重大的影响。当今，药品广告问题层出不穷、治理难度较大。许多国家在药品管理的法律法规中，都规定有对药品广告的管理；在 WHO 制定的《药品促销道德准则》中，对药品广告的管理和企业的促销道德也提出明确要求。

1959 年，卫生部、化工部和商业部联合发布《关于未大批生产的药品不登宣传广告的通知》，首次对药品广告的宣传进行规定。

1982 年，国务院发布了《广告管理暂行条例》，其对药品广告做了专门规定。

1985 年，国家工商局和卫生部联合发布了《药品广告管理办法》。

1995 年，国家工商局、卫生部再次发布《药品广告审查标准》和《药品广告审查办法》，进一步明确了药品广告的申请、审查程序和管理内容。

2000 年 1 月 1 日起，我国实施处方药和非处方药分类管理制度，为加强对处方药广告的管理，2001 年，国家药品监督管理局先后发布了《关于国家药品监督管理局停止受理药品广告申请的通知》《关于停止在大众媒介发布小容量注射剂药品广告的通知》和《关于加强药品广告审查监督管理工作的通知》等。

2007 年，国家食品药品监督管理局和国家工商行政管理总局再次联合发布了《药品广告审查办法》和《药品广告审查发布标准》。

2019 年，国家市场监督管理总局制定出台《药品、医疗器械、保健食品、特殊医学用途配方食品广告审查管理暂行办法》。

一、广告与药品广告概念

（一）广告

1. 广告 是指为了某种特定的需要，通过一定形式的媒介，公开而广泛地向公众传递信息的一种宣传手段。可分为：非经济广告和经济广告；主体媒体广告和非主体媒体广告。

广告媒介：广告信息的传播工具。

2. 广告主、广告经营者、广告发布者

广告主 是指生产企业或者经营企业。

广告经营者 受委托提供广告设计、制作、代理服务的法人、其他经济组织或者个人。

广告发布者 为广告主或广告主委托的广告经营者发布广告的法人或者其他经济组织。

（二）药品广告的概念与作用

1. 药品广告的概念 药品广告是指药品生产企业或药品经营企业承担费用，通过一定的媒介和形式介绍具体的药品品种，直接或间接地进行以药品销售为目的的商业广告。

随着电子信息技术等手段的快速发展，药品广告的媒介也在不断增加，如电视、报刊、杂志、广播、互联网、交通工具等。

2. 药品广告的作用 广告在商品经济中，具有不可忽视的沟通产销的媒介作用。在现代药品市场营销中，广告已成为药品促销的重要手段。药品广告的作用主要体现在以下三个方面：

（1）传递药品信息 药品广告是传播药品信息的一种经济、快捷和有效的方式。是促使医生、药师、患者了解有关药品的性能、成分、适应症、作用机制、用法用量、注意事项等信息的重要手段，有助于医生或患者选择用药。同时，药品广告的传播，特别是非处方药的广告宣传，对增强人们自我保健意识，培养新的保健需求具有一定作用，对制药企业扩大药品销售量、开拓新市场和开发新产品都具有积极作用。

（2）促进销售，开拓市场 广告能够广泛地、经常地接近客户，刺激和激发消费者的购买欲望。

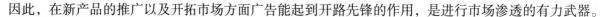

因此，在新产品的推广以及开拓市场方面广告能起到开路先锋的作用，是进行市场渗透的有力武器。

（3）增强企业竞争力，加深商品形象　市场中同品种同规格的药品很多，药品商标和商品名是药品生产企业的重要标志。药品广告是增强企业竞争力，树立或加深药品商品形象，提升企业信誉的重要途径，也是保护和扩大市场占有率的有力武器。

二、药品广告管理机构

国务院市场监督管理部门主管全国的广告监督管理工作，国务院有关部门在各自的职责范围内负责广告管理相关工作。

国家市场监督管理总局负责组织指导药品、医疗器械、保健食品和特殊医学用途配方食品广告审查工作。

各省、自治区、直辖市市场监督管理部门、药品监督管理部门（以下称广告审查机关）负责药品、医疗器械、保健食品和特殊医学用途配方食品广告审查，依法可以委托其他行政机关具体实施广告审查。县级以上地方市场监督管理部门主管本行政区域的广告监督管理工作，有权对违法广告依法作出处理。

 拓展阅读

广告管理相关的法律法规及行政规章

名称	主席（局长）令序号	实施日期
药品广告审查办法	第 27 号国家药监局令	2007 年 5 月 1 日
药品广告审查发布标准	第 27 号国家工商总局令	2007 年 5 月 1 日
中华人民共和国价格法	第 92 号主席令	1998 年 5 月 1 日
中华人民共和国广告法	第 22 号主席令	2015 年 9 月 1 日

三、药品广告内容

1. 原则　药品在发布广告时，应当真实、合法，不得含有虚假或者引人误解的内容。广告主应当对药品广告内容的真实性和合法性负责。

药品广告应当显著标明广告批准文号。

2. 药品广告的内容

（1）依据　药品广告的内容应当以国务院药品监督管理部门核准的说明书为准。药品广告涉及药品名称、药品适应症或者功能主治、药理作用等内容的，不得超出说明书范围。药品广告应当显著标明不良反应、禁忌，处方药广告还应当显著标明"本广告仅供医学药学专业人士阅读"，非处方药广告还应当显著标明非处方药标识（OTC）和"请按药品说明书或者在药师指导下购买和使用"。

（2）药品广告中不得含有的内容：①使用或者变相使用国家机关、国家机关工作人员、军队单位或者军队人员的名义或者形象，或者利用军队装备、设施等从事广告宣传。②使用科研单位、学术机构、行业协会或者专家、学者、医师、药师、临床营养师、患者等的名义或者形象作推荐、证明。③违反科学规律，明示或者暗示可以治疗所有疾病、适应所有症状、适应所有人群，或者正常生活和治疗病症所必需等内容。④引起公众对所处健康状况和所患疾病产生不必要的担忧和恐惧，或者使公众误解不使用该产品会患某种疾病或者加重病情的内容。⑤含有"安全""安全无毒副作用""毒副作用小"；明示或者暗示成分为"天然"，因而安全性有保证等内容。⑥含有"热销、抢购、试用""家庭必备、免费治疗、免费赠送"等诱导性内容，"评比、排序、推荐、指定、选用、获奖"等综合性评价内容，"无效退款、保险公司保险"等保证性内容，怂恿消费者任意、过量使用药品、保健食品和特殊医学用途配方食品的内容。⑦含有医疗机构的名称、地址、联系方式、诊疗项目、诊疗方法以及有关义诊、医疗咨询电话、开设特约门诊等医疗服务的内容。⑧法律、行政法规规定不得含有的其他内容。

四、药品广告审批与监督

（一）药品广告审查对象与依据

1. 药品广告审查对象　凡利用各种媒介或者形式发布的药品广告，均应按照《药品、医疗器械、保健食品、特殊医学用途配方食品广告审查管理暂行办法》进行审查。药品广告中只宣传产品名称（含药品通用名称和药品商品名称）的，不再对其内容进行审查。

2. 药品广告审查依据　申请审查的药品广告，符合下列法律法规及有关规定的，方可予以通过审查。①《广告法》；②《药品管理法》；③《药品管理法实施条例》；④《药品、医疗器械、保健食品、特殊医学用途配方食品广告审查管理暂行办法》；⑤国家有关广告管理的其他规定。

（二）药品广告审查

1. 药品广告批准文号申请人　药品注册证明文件或者备案凭证持有人及其授权同意的生产、经营企业为广告申请人（以下简称申请人）。申请人可以委托代理人办理药品广告审查申请。药品广告审查申请应当依法向生产企业或者进口代理人等广告主所在地广告审查机关提出。

2. 药品广告批准文号应提交的材料　申请药品广告批准文号，应当提交《药品广告审查表》，与发布内容相一致的样稿（样片、样带），以及以下真实、合法、有效的证明文件。

（1）申请人的主体资格相关材料，或者合法有效的登记文件。

（2）产品注册证明文件或者备案凭证、注册或者备案的产品标签和说明书，以及生产许可文件。

（3）广告中涉及的知识产权相关有效证明材料。

经授权同意作为申请人的生产、经营企业，还应当提交合法的授权文件；委托代理人进行申请的，还应当提交委托书和代理人的主体资格相关材料。

申请人可以到广告审查机关受理窗口提出申请，也可以通过信函、传真、电子邮件或者电子政务平台提交药品、医疗器械、保健食品和特殊医学用途配方食品广告申请。

（三）药品广告的审批

广告审查机关收到申请人提交的申请后，应当在五个工作日内作出受理或者不予受理决定。申请材料齐全、符合法定形式的，应当予以受理，出具《广告审查受理通知书》。申请材料不齐全、不符合法定形式的，应当一次性告知申请人需要补正的全部内容。广告审查机关应当对申请人提交的材料进行审查，自受理之日起十个工作日内完成审查工作。经审查，对符合法律、行政法规和本办法规定的广告，应当作出审查批准的决定，编发广告批准文号。

对不符合法律、行政法规和规定的广告，应当作出不予批准的决定，送达申请人并说明理由，同时告知其享有依法申请行政复议或者提起行政诉讼的权利。

经审查批准的药品广告，广告审查机关应当通过本部门网站以及其他方便公众查询的方式，在十个工作日内向社会公开。公开的信息应当包括广告批准文号、申请人名称、广告发布内容、广告批准文号有效期、广告类别、产品名称、产品注册证明文件或者备案凭证编号等内容。

（四）药品广告的审查程序

拟发布药品广告的企业需在不同的媒体发布广告，首先应向省级市场监督管理部门提出申请，并提交相应的证明文件。经审查合格，取得药品广告批准文号，方可在媒体上发布药品的广告。

药品广告的审查程序见图 7-2。

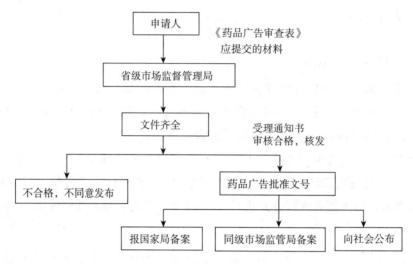

图 7-2　药品广告的审查程序

五、药品广告内容管理

（一）不得发布及限制发布广告的药品

1. 不得发布广告的药品　①麻醉药品、精神药品、医疗用毒性药品、放射性药品、药品类易制毒化学品，以及戒毒治疗的药品、医疗器械。②军队特需药品、军队医疗机构配制的制剂。③医疗机构配制的制剂。④依法停止或者禁止生产、销售或者使用的药品、医疗器械、保健食品和特殊医学用途配方食品。⑤法律、行政法规禁止发布广告的情形。

2. 限制发布广告的药品　《中华人民共和国药品管理法》中明确规定，处方药和特殊医学用途配方食品中的特定全营养配方食品广告只能在国务院卫生行政部门和国务院药品监督管理部门共同指定的医学、药学专业刊物上发布。不得利用处方药或者特定全营养配方食品的名称为各种活动冠名进行广告宣传。不得使用与处方药名称或者特定全营养配方食品名称相同的商标、企业字号在医学、药学专业刊物以外的媒介变相发布广告，也不得利用该商标、企业字号为各种活动冠名进行广告宣传。

特殊医学用途婴儿配方食品广告不得在大众传播媒介或者公共场所发布。

（二）国家有关管理部门指定的医学、药学专业刊物

根据《中华人民共和国药品管理法》第六十条规定，截至 2012 年 3 月，国家药品监督管理局、国家工商行政管理局和新闻出版署先后 25 次以"国药监市〔2001〕39 号""国药监市〔2001〕278 号""国药监市〔2001〕534 号"等文确定《中华内科杂志》《中华外科杂志》《中华妇产科杂志》《中华儿科杂志》等 561 种刊物为允许刊播处方药广告的医学、药学专业刊物。指定的专业刊物应符合以下条件：①经国家新闻出版部门批准，具有国内统一刊号（CN）。②由医药卫生科研教育机构、学术团体等专业部门主办。③以医药卫生专业技术人员、管理人员为主要读者对象。

（三）药品广告批准文号格式

药品广告批准文号格式为："×（省简称）药广审（视、声、文）第0000000000号"，其中"0"由10位数字组成，前6位代表审查年月，后4位代表广告批准序号；"视""声""文"代表用于广告媒介形式的分类代号。

药品广告批准文号的有效期与产品注册证明文件、备案凭证或者生产许可文件最短的有效期一致。产品注册证明文件、备案凭证或者生产许可文件未规定有效期的，广告批准文号有效期为两年。

六、法律责任

（一）药品广告的行政处罚

药品广告的行政处罚见表7-3。

表7-3 药品广告的行政处罚

处罚情况	处罚措施
（1）《药品生产许可证》《药品经营许可证》被吊销的，药品批准证明文件被撤销、注销，国家药品监督管理部门或者省级药品监督管理部门责令停止生产、销售和使用的药品	药品广告审查机关应当注销药品广告批准文号
（2）任意扩大产品适应症（功能主治）范围、绝对化夸大药品疗效、严重欺骗和误导消费者的	省级以上药品监督管理部门一经发现，应当采取行政强制措施，暂停该药品在辖区内的销售，同时责令违法发布药品广告的企业在当地相应的媒体发布更正启事 违法发布药品广告的企业按要求发布更正启事后，省级以上药品监督管理部门应当在15个工作日内做出解除行政强制措施的决定；需要进行药品检验的，药品监督管理部门应当自检验报告书发出之日起15日内，做出是否解除行政强制措施的决定
（3）篡改经批准的药品广告内容进行虚假宣传的	药品监督管理部门责令立即停止该药品广告的发布，撤销该品种药品广告批准文号，1年内不受理该品种的广告审批申请
（4）对提供虚假材料申请药品广告审批的	①被药品广告审查机关在受理审查中发现的，1年内不受理该企业该品种的广告审批申请 ②取得药品广告批准文号的，药品广告审查机关在发现后应当撤销该药品广告批准文号，并3年内不受理该企业该品种的广告审批申请；被收回、注销或者撤销药品广告批准文号的药品广告，必须立即停止发布；异地药品广告审查机关停止受理该企业该药品广告批准文号的广告备案
（5）异地发布药品广告未向发布地药品广告审查机关备案的	发布地药品广告审查机关发现后，应当责令限期办理备案手续，逾期不改正的，停止该药品品种在发布地的广告发布活动

（二）药品广告的法律责任

①《药品管理法》92条明确规定，药品广告的内容及广告的媒体违反了《药品管理法》的有关规定，应依据《中华人民共和国广告法》进行处罚，并由发布广告批准文号的市场监督管理部门撤销广告批准文号，1年内不得受理该品种的广告申请；构成犯罪的，应依法追究刑事责任。②市场监督管理部门不依法履行审查职责，批准发布含有虚假内容或者其他违反法律、行政法规的内容药品广告，对直接责任的主管人员和其他直接责任人员应依法给予行政处分；构成犯罪的依法追究刑事责任。

自2015年9月1日起，修订后新颁布施行的《中华人民共和国广告法》对违反有关药品广告的行为做了严格的规定。具体情况见表7-4。

表7-4 《中华人民共和国广告法》中违反有关药品广告行为的处罚

处罚情况	处罚措施
（1）发布虚假广告的	由市场监督管理部门责令停止发布广告，责令广告主在相应范围内消除影响，处广告费用三倍以上五倍以下的罚款，广告费用无法计算或者明显偏低的，处二十万元以上一百万元以下的罚款
（2）发布虚假广告，欺骗、误导消费者，使购买商品或者接受服务的消费者的合法权益受到损害的	由广告主依法承担民事责任。广告经营者、广告发布者不能提供广告主的真实名称、地址和有效联系方式的，消费者可以要求广告经营者、广告发布者先行赔偿
（3）发布含有不得发布广告的药品或限制发布广告的药品	由市场监督管理部门责令停止发布广告，对广告主处二十万元以上一百万元以下的罚款，情节严重的，并可以吊销营业执照，由广告审查机关撤销广告审查批准文件、一年内不受理其广告审查申请
（4）广播电台、电视台、报刊音像出版单位发布违法广告，或者以新闻报道形式变相发布广告，或者以介绍健康、养生知识等形式变相发布医疗、药品、医疗器械、保健食品广告	市场监督管理部门依照本法给予处罚的，应当通报新闻出版广电部门以及其他有关部门。新闻出版广电部门以及其他有关部门应当依法对负有责任的主管人员和直接责任人员给予处分；情节严重的，并可以暂停媒体的广告发布业务

知识链接

《药品、医疗器械、保健食品、特殊医学用途配方食品广告审查管理暂行办法》自2020年3月1日起施行。1996年12月30日原国家工商行政管理局令第72号公布的《食品广告发布暂行规定》，2007年3月3日原国家工商行政管理总局、原国家食品药品监督管理局令第27号公布的《药品广告审查发布标准》，2007年3月13日原国家食品药品监督管理局、原国家工商行政管理总局令第27号发布的《药品广告审查办法》同时废止。

即学即练7-2

答案解析

药品广告批准文号格式正确的是（ ）

A. 国药广审（文）第2019030172号　　B. 粤药广审（视）第2019030172号

C. 浙药广审（声）第20190308号　　D. 豫药广审（网）第2019030172号

任务7-4 药品价格管理

PPT

学习引导

药品价格的三种管理形式：政府定价、政府指导价和市场调节价。

我国药品价格管理经历了三个阶段，即：①国家计划，统一定价。②市场调节价，由经营者自主定价。③政府定价和市场调节价相结合。为适应社会主义市场经济体制的要求，促进药品市场竞争，降低医药费用，让患者享受到质优价廉的药品，原国家卫计委、发改委多次发文，加强和规范药品价格的管理。1998年，国家发改委和卫生部发布《关于完善药品价格政策改进药品价格管理的通知》，至此，医疗机构开始执行药品招标采购价格。药品招标采购程序一般分为五个阶段：①招标；②投标；③开标、验标；④评标、定标；⑤签订合同。

本项目主要学习药品价格的管理要求，违反药品价格管理政策的处罚。

　　价格指商品价值的货币表现。它是国民经济的综合反映，是各方面经济活动主体利益关系调节机制的核心因素；而药品的价格则关系到国家制药工业、医药商品和医疗机构的健康发展。为了控制卫生保健费用的支出，世界许多国家对药品价格的管理越来越严格并设立了专门的管理机构，如法国的药物经济委员会、西班牙的卫生部和消费事务部、意大利的国家经济委员会、德国的保险商协会、瑞士的社会保险局、英国的卫生部和制药协会、澳大利亚的药物定价局、瑞典的价格竞争委员会等，同时也制定了相应的药品价格管理法规。

 知识链接

世界各国政府控制药品价格的办法

政府控制办法	国别
控制报销处方药价	法国、瑞典、意大利、西班牙、奥地利、比利时
控制报销利润率	英国、希腊、西班牙、澳大利亚
控制促销费用	英国、法国、西班牙
控制流通差价率	欧洲大多数国家、澳大利亚、加拿大、日本
控制参考价格	德国、荷兰、瑞典、瑞士、丹麦、爱尔兰、葡萄牙
控制报销药物目录	法国、荷兰、瑞典、瑞士、丹麦、芬兰、希腊、西班牙、意大利、葡萄牙、爱尔兰、奥地利、比利时
控制不可报销药物目录	英国、德国、法国、荷兰、瑞典、意大利、西班牙
强制性药物经济数据	瑞典

　　《药品管理法》第八十四条：国家完善药品采购管理制度，对药品价格进行监测，开展成本价格调整，加强药品价格监督检查，依法查处价格垄断、哄抬价格等药品价格违法行为，维护药品价格秩序。

　　为加快推进药品价格改革，建立科学合理的药品价格形成机制，促进医疗卫生事业和医药产业健康发展，满足人民群众不断增长的医疗卫生需求，减轻患者负担，逐步建立以市场为主导的药品价格形成机制，最大限度减少政府对药品价格的直接干预。2015 年 5 月 4 日，国家发展改革委员会、国家卫生计生委、人力资源和社会保障部、工业和信息化部、财政部、商务部、食品药品监管总局联合印发了《推进药品价格改革的意见》（发改价格〔2015〕904 号）。

一、基本原则

　　坚持放管结合，强化价格、医保、招标采购等政策的衔接，充分发挥市场机制作用，同步强化医药费用和价格行为综合监管，有效规范药品市场价格行为，促进药品市场价格保持合理水平。

二、改革药品价格形成机制

　　除麻醉药品和第一类精神药品外，取消药品政府定价，完善药品采购机制，发挥医保控费作用，药品实际交易价格主要由市场竞争形成。

　　1. 医保基金支付的药品　由医保部门会同有关部门拟定医保药品支付标准制定的程序、依据、方法等规则，探索建立引导药品价格合理形成的机制。

2. 专利药品、独家生产药品 建立公开透明、多方参与的谈判机制形成价格。

3. 医保目录外的血液制品、国家统一采购的预防免疫药品、国家免费艾滋病抗病毒治疗药品和避孕药具 通过招标采购或谈判形成价格。

4. 麻醉药品和第一类精神药品 仍暂时实行最高出厂价格和最高零售价格管理。

5. 其他药品 由生产经营者依据生产经营成本和市场供求情况，自主制定价格。

三、强化医药费用和价格行为综合监管

（一）完善药品采购机制

卫生计生部门要按照规范公立医院和基层医疗卫生机构药品采购的相关要求和措施，坚持药品集中采购方向，根据药品特性和市场竞争情况，实行分类采购，促进市场竞争，合理确定药品采购价格。要调动医疗机构、药品生产经营企业、医保经办机构等多方参与积极性，引导各类市场主体有序竞争。

（二）强化医保控费作用

医保部门要会同有关部门，在调查药品实际市场交易价格基础上，综合考虑医保基金和患者承受能力等因素制定医保药品支付标准。在新的医保药品支付标准制定公布前，医保基金暂按现行政策支付。做好医保、招标采购政策的衔接配合，促进医疗机构和零售药店主动降低采购价格。定点医疗机构和药店应向医保、价格等部门提交药品实际采购价格、零售价格以及采购数量等信息。同步推进医保支付方式改革，建立医疗机构合理用药、合理诊疗的内在激励机制，减轻患者费用负担。

（三）强化医疗行为监管

卫生计生部门要建立科学合理的考核奖惩制度，加强医疗机构诊疗行为管理，控制不合理使用药品、医疗器械以及过度检查和诊疗，强化医药费用控制。要逐步公开医疗机构诊疗门（急）诊次均费用、住院床日费用、检查检验收入占比等指标，并纳入医疗机构目标管理责任制和绩效考核目标。加快药品供应保障信息平台建设，促进价格信息公开。

（四）强化价格行为监管

价格主管部门要通过制定药品价格行为规则，指导生产经营者遵循公平、合法和诚实信用的原则合理制定价格，规范药品市场价格行为，保护患者合法权益。要健全药品价格监测体系，探索建立跨部门统一的信息平台，掌握真实交易价格数据，重点做好竞争不充分药品出厂（口岸）价格、实际购销价格的监测和信息发布工作，对价格变动频繁、变动幅度较大，或者与国际价格、同类品种价格以及不同地区间价格存在较大差异的，要及时研究分析，必要时开展成本价格专项调查。要充分发挥12358全国价格举报管理信息系统的作用，建立全方位、多层次的价格监督机制，正面引导市场价格秩序。对价格欺诈、价格串通和垄断行为，依法严肃查处。

四、处罚规定

《中华人民共和国价格法》和《2020年价格违法行为行政处罚规定》规定，县级以上各级人民政府价格主管部门依法对价格活动进行监督检查，并决定对价格违法行为的行政处罚。

五、现行主要相关法规

除《中华人民共和国价格法》、《中华人民共和国药品管理法》（2019年8月26日第十三届全国人

民代表大会常务委员会第十二次会议第二次修正）、《中华人民共和国药品管理法实施条例》（2019年3月2日颁布）外，现行主要相关法规如下：

1. 《关于改进低价药品价格管理有关问题的通知》（发改价格〔2014〕856号，2014年4月26日国家发展改革委发布）。

2. 《推进药品价格改革的意见》（发改价格〔2015〕904号，2015年5月4日国家发展改革委、国家卫生计生委、人力资源和社会保障部、国家食品药品监督管理总局等七部委发布）。

答案解析

目标检测

一、A型题（最佳选择题）

1. 药品包装上商品名称的字体以单字面积计不得大于通用名称所用字体的（　　）

   A. 1/2　　　　　　　　　B. 1/3　　　　　　　　　C. 1/4

   D. 1倍　　　　　　　　　E. 2倍

2. 有效期若标注到日，应当为起算日期对应年月日的（　　）

   A. 后一天　　　　　　　　B. 前一天　　　　　　　　C. 前一个月

   D. 后一个月　　　　　　　E. 对应的当天

3. 药品信息的特征，不包括（　　）

   A. 无限性　　　　　　　　B. 科幻性　　　　　　　　C. 虚假性

   D. 时效性和动态性　　　　E. 价值性和目的性

4. 药品广告的审查批准机关是（　　）

   A. 国家药品监督管理局　　B. 省级医疗保障局　　　　C. 省级市场监督管理局

   D. 省级卫健委　　　　　　E. 地、市药品监督管理局

5. 药品包装标签和说明书必须按照（　　）规定的要求印制

   A. 国家药品监督管理局　　B. 省级药品监督管理局　　C. 省级工商行政管理局

   D. 地、市药品监督管理局　E. 省级卫健委

6. 药品商品名称须经哪个部门批准后方可以在其标签和说明书上标注（　　）

   A. 国家工商行政管理部门　B. 国家卫生行政管理部门　C. 国家质量监督管理部门

   D. 国家药品监督管理部门　E. 省级药品监督管理部门

7. 对贮藏有特殊要求的药品，应当在其标签的什么位置注明（　　）

   A. 醒目　　　　　　　　　B. 正中　　　　　　　　　C. 上1/3范围内

   D. 右1/3范围内　　　　　E. 左1/3范围内

8. 我国药品价格的定价形式分为（　　）

   A. 政府定价、政府指导价、经营者自主定价、市场调节价四类

   B. 政府定价、政府指导价和市场调节价三类

   C. 政府指导价、经营者自主定价两类

   D. 政府定价、政府指导价两类

   E. 政府定价、经营者自主定价两类

9. 说明书中【药品名称】项下列出顺序正确的是（　　）

    A. 通用名称、汉语拼音、商品名称、英文名称

    B. 通用名称、商品名称、英文名称、汉语拼音

    C. 通用名称、商品名称、汉语拼音、英文名称

    D. 通用名称、英文名称、商品名称、汉语拼音

    E. 通用名称、商品名称、英文名称

10. 下列药品有效期标注格式，错误的是（　　）

    A. 有效期至××××年××月　　　　　　　　B. 有效期至××××年××月××日

    C. 有效期至××××.××.　　　　　　　　　D. 有效期至××/××/××××

    E. 有效期至××××/××/××

11. 下列不属于药品内标签必须标注的内容是（　　）

    A. 药品通用名称　　　　　　B. 批准文号　　　　　　C. 产品批号

    D. 有效期　　　　　　　　　E. 规格

12. 药品说明书和标签管理规定，药品的最小销售单元是指直接供上市药品的（　　）

    A. 外包装　　　　　　　　　B. 内包装　　　　　　　C. 小包装

    D. 中包装　　　　　　　　　E. 大包装

13. 根据《化学药品和治疗用生物制品说明书规范细则》，【用法用量】项下要求的内容不包括（　　）

    A. 用药剂量　　　　　　　　B. 用药计量方法　　　　C. 用药次数

    D. 药品的装量　　　　　　　E. 疗程期限

14. 药品广告须经企业所在省级市场监督管部门批准，取得（　　）

    A. 药品广告注册文号　　　　B. 药品广告批准文号　　C. 药品广告使用文号

    D. 药品广告发布文号　　　　E. 药品广告备案文号

15. 下列不属于化学药品和生物制品说明书主要内容的是（　　）

    A. 药品名称　　　　　　　　B. 功能主治　　　　　　C. 用法用量

    D. 不良反应　　　　　　　　E. 规格

16. 药品的每个最小销售单元包装应当（　　）

    A. 印有执行标准　　　　　　B. 印有商品名　　　　　C. 印有商标

    D. 按照规定印有或贴有标签并附有说明书　　　　　　E. 注册地址

17. 标注药品商品名称的规定，正确的是（　　）

    A. 药品通用名称的字体和颜色不得比药品商品名称更突出和显著

    B. 不得选用草书、篆书等不易识别字体

    C. 药品商品名称不得与通用名称同行书写

    D. 药品商品名称的字体以单字面积计不得大于通用名称所用字体的四分之一

    E. 药品商品名称的字体颜色应当使用黑色或者白色

18. 中药饮片包装标签不须注明的内容是（　　）

    A. 品名　　　　　　　　　　B. 产地　　　　　　　　C. 有效期

    D. 生产日期　　　　　　　　E. 生产企业

19. 中药说明书中所列的【主要成分】是指处方中所含的（　　）

A. 有效部位 　　　　　　B. 主要药味 　　　　　　C. 有效成分

D. 主要药味、有效部位或有效成分 　　　　　　E. 药用部位

20. 药品说明书中所列的【有效期】是指该药品被批准的（　　）

A. 贮存期限 　　　　　　B. 使用期限 　　　　　　C. 安全期限

D. 生产日期 　　　　　　E. 疗程期限

二、B 型题（配伍选择题）

(21～23 题共用备选答案)

A. 广告主 　　　　　　B. 广告经营者 　　　　　　C. 广告发布者

D. 广告监管部门

21. 制作药品广告的广告公司是（　　）

22. 发布药品广告的电视台是（　　）

23. 发布药品广告的药品生产企业是（　　）

(24～25 题共用备选答案)

A. 有效期 　　　　　　B. 用法用量 　　　　　　C. 产品批号

D. 执行标准

24. 药品内标签的内容不包括（　　）

25. 原料药标签的内容不包括（　　）

(26～27 题共用备选答案)

A. 说明书 　　　　　　B. 标签 　　　　　　C. 注册商标

D. 执行标准

26. 药品生产企业生产供上市销售的药品最小包装内必须附有（　　）

27. 药品包装必须印有或贴有（　　）

(28～30 题共用备选答案)

A. 政府定价 　　　　　　B. 政府指导价

C. 市场调节价 　　　　　　D. 消费者定价

28. 麻醉药品和第一类精神药品实行（　　）

29. 中成药、中药饮片实行（　　）

30. 医疗机构制剂实行（　　）

(31～32 题共用备选答案)

A.【适应症】 　　　　　　B.【注意事项】

C.【不良反应】 　　　　　　D.【药理毒理】

31. 影响药物疗效的因素应当列入说明书中的（　　）

32. 用药过程中应定期检查血象的内容应列入说明书中的（　　）

(33～35 题共用备选答案)

A. 组织指导药品广告审查工作

B. 药品广告审查

C. 除以不当方式获得批准文件以外的违法药品广告处罚

D. 药品广告制作

33. 国家市场监督管理总局负责（　　）

34. 药品广告审查机关负责（　　）

35. 市场监督管理部门负责（　　）

（36～38题共用备选答案）

　　A. 黑色或白色　　　　　　　B. 红色

　　C. 红色或白色　　　　　　　D. 宝石蓝色

36. 药品说明书和标签中外用药品专用标识的颜色是（　　）

37. 药品说明书和标签中药品通用名称的颜色是（　　）

38. 国家免费规划疫苗"免费"字样颜色为（　　）

三、X型题（多项选择题）

39. 药品信息收集的方法包括（　　）

　　A. 关注国家药事法规政策　　　B. 利用文献检索　　　C. 查阅专业期刊

　　D. 参加药学实践　　　　　　　E. 参与学术活动

40. 药品内标签因包装尺寸过小，至少应当标注的内容有（　　）

　　A. 药品通用名称　　　　　　　B. 药品商品名称　　　C. 规格

　　D. 产品批号　　　　　　　　　E. 有效期

41. 药品标签中有效期标注的正确格式有（　　）

　　A. 有效期至××××年××月

　　B. 有效期至××××年××月××日

　　C. 有效期至××××.××.

　　D. 有效期至××××/××/××

　　E. 有效期至××××年

42. 下列药品中，不得发布广告的是（　　）

　　A. 新药　　　　　　　　　　　B. 处方药　　　　　　C. 非处方药

　　D. 毒性药品　　　　　　　　　E. 医院制剂

43. 药品的标签或说明书上，应注明的内容有（　　）

　　A. 批准文号　　　　　　　　　B. 广告审查批准文号　　C. 不良反应，禁忌和注意事项

　　D. 注册商标图案　　　　　　　E. 有效期、生产日期、产品批号

44. 暂实行政府定价或政府指导价的药品有（　　）

　　A. 基本医疗保险用药目录中的药品　　　　B. 预防免疫药品

　　C. 麻醉药品　　　　　　　　　　　　　　D. 第一类精神药品

　　E. 必要的儿科或老年用药

45. 一般药品在说明书【注意事项】项中应包括的内容有（　　）

　　A. 需要慎用的情况　　　　　　　　　　　B. 影响药物疗效的因素

　　C. 用药过程中需观察的情况　　　　　　　D. 用药对于临床检验的影响

　　E. 禁止应用该药品的疾病情况

46. 必须在药品标签上印有规定标识的药品有（　　）

　　A. 麻醉药品　　　　　　　B. 精神药品　　　　　　C. 毒性药品

D. 放射性药品　　　　　　　E. 非处方药品

47. 若某药品有效期是 2019 年 8 月，则在药品包装标签上，有效期的正确标注方式可以是（　　）

A. 有效期至 2019.8.31　　　　　　　　　　B. 有效期至 2019.08

C. 有效期至 2019 年 8 月　　　　　　　　　D. 有效期至 2019 ~ 08

E. 有效期至 2019 ~ 08 ~ 30

48. 药品外标签应当注明药品的（　　）

A. 通用名称　　　　　B. 适应症或者功能主治　　　　C. 规格

D. 用法用量　　　　　E. 批准文号及生产企业

49. 原料药标签必须标识的内容包括（　　）

A. 运输注意事项　　　B. 适应症或者功能主治　　　　C. 贮藏

D. 执行标准　　　　　E. 批准文号及生产企业

50. 说明书和标签必须印有规定的标识的是（　　）

A. 医疗用毒性药品　　B. 麻醉药品、精神药品　　　　C. 放射性药品

D. 非处方药品　　　　E. 外用药品

书网融合……

知识回顾　　　　　　微课　　　　　　习题

（尹　书）

　　1961 年，德国医生在妇产学科会议上报告了一些海豹儿的病例。通过调查，证明这些畸形与患者母亲在怀孕期服用"反应停"有关，这就是震惊世界的"反应停"事件，受害者超过 15000 人，涉及 17 个国家。而美国是少数几个幸免于难的发达国家之一。其实美国在 1960 年就有制药公司申请反应停上市，当时美国 FDA 官员凯尔西博士审查发现，该药缺乏足够的临床试验资料，于是坚持向该公司要求更多的研究数据，否则拒绝其上市。由于凯尔西博士的坚持，这场灾难没有波及美国，但在美国却引起了公众对药品监督和注册的普遍重视，更加严格了药品注册审批。怎样在药品注册过程中严格要求，保证药品上市后的安全性呢？药品注册时又有哪些相关规定呢？

　　本项目主要介绍药品研发及注册申请过程，药品上市管理规定及药品相关的知识产权保护。

学习目标

　　1. **掌握**　新药及药品注册的概念；药品注册申请的类型；药品注册的分类；药品临床试验过程；药品上市许可的概念和申请条件。

　　2. **熟悉**　新药研发过程及基本要求；药物临床试验申请与审批；药品再注册申请和补充申请的申请条件及期限；药品知识产权内容与药品专利内容。

　　3. **了解**　注册资料 CTD 格式；专利链接制度的内容及专利例外制度的法律内涵。

任务 8-1　药品注册申请

PPT

　　在药物发展历史上曾发生过很多由于药品注册审批不严而造成的"药害"事件，人类为此付出了十分惨痛的代价。"药害"事件的发生主要是由于药物注册管理没有法制化，对上市药品的安全性、有效性没有科学的评价标准所致。因此，严格执行药品注册管理制度，对药品上市实行科学公正的审批，是保证药品安全、有效和质量可控的重要手段。

　　药品注册工作是保障药品质量管控的源头，也是药品监管工作的中心环节。近年来，为鼓励研究和创制新药，随着我国医药产业的快速发展，药品审评审批质量得到了很大提高，药品注册审批制度也不断完善。

一、药品注册

（一）药品注册的概念

药品注册是指药品注册申请人（以下简称申请人）依照法定程序和相关要求提出药物临床试验、药品上市许可、再注册等申请以及补充申请，药品监督管理部门基于法律法规和现有科学认知进行安全性、有效性和质量可控性等审查，决定是否同意其申请的活动。

申请人取得药品注册证书后，为药品上市许可持有人（以下简称持有人）。

（二）药品注册申请人

药品注册申请人是指提出药品注册申请并能够承担相应法律责任的企业或者药品研制机构等。境外申请人应当指定中国境内的企业法人办理相关药品注册事项。

申请人在申请药品上市注册前，应当完成药学、药理毒理学和药物临床试验等相关研究工作。药物非临床安全性评价研究应当在经过药物非临床研究质量管理规范认证的机构开展，并遵守药物非临床研究质量管理规范。药物临床试验应当经批准，其中生物等效性试验应当备案；药物临床试验应当在符合相关规定的药物临床试验机构开展，并遵守药物临床试验质量管理规范。申请人在进行中药注册申请时，应当进行临床价值和资源评估，突出以临床价值为导向，促进资源可持续利用。

申请药品注册，应当提供真实、充分、可靠的数据、资料和样品，证明药品的安全性、有效性和质量可控性。

使用境外研究资料和数据支持药品注册的，其来源、研究机构或者实验室条件、质量体系要求及其他管理条件等应当符合国际人用药品注册技术要求协调会通行原则，并符合我国药品注册管理的相关要求。

二、药品注册申请的分类与受理

1. 药品注册申请分类　药品注册申请包括药物临床试验申请（以下简称临床试验申请）、药品上市许可申请（以下简称上市申请）、再注册申请和补充申请。

2. 药品注册申请的受理　药品注册申请的受理分为以下两种情形：①临床试验申请、药品上市许可申请、补充申请和境外生产药品再注册申请由国家药品监督管理局进行受理，申请人应向国家药品监督管理局提出申请，并按要求报送申报资料。②境内生产药品再注册申请和药品上市后变更由其所在地省、自治区、直辖市药品监督管理部门进行受理，申请人应向省级药品监督管理部门提交申请并如实报送有关资料。

三、药品注册的分类

我国对药品注册实行分类审批管理。根据《药品注册管理办法》（国家市场监督管理总局令第27号）的规定，药品注册可分为中药、化学药和生物制品等三大类。

中药注册按照中药创新药、中药改良型新药、古代经典名方中药复方制剂、同名同方药等进行分类。

化学药注册按照化学药创新药、化学药改良型新药、仿制药等进行分类。

生物制品注册按照生物制品创新药、生物制品改良型新药、已上市生物制品（含生物类似药）等进行分类。

中药、化学药和生物制品等药品的研究内容、技术要求和审评审批重点各不相同，国家药品监督管理局根据注册药品的产品特性、创新程度和审评管理需要组织制定药品的细化分类和相应的申报资料要求，并向社会公布。境外生产药品的注册申请，按照药品的细化分类和相应的申报资料要求执行。

（一）中药注册分类

中药是指在我国中医药理论指导下使用的药用物质及其制剂。国家药监局关于发布《中药注册分类及申报资料要求》的通告（2020 年第 68 号）附件，将中药注册分为以下类型。

1. 中药创新药　指处方未在国家药品标准、药品注册标准及国家中医药主管部门发布的《古代经典名方目录》中收载，具有临床价值，且未在境外上市的中药新处方制剂。一般包含以下情形：

（1）中药复方制剂，系指由多味饮片、提取物等在中医药理论指导下组方而成的制剂。

（2）从单一植物、动物、矿物等物质中提取得到的提取物及其制剂。

（3）新药材及其制剂，即未被国家药品标准、药品注册标准以及省、自治区、直辖市药材标准收载的药材及其制剂，以及具有上述标准药材的原动、植物新的药用部位及其制剂。

2. 中药改良型新药　指改变已上市中药的给药途径、剂型，且具有临床应用优势和特点，或增加功能主治等的制剂。一般包含以下情形：

（1）改变已上市中药给药途径的制剂，即不同给药途径或不同吸收部位之间相互改变的制剂。

（2）改变已上市中药剂型的制剂，即在给药途径不变的情况下改变剂型的制剂。

（3）中药增加功能主治。

（4）已上市中药生产工艺或辅料等改变引起药用物质基础或药物吸收、利用明显改变的。

3. 古代经典名方中药复方制剂　古代经典名方是指符合《中华人民共和国中医药法》规定的，至今仍广泛应用、疗效确切、具有明显特色与优势的古代中医典籍所记载的方剂。古代经典名方中药复方制剂是指来源于古代经典名方的中药复方制剂。包含以下情形：

（1）按古代经典名方目录管理的中药复方制剂。

（2）其他来源于古代经典名方的中药复方制剂。包括未按古代经典名方目录管理的古代经典名方中药复方制剂和基于古代经典名方加减化裁的中药复方制剂。

4. 同名同方药　指通用名称、处方、剂型、功能主治、用法及日用饮片量与已上市中药相同，且在安全性、有效性、质量可控性方面不低于该已上市中药的制剂。

天然药物是指在现代医药理论指导下使用的天然药用物质及其制剂。天然药物参照中药注册分类。

其他情形，主要指境外已上市境内未上市的中药、天然药物制剂。

（二）化学药注册分类

根据国家药监局关于发布《化学药品注册分类及申报资料要求》的通告（2020 年第 44 号）附件，化学药品注册分类分为创新药、改良型新药、仿制药、境外已上市境内未上市化学药品，分为以下 5 个类别：

1 类：境内外均未上市的创新药　指含有新的结构明确的、具有药理作用的化合物，且具有临床价值的药品。

2 类：境内外均未上市的改良型新药　指在已知活性成分的基础上，对其结构、剂型、处方工艺、给药途径、适应症等进行优化，且具有明显临床优势的药品。

（1）含有用拆分或者合成等方法制得的已知活性成分的光学异构体，或者对已知活性成分成酯，或者对已知活性成分成盐（包括含有氢键或配位键的盐），或者改变已知盐类活性成分的酸根、碱基或金属元素，或者形成其他非共价键衍生物（如络合物、螯合物或包合物），且具有明显临床优势的药品。

（2）含有已知活性成分的新剂型（包括新的给药系统）、新处方工艺、新给药途径，且具有明显临床优势的药品。

（3）含有已知活性成分的新复方制剂，且具有明显临床优势。

（4）含有已知活性成分的新适应症的药品。

3 类：境内申请人仿制境外上市但境内未上市原研药品的药品 该类药品应与参比制剂的质量和疗效一致。

4 类：境内申请人仿制已在境内上市原研药品的药品 该类药品应与参比制剂的质量和疗效一致。

5 类：境外上市的药品申请在境内上市

（1）境外上市的原研药品和改良型药品申请在境内上市。改良型药品应具有明显临床优势。

（2）境外上市的仿制药申请在境内上市。

原研药品是指境内外首个获准上市，且具有完整和充分的安全性、有效性数据作为上市依据的药品。

参比制剂是指经国家药品监管部门评估确认的仿制药研制使用的对照药品。参比制剂的遴选与公布按照国家药品监管部门相关规定执行。

（三）生物制品注册分类

生物制品是指以微生物、细胞、动物或人源组织和体液等为起始原材料，用生物学技术制成，用于预防、治疗和诊断人类疾病的制剂。为规范生物制品注册申报和管理，将生物制品分为预防用生物制品、治疗用生物制品和按生物制品管理的体外诊断试剂。

预防用生物制品是指为预防、控制疾病的发生、流行，用于人体免疫接种的疫苗类生物制品，包括免疫规划疫苗和非免疫规划疫苗。

治疗用生物制品是指用于人类疾病治疗的生物制品，如采用不同表达系统的工程细胞（如细菌、酵母、昆虫、植物和哺乳动物细胞）所制备的蛋白质、多肽及其衍生物；细胞治疗和基因治疗产品；变态反应原制品；微生态制品；人或者动物组织或者体液提取或者通过发酵制备的具有生物活性的制品等。生物制品类体内诊断试剂按照治疗用生物制品管理。

按照生物制品管理的体外诊断试剂包括用于血源筛查的体外诊断试剂、采用放射性核素标记的体外诊断试剂等。

药品注册分类在提出上市申请时确定，审评过程中不因其他药品在境内外上市而变更。

根据国家药监局关于发布《生物制品注册分类及申报资料要求》的通告（2020 年第 43 号）附件，将生物制品注册分为以下类型。

1 类：创新型疫苗 境内外均未上市的疫苗。

（1）无有效预防手段疾病的疫苗。

（2）在已上市疫苗基础上开发的新抗原形式，如新基因重组疫苗、新核酸疫苗、已上市多糖疫苗基础上制备的新的结合疫苗等。

（3）含新佐剂或新佐剂系统的疫苗。

（4）含新抗原或新抗原形式的多联/多价疫苗。

2 类：改良型疫苗 对境内或境外已上市疫苗产品进行改良，使新产品的安全性、有效性、质量可控性有改进，且具有明显优势的疫苗，包括：

（1）在境内或境外已上市产品基础上改变抗原谱或型别，且具有明显临床优势的疫苗。

（2）具有重大技术改进的疫苗，包括对疫苗菌毒种/细胞基质/生产工艺/剂型等的改进（如更换为其他表达体系或细胞基质的疫苗；更换菌毒株或对已上市菌毒株进行改造；对已上市细胞基质或目的基因进行改造；非纯化疫苗改进为纯化疫苗；全细胞疫苗改进为组分疫苗等）。

（3）已有同类产品上市的疫苗组成的新的多联/多价疫苗。

（4）改变给药途径，且具有明显临床优势的疫苗。

（5）改变免疫剂量或免疫程序，且新免疫剂量或免疫程序具有明显临床优势的疫苗。

（6）改变适用人群的疫苗。

3 类：境内或境外已上市的疫苗

（1）境外生产的境外已上市、境内未上市的疫苗申报上市。

（2）境外已上市、境内未上市的疫苗申报在境内生产上市。

（3）境内已上市疫苗。

即学即练 8－1

含有已知活性成分的新适应症的药品在药品注册时属于哪种类型（　　）

答案解析

A. 境内外均未上市的创新药

B. 境内外均未上市的改良型新药

C. 境内申请人仿制境外上市但境内未上市原研药品的药品

D. 境内申请人仿制已在境内上市原研药品的药品

E. 境外上市的药品申请在境内上市

四、药品注册监管

国家药品监督管理局主管全国药品注册管理工作，负责建立药品注册管理工作体系和制度，制定药品注册管理规范，依法组织药品注册审评审批以及相关的监督管理工作。国家药品监督管理局药品审评中心（以下简称药品审评中心）负责药物临床试验申请、药品上市许可申请、补充申请和境外生产药品再注册申请等的审评。中国食品药品检定研究院（以下简称中检院）、国家药典委员会（以下简称药典委）、国家药品监督管理局食品药品审核查验中心（以下简称药品核查中心）、国家药品监督管理局药品评价中心（以下简称药品评价中心）、国家药品监督管理局行政事项受理服务和投诉举报中心、国家药品监督管理局信息中心（以下简称信息中心）等药品专业技术机构，承担依法实施药品注册管理所需的药品注册检验、通用名称核准、核查、监测与评价、制证送达以及相应的信息化建设与管理等相关工作。

省、自治区、直辖市药品监督管理部门负责本行政区域内以下药品注册相关管理工作：①境内生产药品再注册申请的受理、审查和审批；②药品上市后变更的备案、报告事项管理；③组织对药物非临床安全性评价研究机构、药物临床试验机构的日常监管及违法行为的查处；④参与国家药品监督管理局组织的药品注册核查、检验等工作；⑤国家药品监督管理局委托实施的药品注册相关事项。省、自治区、直辖市药品监督管理部门设置或者指定的药品专业技术机构，承担依法实施药品监督管理所需的审评、检验、核查、监测与评价等工作。

药品注册管理遵循公开、公平、公正原则，以临床价值为导向，鼓励研究和创制新药，积极推动仿制药发展。

国家药品监督管理局持续推进审评审批制度改革，优化审评审批程序，提高审评审批效率，建立以审评为主导，检验、核查、监测与评价等为支撑的药品注册管理体系。

国家药品监督管理局建立药品加快上市注册制度，支持以临床价值为导向的药物创新。对符合条件的药品注册申请，申请人可以申请适用突破性治疗药物、附条件批准、优先审评审批及特别审批程序。

国家药品监督管理局建立化学原料药、辅料及直接接触药品的包装材料和容器关联审评审批制度。在审批药品制剂时，对化学原料药一并审评审批，对相关辅料、直接接触药品的包装材料和容器一并审评。

药品审评中心等专业技术机构根据工作需要建立专家咨询制度，成立专家咨询委员会，在审评、核查、检验、通用名称核准等过程中就重大问题听取专家意见，充分发挥专家的技术支撑作用。

五、现行主要相关法规

除《中华人民共和国药品管理法》（2019 年 8 月 26 日第十三届全国人民代表大会常务委员会第十二次会议修订）外，现行主要相关法规如下：

1. 《药品注册管理办法》（国家市场监督管理总局于 2020 年 3 月 30 日发布）。

2. 《中药注册分类及申报资料要求》（国家药品监督管理局于 2020 年 9 月 28 日发布的 2020 年第 68 号通告）。

3. 《化学药品注册分类及申报资料要求》（国家药品监督管理局于 2020 年 6 月 30 日发布的 2020 年第 44 号通告）。

4. 《生物制品注册分类及申报资料要求》（国家药品监督管理局于 2020 年 6 月 30 日发布的 2020 年第 43 号通告）。

PPT

任务 8-2　新药研发管理

一、新药研发

（一）新药的定义与分类

《国务院关于改革药品医疗器械审评审批制度的意见》中指出为提高药品审评审批质量，建立科学高效的药品审评审批体系，将新药的定义调整为未在中国境内外上市销售的药品，根据物质基础的原创性和新颖性，将新药分为创新药和改良型新药。《化学药品注册分类改革工作方案》中明确规定，新注册分类 1、2 类别药品，按照《药品注册管理办法》中新药的程序申报；新注册分类 1 为创新药，强调含有新的结构明确的、具有药理作用的化合物；新注册分类 2 为改良型新药，强调在已知活性成分的基础上对其结构、剂型、处方工艺、给药途径、适应症等进行优化，且具有明显临床优势的药品。

（二）新药研发过程 微课

创新药物作为制药企业研发的重点，已经成为企业生存与发展的源动力。新药的研发是一项复杂的系统工程，涉及化学、生物、医学、药学等多个学科。近年来随着研发难度和成本的增加及各类产品的竞争，还有专利到期后廉价仿制药的冲击，制药企业在新药研发的投入也愈加谨慎。一个成功上市的化学药品，需要花费 10 ~ 20 年，整个过程需经历：①筛选先导化合物；②临床前研究；③临床试验；④生产上市后研究。

1. 药物临床前研究 为申请药品注册而进行的临床前研究，也称药物非临床研究或药物非临床安全性评价研究，包括药物的合成工艺、提取方法、理化性质及纯度、剂型选择、处方筛选、制备工艺、检验方法、质量标准、稳定性、药理毒理、动物药代动力学研究等。

（1）临床前研究的内容

1）药学研究 包括药品名称和命名依据，证明性文件，立题目的与依据，对主要研究成果的总结和评价；原料药生产工艺研究，制剂处方及工艺研究，确证化学结构或组分研究；质量研究；药品标准起草及说明、样品检验、辅料、稳定性试验、包装材料和容器有关试验等；中药制剂还包括原药材的来源、加工及炮制等；生物制品还包括菌毒种、细胞株、生物组织等起始材料的质量标准、保存条件、遗传稳定性及免疫学的研究等。

2）药理毒理研究 包括药效学研究；药代动力学研究；临床前药物安全性评价，如急性毒性试验，长期毒性试验，过敏性、溶血性和局部刺激性试验，致突变试验，生殖毒性试验，致癌毒性试验，依赖性试验等。

3）试验结果评价 通过评价药学研究、药理毒理研究的试验结果，为后期开展临床研究提供安全性方面的参考数据。但这些数据不能完全当作评价药物安全的绝对标准，一种新药，只有经过全面的药理毒理研究、严格的临床试验，甚至上市后观察，才能肯定其安全性。

（2）临床前研究的质量管理 《药品注册管理办法》规定，药品临床前研究应当执行有关管理规定，其中安全性评价研究必须执行《药物非临床研究质量管理规范》（GLP）。规范中要求非临床药物研究机构应具有与研究项目相适应的条件，如组织机构和人员、设施、仪器设备、实验材料、实验系统、标准操作规程等，以确保所有试验数据和资料的真实性、完整性和可靠性。

使用境外研究资料和数据支持药品注册的，其来源、研究机构或者实验室条件、质量体系要求及其他管理条件等应当符合国际人用药品注册技术要求协调会通行原则，并符合我国药品注册管理的相关要求。

2. 药物临床试验 药物临床试验是指以药品上市注册为目的，为确定药物安全性与有效性在人体开展的药物研究。药物临床试验必须经国家药品监督管理局批准后才可实施，其中生物等效性试验应当备案。临床试验要严格按照《药物临床试验质量管理规范》（GCP）的要求执行。根据药物特点和研究目的，药物临床试验研究内容包括临床药理学研究、探索性临床试验、确证性临床试验和上市后研究。

（1）临床试验的基本要求 药物临床试验应当在具备相应条件并按规定备案的药物临床试验机构开展。其中，疫苗临床试验应当由符合国家药品监督管理局和国家卫生健康委员会规定条件的三级医疗机构或者省级以上疾病预防控制机构实施或者组织实施。

药物临床试验应当有充分的科学依据。临床试验应当权衡受试者和社会的预期风险和获益，只有当预期的获益大于风险时，方可实施或者继续临床试验。药物临床试验分为Ⅰ、Ⅱ、Ⅲ、Ⅳ期临床试验以及生物等效性试验。临床试验可按照Ⅰ、Ⅱ、Ⅲ期顺序实施或者交叉重叠，也可在已有临床试验数据基础上开展相应的临床试验。

Ⅰ期临床试验：是初步的临床药理学及人体安全性评价试验。Ⅰ期临床试验要求健康志愿者作为受试者进行试验，是药品第一次用于人体的探索性研究。其目的在于观察人体对于新药的耐受程度和药代动力学，为制订给药方案提供依据。Ⅰ期临床试验人数为 20 ~ 30 例。

Ⅱ期临床试验：是对治疗作用的初步评价阶段。Ⅱ期临床试验阶段根据具体研究目的，采取多种形式，包括随机盲法对照试验。其目的在于初步评价药物对于目标适应症患者的治疗作用和安全性，同时为Ⅲ期临床试验设计和制定给药剂量方案提供依据。Ⅱ期临床试验病例数要求不少于 100 例。

Ⅲ期临床试验：是治疗作用的确证阶段。也是为药品注册申请获得批准提供依据的关键阶段。在之前Ⅰ、Ⅱ期临床试验的基础上，进行扩大的多中心临床试验，进一步收集该药治疗作用及安全性方面的数据。其目的在于进一步评价药物对目标适应症患者的治疗作用和安全性，评价利益与风险关系，为制定药品使用说明提供充分数据。试验一般为具有足够样本量的随机盲法对照试验。Ⅲ期临床试验病例数要求不少于 300 例。

Ⅳ期临床试验：比较特殊，是新药上市后应用的评价研究阶段。其目的是考察在广泛的使用条件下的药物的疗效和不良反应，可以评价在普通或者特殊人群中使用的利益与风险关系以及改进给药剂量等。Ⅳ期临床试验为开放试验，不要求设对照组，试验病例数要求不少于 2000 例。

生物等效性试验：是指用生物利用度研究的方法，以药代动力学参数为指标，比较同一种药物的相同或者不同剂型的制剂，在相同的试验条件下，其活性成分吸收程度和速度有无统计学差异的人体试验。其目的在于通过测定血药浓度的方法，来比较不同制剂对药物吸收的影响，以及药物不同制剂之间的差异，以此来推测其临床治疗效果差异的可接受性，即不同制剂之间的可替换性。生物等效性试验对象为健康志愿者，一般要求 18 ~ 24 例。

罕见病、特殊病种及其他情况，要求减少临床研究病例数或者免做临床试验的，必须经国家药品监督管理局审查批准。

（2）临床试验的质量管理　为了保证药物临床试验过程规范、结果科学可靠，保护受试者的权益并保障其安全，参照国际公认原则，根据《药品管理法》《药品管理法实施条例》的要求，国家药品监督管理局、国家卫生健康委员会联合组织修订并发布了《药物临床试验质量管理规范》（GCP），并于 2020 年 7 月 1 日起正式实施。GCP 是进行临床试验、人体生物利用度或生物等效性试验的实施依据，是临床试验全过程的标准规定。包括临床试验前的准备与必要条件、受试者的权益保障、方案设计、组织实施、监查、稽查、记录、分析总结和报告等内容。

药物临床试验场所：药物临床试验机构的设施与条件应满足安全有效地进行临床试验的需要。疫苗临床试验应当由符合国家药品监督管理局和国家卫生健康委员会规定条件的三级医疗机构或者省级以上疾病预防控制机构实施或者组织实施。在我国，临床试验机构需要依法进行资格认定。申请人在获得药物临床试验批准后，应从具有药物临床试验资格的机构中选择承担药物临床试验的机构。

临床试验用药管理：药物临床试验用药品的管理应当符合药物临床试验质量管理规范的有关要求。临床试验所用药物应当严格按照 GMP 要求制备，经检验合格后才能用于临床试验。疫苗类制品、血液制品、国家药品监督管理局规定的其他生物制品应当由国家药品监督管理局指定的药品检验机构进行检验。临床试验药物使用由临床试验者负责，必须保证按照研究方案使用于受试者，不得把药物交给任何非临床试验者。临床试验用药物不得销售。

临床试验风险管理：临床试验必须有科学依据。在进行人体试验前，必须周密考虑该试验的目的及要解决的问题，应当权衡对受试者和公众健康预期的受益与风险，预期的受益应超过可能出现的损害。临床试验方案必须符合科学性和伦理的合理性要求。临床试验机构和临床试验者有义务采取必要措施，最大程度保障受试者权益。保障受试者权益的主要措施有伦理委员会和知情同意书。研究者未经申请人和或伦理委员会同意，不应偏离或改变试验方案，对任何临床试验偏离方案的行为都应当记录存档并给予合理解释，并告知申请人。伦理委员会在临床试验危及受试者权益时应进行紧急审查，保护受试者的安全和权益。在药物临床试验的过程中，应当密切注意药物不良反应，必须本着受试者的权益、安全和健康高于科学和社会利益的原则，按照规定进行报告和处理。对于药物临床试验期间出现的可疑且非预期严重不良反应和其他潜在的严重安全性风险信息，或者有证据证明临床试验用药品存在严重质量问题时，申办者应当按照相关要求及时向药品审评中心报告。根据安全性风险严重程度，可以要求申办者采取调整药物临床试验方案、知情同意书、研究者手册等加强风险控制的措施，必要时可以要求申办者暂停或者终止药物临床试验。

药物临床试验应当在批准后三年内实施。药物临床试验申请自获准之日起，三年内未有受试者签署知情同意书的，该药物临床试验许可自行失效。仍需实施药物临床试验的，应当重新申请。

即学即练 8 - 2

须按《药品临床试验质量管理规范》执行的药品临床试验是（　　）

A. 各期临床试验　　　　　B. Ⅰ期临床试验　　　　　C. Ⅱ期临床试验

D. Ⅲ期临床试验　　　　　E. Ⅳ期临床试验

答案解析

二、临床试验申请与审批

（一）药品注册申报资料

药品注册必须按照规定要求的申报资料项目报送申请资料。申请资料主要包括四个部分，分别是综述资料、药学研究资料、药理毒理研究资料和临床研究资料。药物的类别、申报的阶段、注册分类不同，申报资料也不同。现以化学药品申报资料项目为例进行说明。

1. 化学药品注册分类 1、2、3、5.1 类申报资料项目

第一部分　概要

（1）药品名称。

（2）证明性文件。①注册分类 1、2、3 类证明性文件；②注册分类 5.1 类证明性文件。

（3）立题目的与依据。

（4）自评估报告。

（5）上市许可人信息。

（6）原研药品信息。

（7）药品说明书、起草说明及相关参考文献。

（8）包装、标签设计样稿。

第二部分　主要研究信息汇总表

（9）药学研究信息汇总表。

（10）非临床研究信息汇总表。

（11）临床研究信息汇总表。

第三部分　药学研究资料

（12）（3.2.S）原料药（注：括号内为 CTD 格式的编号，以下同）。①（3.2.S.1）基本信息；②（3.2.S.2）生产信息；③（3.2.S.3）特性鉴定；④（3.2.S.4）原料药的质量控制；⑤（3.2.S.5）

对照品；⑥（3.2.S.6）包装材料和容器；⑦（3.2.S.7）稳定性。

（13）（3.2.P）制剂。①（3.2.P.1）剂型及产品组成；②（3.2.P.2）产品开发；③（3.2.P.3）生产；④（3.2.P.4）原辅料的控制；⑤（3.2.P.5）制剂的质量控制；⑥（3.2.P.6）对照品；⑦（3.2.P.7）稳定性。

第四部分　非临床研究资料

（14）非临床研究资料综述。

（15）主要药效学试验资料及文献资料。

（16）安全药理学的试验资料及文献资料。

（17）单次给药毒性试验资料及文献资料。

（18）重复给药毒性试验资料及文献资料。

（19）遗传毒性试验资料及文献资料。

（20）生殖毒性试验资料及文献资料。

（21）致癌试验资料及文献资料。

（22）依赖性试验资料及文献资料。

（23）过敏性（局部、全身和光敏毒性）、溶血性和局部（血管、皮肤、黏膜、肌肉等）刺激性等特殊安全性试验资料及文献资料。

（24）其他安全性试验资料及文献资料。

（25）非临床药代动力学试验资料及文献资料。

（26）复方制剂中多种成分药效、毒性、药代动力学相互影响的试验资料及文献资料。

第五部分　临床试验资料

（27）临床试验综述资料。

（28）临床试验计划及研究方案。

（29）数据管理计划、统计分析计划。

（30）临床研究者手册。

（31）知情同意书样稿、伦理委员会批准件；科学委员会审查报告。

（32）临床试验报告。

（33）临床试验数据库电子文件（原始数据库、衍生的分析数据库及其变量说明文件）。

（34）数据管理报告、统计分析报告。

2. 化学药品注册分类4、5.2类申报资料项目

第一部分　概要

（1）药品名称。

（2）证明性文件。①注册分类4类证明性文件；②注册分类5.2类证明性文件。

（3）立题目的与依据。

（4）自评估报告。

（5）上市许可人信息。

（6）原研药品信息。

（7）药品说明书、起草说明及相关参考文献。

（8）包装、标签设计样稿。

第二部分　原料药

（9）（2.3.S）原料药药学研究信息汇总表（注：括号内为CTD格式的编号，以下同）。

（10）（3.2.S）原料药药学申报资料。①（3.2.S.1）基本信息；②（3.2.S.2）生产信息；③（3.2.S.3）特性鉴定；④（3.2.S.4）原料药的质量控制；⑤（3.2.S.5）对照品；⑥（3.2.S.6）包装材料和容器；⑦（3.2.S.7）稳定性。

第三部分　制剂

（11）（2.3.P）制剂药学研究信息汇总表。

（12）（3.2.P）制剂药学申报资料。①（3.2.P.1）剂型及产品组成；②（3.2.P.2）产品开发；③（3.2.P.3）生产信息；④（3.2.P.4）原辅料的控制；⑤（3.2.P.5）制剂的质量控制；⑥（3.2.P.6）对照品；⑦（3.2.P.7）稳定性。

（13）（2.4.P）制剂非临床研究信息汇总表。

（14）制剂非临床研究申报资料。①（4.2.2）药代动力学；②（4.2.3）毒理学。

（15）（2.5.P）制剂临床试验信息汇总表。

（16）制剂临床试验申报资料。①（5.2）临床试验项目汇总表；②（5.3）生物等效性试验报告；（5.3.1.2.1）空腹生物等效性试验报告；（5.3.1.2.2）餐后生物等效性试验报告；（5.3.1.4）方法学验证及生物样品分析报告；③（5.3.5.4）其他临床试验报告；④（5.4）参考文献。

 知识链接 ....

药品命名原则

化学药品的命名原则：①药品名称读音应清晰易辨，全词不宜过长，且应避免与目前已经使用的药品名称混淆；②属于同一药效类别的药物，其名称应力求用适当的方法使之显示这一关系；③凡是易令病人从解剖学、生理学、病理学和治疗学角度猜测药效的名称，一般不应采用。

中成药的命名原则：①根据实际剂型命名，剂型名列于后。②如为单味成药：采用药材名与剂型结合命名。如三七片、苦参片。③复方中成药：采用方内主要药材名称缩合命名，名称一般不超过五个字。如枸菊地黄丸，由枸杞、菊花、地黄等八味药组成；采用主要药材名与功效结合命名，此命名法过去比较常见。如千柏鼻炎片；以几味药命名或加注的，如四味土木香散、十一味参芪片。

（二）临床试验申请与审评审批

申请人在研制药物过程中，拟以在中国境内上市为目的，开展临床试验的，应当向国家药品监督管理局提出临床试验申请，或者进行生物等效性试验的备案。《药品注册管理办法》在临床试验申请审批程序上强调了公开、公正的原则；在质量标准上强调可控性和可操作性，将新药审批与推行GMP、GLP、GCP结合起来，逐步与国际接轨。

新药临床试验申请的受理与审评审批

（1）受理　申请人应按照相关要求提交新药首次临床试验申请和申报资料。药审中心在收到申报资料后5日内完成形式审查。符合要求或按照规定补正后符合要求的，发出受理通知书。受理通知书应载明：自受理缴费之日起60日内，未收到药审中心否定或质疑意见的，申请人可以按照提交的方案开展临床试验。临床试验开始时，申请人应登陆药审中心门户网站，在"药物临床试验登记与信息公示平台"进行相关信息登记。

（2）审评审批　对于申报资料符合审评要求，但有相关信息需要提醒申请人的，药审中心应在受理缴费后 60 日内通知申请人，列明相关要求和注意事项。申请人应通过药审中心门户网站查询和下载临床试验申请相关通知或提醒。对于已受理的申报资料不符合审评技术要求的，药审中心可通过沟通交流或补充资料方式一次性告知申请人需要补正的全部内容，申请人应在收到补充资料通知之日起 5 日内一次性提交补充资料。申请人补充资料后在该申请受理缴费之日起 60 日内未收到药审中心其他否定或质疑意见的，可按照完善后的方案开展临床试验。申请人未按时限补充资料或补充资料仍不能满足审评要求的，药审中心以暂停临床试验通知书方式通知申请人，并列明目前尚不具备开展临床试验的原因。对于申报资料存在重大缺陷，或临床试验方案不完整的，或缺乏可靠的风险控制措施、存在潜在的临床风险而无法保障临床试验受试者安全的，药审中心以暂停临床试验通知书方式通知申请人，说明目前不支持开展临床试验的理由。药审中心在作出暂停临床试验决定前，应与申请人沟通交流。申请人可通过药审中心门户网站查询和下载暂停临床试验通知书。申请人在解决了暂停临床试验通知书中所列问题后，可向药审中心书面提出答复和恢复临床试验申请。药审中心在收到申请之日起 60 日内提出是否同意的答复意见。答复意见包括同意恢复临床试验或继续执行暂停临床试验决定，并说明理由。申请人应在收到药审中心书面答复同意恢复意见后方可开展临床试验。申请人对暂停临床试验通知书有异议且无法通过沟通交流解决的，可申请召开专家咨询会或专家公开论证会。

药物临床试验申请审批流程见图 8 - 1。

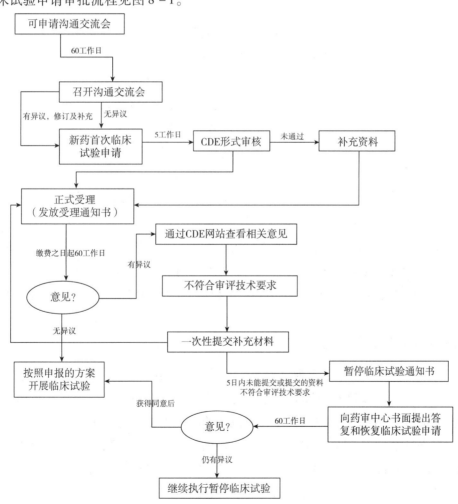

图 8 - 1　药物临床试验申请审批流程

> **实例分析 8-1**
>
> ## 药品注册分类及流程
>
> 某制药企业自主研发的某种用于治疗肿瘤的化学药品，目前国内外均未申报，临床存在明确需求。现本品已经完成药物非临床研究，拟申请进入药物临床试验阶段。
>
> **讨论** 1. 该药品的注册分类属于哪类？
>
> 2. 药物临床试验申请审批的程序。

答案解析

三、药品技术转让

药品技术转让，是指药品技术的所有者依据《药品技术转让注册管理规定》的要求，将药品生产技术转让给受让方药品生产企业，并由受让方药品生产企业申请药品注册的过程。药品技术转让包括新药技术转让和药品生产技术转让。

（一）新药技术转让有关规定

1. 新药技术转让的转让条件 以下情形可在新药监测期届满前提出新药技术转让的注册申请：①持有《新药证书》的；②持有《新药证书》并取得药品批准文号的。

对于仅持有《新药证书》、尚未进入新药监测期的制剂或持有《新药证书》的原料药，自《新药证书》核发之日起，应当按照相应制剂的注册分类所设立的监测期届满前提出新药技术转让的申请。

2. 新药技术转让合同方 新药技术转让的转让方与受让方应当签订转让合同。对于仅持有《新药证书》，但未取得药品批准文号的新药技术转让，转让方应当为《新药证书》所有署名单位。对于持有《新药证书》并取得药品批准文号的新药技术转让，转让方除《新药证书》所有署名单位外，还应当包括持有药品批准文号的药品生产企业。

3. 转让方及受让方的要求 转让方应当将转让品种的生产工艺和质量标准等相关技术资料全部转让给受让方，并指导受让方试制出质量合格的连续3个生产批号的样品。受让方药品生产企业必须取得《药品生产许可证》和《药品生产质量管理规范》认证证书。转让的新药应当与受让方《药品生产许可证》和《药品生产质量管理规范》认证证书中载明的生产范围一致。新药技术转让注册申请获得批准之日起，受让方应当继续完成转让方原药品批准证明文件中载明的有关要求，例如药品不良反应监测和Ⅳ期临床试验等后续工作。

（二）药品生产技术转让

1. 药品生产技术转让条件 属于下列情形之一的，可以申请药品生产技术转让：①持有《新药证书》或持有《新药证书》并取得药品批准文号，其新药监测期已届满的；持有《新药证书》或持有《新药证书》并取得药品批准文号的制剂，不设监测期的；仅持有《新药证书》、尚未进入新药监测期的制剂或持有《新药证书》不设监测期的原料药，自《新药证书》核发之日起，按照相应制剂的注册分类所设立的监测期已届满的；②未取得《新药证书》的品种，转让方与受让方应当均为符合法定条件的药品生产企业，其中一方持有另一方50%以上股权或股份，或者双方均为同一药品生产企业控股50%以上的子公司的；③已获得《进口药品注册证》的品种，其生产技术可以由原进口药品注册申请人转让给境内药品生产企业。

2. 转让方的要求　转让方在转让药品生产技术时，应当与受让方签订转让合同，并将所涉及的药品的处方、生产工艺、质量标准等全部资料和技术转让给受让方，指导受让方完成样品试制、规模放大和生产工艺参数验证实施以及批生产等各项工作，并试制出质量合格的连续 3 个生产批号的样品。受让方生产的药品应当与转让方生产的药品质量一致。

3. 受让方的要求　受让方的药品处方、生产工艺、质量标准等应当与转让方一致，不应发生原料药来源、辅料种类、用量和比例，以及生产工艺和工艺参数等影响药品质量的变化。受让方的生产规模应当与转让方的生产规模相匹配，受让方生产规模的变化超出转让方原规模十倍或小于原规模十分之一的，应当重新对生产工艺相关参数进行验证，验证资料连同申报资料一并提交。

（三）药品技术转让的申请与审批

1. 提出申请　申请药品技术转让，应当填写《药品补充申请表》，按照补充申请的程序和规定以及《药品技术转让注册管理规定》附件的要求向受让方所在地省、自治区、直辖市药品监督管理部门报送有关资料和说明。

（1）对于持有药品批准文号的，应当同时提交持有药品批准文号的药品生产企业提出注销所转让品种药品批准文号的申请。

（2）对于持有《进口药品注册证》、同时持有用于境内分包装的大包装《进口药品注册证》的，应当同时提交转让方注销大包装《进口药品注册证》的申请。已经获得境内分包装批准证明文件的，还要提交境内分包装药品生产企业提出注销所转让品种境内分包装批准证明文件的申请。

（3）对于已经获准药品委托生产的，应当同时提交药品监督管理部门同意终止委托生产的相关证明性文件。

2. 初审　药品技术转让应当由转让方与受让方共同向受让方所在地省级药品监督管理部门提出申请。省级药品监督管理部门在受理申请后，应对受让方的生产现场、样品生产与检验记录进行检查，并进行抽样，同时通知药品检验所进行检验。省级药品监督管理部门对抽样药品检验报告书和有关资料进行审查并提出意见，报送国家药品监督管理局，并由局药审机构对申报资料进行审评，做出技术审评意见。

3. 批准　国家药品监督管理局依据药审机构的综合意见，决定是否批准生产。符合规定的，发给药品批准文号；如转让前已取得的药品批准文号，应同时注销转让方原药品批准文号。

四、注册资料 CTD 格式

为提高我国药物研发的质量和水平，逐步实现与国际接轨，在研究人用药品注册技术要求国际协调会（ICH）通过技术文件（Common Technical Document，简称 CTD）的基础上，结合我国药物研发的实际情况，原国家食品药品监督管理局自 2010 年开始对化学药品注册申报资料进行 CTD 格式要求。随着该项工作的不断推进，国家食品药品监督管理总局于 2016 年 5 月发布《化学药品新注册分类申报资料要求（试行）》，提出化学药品新注册分类 1、2、3、5.1 的药学部分申报资料，均需按照 CTD 格式整理并提交。对于注册分类 5 类的药品，也可以报送 ICH 规定的全套 CTD 资料。注册分类 1 类申请生产，注册分类 2、3、5.1 类申请临床试验与申请生产除按照申报资料要求报送外，同时需填写化学药 CTD 格式主要研究信息汇总表，并提交电子版。化学药品新注册分类 4、5.2 类的药学研究部分及制剂的非临床和临床试验部分都要求 CTD 格式提交申报资料。

2018 年 1 月 25 日发布的《食品药品监管总局关于适用国际人用药品注册技术协调会二级指导原则的公告（2018 年第 10 号）》提出，自 2018 年 2 月 1 日起，化学药品注册分类 1 类、5.1 类以及治疗用生物制品 1 类和预防用生物制品 1 类注册申请适用《M4：人用药物注册申请通用技术文档（CTD）》。2020 年 6 月 30 日国家药品监督管理局发布的《化学药品注册分类及申报资料要求》（2020 年第 44 号通告）指出，申请人提出药物临床试验、药品上市注册及化学原料药申请，应按照国家药品监管部门公布的相关技术指导原则的有关要求开展研究，并按照现行版《M4：人用药物注册申请通用技术文档（CTD）》格式编号及项目顺序整理并提交申报资料。不适用的项目可合理缺项，但应标明不适用并说明理由。申请人在完成临床试验提出药品上市注册申请时，应在 CTD 基础上提交电子临床试验数据库。国家药品监督管理局药审中心将根据药品审评工作需要，结合 ICH 技术指导原则修订情况，及时更新 CTD 文件并在中心网站发布。2020 年 6 月 30 日国家药品监督管理局发布的《生物制品注册分类及申报资料要求》（2020 年第 43 号通告）指出，对疫苗及治疗用生物制品临床试验申请及上市注册申请，申请人应当按照《M4：人用药物注册申请通用技术文档（CTD）》撰写申报资料。

CTD 格式文件是国际公认的文件编写格式，共由五个模块组成。模块 1 是地区特异性的，模块 2、3、4 和 5 在各个地区是统一的。①模块 1：行政信息和法规信息。本模块包括那些对各地区特殊的文件，例如申请表或在各地区被建议使用的标签，其内容和格式可以由每个地区的相关注册机构来指定。②模块 2：CTD 文件概述。本模块是对药物质量、非临床和临床试验方面内容的高度总结概括，必须由合格的和有经验的专家来担任文件编写工作。③模块 3：质量部分。文件提供药物在化学、制剂和生物学方面的内容。④模块 4：非临床研究报告。文件提供原料药和制剂在毒理学和药理学试验方面的内容。⑤模块 5：临床研究报告。文件提供制剂在临床试验方面的内容。

五、现行主要相关法规

除《中华人民共和国药品管理法》（2019 年 8 月 26 日第十三届全国人民代表大会常务委员会第十二次会议修订）外，现行主要相关法规如下：

1. 《药品注册管理办法》（国家市场监督管理总局于 2020 年 3 月 30 日发布）。

2. 《化学药品注册分类及申报资料要求》（国家药品监督管理局于 2020 年 6 月 30 日发布的 2020 年第 44 号通告）。

3. 《药品上市许可优先审评审批工作程序（试行）》（国家药品监督管理局于 2020 年 7 月 8 日发布的 2020 年第 82 号通告）。

4. 《突破性治疗药物审评工作程序（试行）》（国家药品监督管理局于 2020 年 7 月 8 日发布的 2020 年第 82 号通告）。

5. 《药品附条件批准上市申请审评审批工作程序（试行）》（国家药品监督管理局于 2020 年 7 月 8 日发布的 2020 年第 82 号通告）。

6. 《药品技术转让注册管理规定》（国家食品药品监督管理总局于 2009 年 8 月 19 日发布）。

PPT

任务 8 - 3　药品上市管理

一、药品上市许可

在中国境内上市的药品，应当经国务院药品监督管理部门批准，取得药品注册证书。对申请注册的药品，国务院药品监督管理部门应当进行审查，对符合条件的申请人，颁发药品注册证书。

（一）药品上市许可持有人制度

药品上市许可持有人（Marketing Authorization Holder，MAH）是指取得药品注册证书的企业或者药品研制机构等。药品上市许可持有人可以自行生产药品，也可以委托药品生产企业生产。药品上市许可持有人对药品的质量可控性、安全性和疗效在药品的整个生命周期内各个环节承担主要责任。药品上市许可持有人制度是欧盟等国家通行的一项药品审批和监管制度，是当今世界各国普遍采用的一项药品管理制度。

长期以来，我国药品监督管理部门对国产药品实行上市许可与生产许可捆绑合一的审批管理模式。实践中，从事新药研发的科研机构及个人往往因不具备自主生产能力而无法申请取得药品批准文号，被迫将相关新药技术转让给药品生产企业。捆绑审批的管理模式严重抑制了科研人员研发新药的积极性，同时阻碍了新药研发成果尽快投入市场。而药品上市许可持有人制度将药品上市许可同生产许可分离审批，新药研发机构即使不具备生产能力，同样也可以取得药品上市许可，充分保障了新药研发机构的权利，在鼓励药研创新、提高药品生产企业的效率等方面产生积极的意义。

2019 年修订的《药品管理法》正式将药品上市许可持有人制度写入其中，共 11 个条文，系统地规范了药品上市许可持有人的条件、权利与义务。

（二）上市许可的申请

根据《药品注册管理办法》，药品上市许可申请人应具备承担相应法律责任能力。申请人在完成支持药品上市注册的药学、药理毒理学和药物临床试验等研究，确定质量标准，完成商业规模生产工艺验证，且接受药品注册核查检验的条件完备后，向国务院药品监督管理部门提出药品上市许可申请，按照申报资料要求提交相关资料。

仿制药、按照药品管理的体外诊断试剂以及其他符合条件的情形，经申请人评估，认为无需或者不能开展药物临床试验，符合豁免药物临床试验条件的，申请人可以直接提出药品上市许可申请。

符合以下情形之一的非处方药，可以直接提出上市许可申请：①境内已有相同活性成分、适应症（或者功能主治）、剂型、规格的非处方药上市的药品；②经国家药品监督管理局确定的非处方药改变剂型或者规格，但不改变适应症（或者功能主治）、给药剂量以及给药途径的药品；③使用国家药品监督管理局确定的非处方药的活性成分组成的新的复方制剂；④其他直接申报非处方药上市许可的情形。

（三）许可审评程序

1. 基本程序　国务院药品监督管理部门对药品上市许可申请人申报的资料进行形式审查，符合要求的，予以受理。药品审评中心应当组织药学、医学和其他技术人员，按要求对已受理的药品上市许可申请进行审评。审评过程中基于风险启动药品注册核查、检验，相关技术机构应当在规定时限内完成核查、检验工作。药品审评中心根据药品注册申报资料、核查结果、检验结果等，对药品的安全性、有效性和质量可控性等进行综合审评，非处方药还应当转到药品评价中心进行非处方药适宜性审查。药品审评中心在审评药品制剂注册申请时，对药品制剂选用的化学原料药、辅料及直接接触药品的包装材料和容器进行关联审评。综合审评结论不通过的，作出不予批准决定。审评通过的，批准药品上市，发给药品注册证书。

药品上市许可流程见图 8-2。

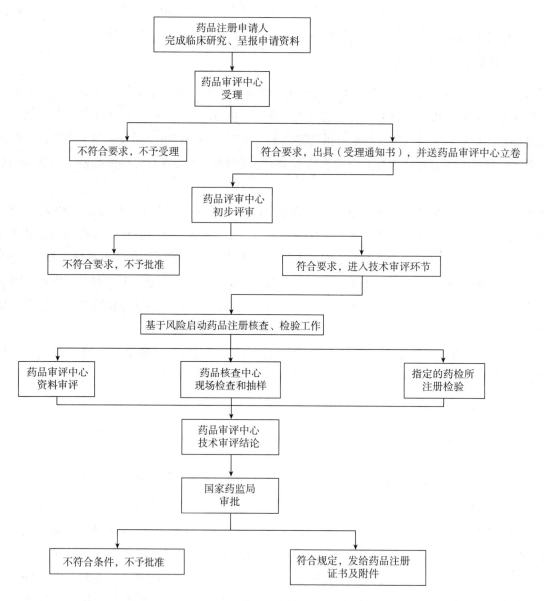

图 8-2 药品上市许可流程图

药品注册证书载明药品批准文号、持有人、生产企业等信息。非处方药的药品注册证书还应当注明非处方药类别。经核准的药品生产工艺、质量标准、说明书和标签作为药品注册证书的附件一并发给申请人，必要时还应当附药品上市后研究要求。上述信息纳入药品品种档案，并根据上市后变更情况及时更新。

2. 药品加快上市注册程序

（1）突破性治疗药物程序　药物临床试验期间，用于防治严重危及生命或者严重影响生存质量的疾病，且尚无有效防治手段或者与现有治疗手段相比有足够证据表明具有明显临床优势的创新药或者改良型新药等，申请人可以申请适用突破性治疗药物程序。

申请适用突破性治疗药物程序的，申请人应当向药品审评中心提出申请。符合条件的，药品审评中心按照程序公示后纳入突破性治疗药物程序。

对纳入突破性治疗药物程序的药物临床试验，给予以下政策支持：①申请人可以在药物临床试验的关键阶段向药品审评中心提出沟通交流申请，药品审评中心安排审评人员进行沟通交流；②申请人可以将阶段性研究资料提交给药品审评中心，药品审评中心基于已有研究资料，对下一步研究方案提出意见或者建议，并反馈给申请人。

（2）附条件批准程序　药物临床试验期间，符合以下情形的药品，可以申请附条件批准：①治疗严重危及生命且尚无有效治疗手段的疾病的药品，药物临床试验已有数据证实疗效并能预测其临床价值的；②公共卫生方面急需的药品，药物临床试验已有数据显示疗效并能预测其临床价值的；③应对重大突发公共卫生事件急需的疫苗或者国家卫生健康委员会认定急需的其他疫苗，经评估获益大于风险的。

申请附条件批准的，申请人应当就附条件批准上市的条件和上市后继续完成的研究工作等与药品审评中心沟通交流，经沟通交流确认后提出药品上市许可申请。符合附条件批准要求的，在药品注册证书中载明附条件批准药品注册证书的有效期、上市后需要继续完成的研究工作及完成时限等相关事项。

对附条件批准的药品，持有人应当在药品上市后采取相应的风险管理措施，并在规定期限内按照要求完成药物临床试验等相关研究，以补充申请方式申报。对批准疫苗注册申请时提出进一步研究要求的，疫苗持有人应当在规定期限内完成研究。持有人逾期未按照要求完成研究或者不能证明其获益大于风险的，国家药品监督管理局应当依法处理，直至注销药品注册证书。

（3）优先审评审批程序　药品上市许可申请时，以下具有明显临床价值的药品，可以申请适用优先审评审批程序：①临床急需的短缺药品、防治重大传染病和罕见病等疾病的创新药和改良型新药；②符合儿童生理特征的儿童用药品新品种、剂型和规格；③疾病预防、控制急需的疫苗和创新疫苗；④纳入突破性治疗药物程序的药品；⑤符合附条件批准的药品；⑥国家药品监督管理局规定其他优先审评审批的情形。

申请人在提出药品上市许可申请前，应当与药品审评中心沟通交流，药审中心可以根据需要会同药品检验机构、药品核查中心相关人员参与申报前沟通交流会议，共同协商解决存在的技术问题以及检验、核查问题，必要时，药审中心可组织召开专家咨询委员会，对于是否符合优先审评审批程序纳入条件进行论证。经沟通交流确认后，申请人应当在提出药品上市许可申请的同时，通过药审中心网站提出优先审评审批申请，并提交相关支持性资料。药审中心在接到申请后5日内对提交的优先审评审批申请进行审核，并将审核结果反馈申请人。拟纳入优先审评审批程序的，应当按要求在药审中心网站对外公示。公示5日内无异议的即纳入优先审评审批程序，并通知各相关方；对公示品种提出异议的，应当在5日内向药审中心提交书面意见并说明理由；药审中心在10日内另行组织论证后作出决定并通知各相关方。必要时，药审中心可以组织召开专家咨询委员会进行论证。对纳入优先审评审批程序的品种，申请人发现不再符合纳入条件时，应当及时向药审中心提出终止优先审评审批程序；药审中心发现不再符合纳入条件的，应当告知申请人，申请人可以在10日内向药审中心提交书面说明，由药审中心组织论证，在30日内作出决定后通知申请人。对于申请人未在10日内向药审中心提交书面说明的，或者经论证作出决定不符合纳入条件的，药审中心应当及时终止该品种的优先审评审批程序。

对纳入优先审评审批程序的药品上市许可申请，给予：①药品上市许可申请的审评时限为一百三十日；②临床急需的境外已上市境内未上市的罕见病药品，审评时限为七十日；③需要核查、检验和核准药品通用名称的，予以优先安排等政策支持。

（4）特别审批程序　在发生突发公共卫生事件的威胁时以及突发公共卫生事件发生后，国家药品监督管理局可以依法决定对突发公共卫生事件应急所需防治药品实行特别审批。按照统一指挥、早期介入、快速高效、科学审批的原则，组织加快并同步开展药品注册受理、审评、核查、检验工作。特别审批的情形、程序、时限、要求等按照药品特别审批程序规定执行。

（四）药品上市许可持有人的全生命周期管理

药品上市许可持有人应当对药品的非临床研究、临床试验、生产经营、上市后研究、不良反应监测及报告与处理等承担责任。药品上市许可持有人的法定代表人、主要负责人对药品质量全面负责。

1. 生产管理　药品上市许可持有人可以自行生产药品，也可以委托药品生产企业生产。药品上市许可持有人自行生产药品的，应当依照规定取得《药品生产许可证》；委托生产的，应当委托符合条件的药品生产企业。药品上市许可持有人和受托生产企业应当签订委托协议和质量协议，并严格履行协议约定的义务。血液制品、麻醉药品、精神药品、医疗用毒性药品、药品类易制毒化学品不得委托生产；但是，国务院药品监督管理部门另有规定的除外。

2. 销售管理　药品上市许可持有人可以自行销售其取得药品注册证书的药品，也可以委托药品经营企业销售。药品上市许可持有人从事药品零售活动的，应当取得药品经营许可证。自行销售药品的，应当具备《药品管理法》第五十二条规定的人员、场所、仓储设施设备、卫生环境、质量管理机构等条件；委托销售的，应当委托符合条件的药品经营企业，并签订委托协议，严格履行协议约定的义务。

《药品管理法》第五十二条规定：从事药品经营活动应当具备以下条件：①有依法经过资格认定的药师或者其他药学技术人员；②有与所经营药品相适应的营业场所、设备、仓储设施和卫生环境；③有与所经营药品相适应的质量管理机构或者人员；④有保证药品质量的规章制度，并符合国务院药品监督管理部门依据本法制定的药品经营质量管理规范要求。

3. 相关制度建立　①药品上市许可持有人应当建立药品质量保证体系，配备专门人员独立负责药品质量管理。药品上市许可持有人应当对受托药品生产企业、药品经营企业的质量管理体系进行定期审核，监督其持续具备质量保证和控制能力。②药品上市许可持有人应当建立药品上市放行规程，对药品生产企业出厂放行的药品进行审核，经质量受权人签字后方可放行。不符合国家药品标准的，不得放行。③药品上市许可持有人、药品生产企业、药品经营企业和医疗机构应当建立并实施药品追溯制度，按照规定提供追溯信息，保证药品可追溯。④药品上市许可持有人应当建立年度报告制度，每年将药品生产销售、上市后研究、风险管理等情况按照规定向省、自治区、直辖市人民政府药品监督管理部门报告。

4. 上市许可转让　经国务院药品监督管理部门批准，药品上市许可持有人可以转让药品上市许可。受让方应当具备保障药品安全性、有效性和质量可控性的质量管理、风险防控和责任赔偿等能力，履行药品上市许可持有人义务。

5. 法律责任　药品上市许可持有人的法律责任分为民事责任、行政责任和刑事责任。

（1）民事责任　药品上市许可持有人因生产销售的药品质量问题给消费者造成损失的，持有人应当承担相应的法律责任。如果该质量问题是实际生产者或者销售者造成的，持有人在代为赔偿后可以向实际生产者或者销售者追偿。同样，消费者向实际生产者或者销售者提出赔偿请求时，如果不是实际生产者或者销售者的责任，实际生产者或者销售者在承担责任后，可以向持有人追偿。

（2）**行政责任** 受托企业在生产经营过程中有违法违规行为，在追究受托企业行政责任的同时，如果上市许可持有人对受托企业的违法违规行为不存在故意或者重大过失的行为，上市许可持有人不承担法律责任；如果上市许可持有人与受托企业共同实施违法违规行为，其应共同承担法律责任。

（3）**刑事责任** 上市许可持有人生产、销售假药、劣药，指使受托企业生产、销售假药、劣药，与受托企业合谋生产、销售假药、劣药，应当承担相应的刑事责任。

 实例分析 8-2

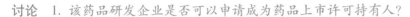

药品注册

　某研发企业经过数年努力，成功研发出了治疗老年痴呆的新药。但因不具备生产能力，委托深圳某药品生产企业生产。

讨论 1. 该药品研发企业是否可以申请成为药品上市许可持有人？

　2. 药品上市后因生产质量问题导致纠纷发生，该责任由谁承担？

答案解析

二、上市后变更和再注册

（一）上市后变更管理

持有人应当主动开展药品上市后研究，实现药品全生命周期管理。鼓励持有人运用新生产技术、新方法、新设备、新科技成果，不断改进和优化生产工艺，持续提高药品质量，提升药品安全性、有效性和质量可控性。药品上市后变更不得对药品的安全性、有效性和质量可控性产生不良影响。

药品注册证书及附件要求持有人在药品上市后开展相关研究工作的，持有人应当在规定时限内完成并按照要求提出补充申请、备案或者报告。

1. 补充申请 涉及：①药品生产过程中的重大变更；②药品说明书中涉及有效性内容以及增加安全性风险的其他内容的变更；③持有人转让药品上市许可等，持有人应当以补充申请方式申报，经批准后实施。

2. 备案 涉及：①药品生产过程中的中等变更；②药品包装标签内容的变更；③药品分包装等变更，持有人应当在变更实施前，报所在地省、自治区、直辖市药品监督管理部门备案。

3. 报告 涉及：①药品生产过程中的微小变更；②国家药品监督管理局规定需要报告的其他变更，持有人应当在年度报告中报告。

（二）再注册管理

1. 再注册申请 持有人应当在药品注册证书有效期届满前六个月申请再注册。境内生产药品再注册申请由持有人向其所在地省、自治区、直辖市药品监督管理部门提出，境外生产药品再注册申请由持有人向药品审评中心提出。

药品再注册申请受理后，省、自治区、直辖市药品监督管理部门或者药品审评中心对持有人开展药品上市后评价和不良反应监测情况，按照药品批准证明文件和药品监督管理部门要求开展相关工作情况，以及药品批准证明文件载明信息变化情况等进行审查，符合规定的，予以再注册，发给药品再注册批准通知书。不符合规定的，不予再注册，并报请国家药品监督管理局注销药品注册证书。

2. 不予再注册情形 ①有效期届满未提出再注册申请的；②药品注册证书有效期内持有人不能履

行持续考察药品质量、疗效和不良反应责任的；③未在规定时限内完成药品批准证明文件和药品监督管理部门要求的研究工作且无合理理由的；④经上市后评价，属于疗效不确切、不良反应大或者因其他原因危害人体健康的；⑤法律、行政法规规定的其他不予再注册情形。对不予再注册的药品，药品注册证书有效期届满时予以注销。

📱 知识链接

药品批准文号

境内生产药品批准文号格式为：国药准字 H（Z、S）＋四位年号＋四位顺序号。中国香港、澳门和台湾地区生产药品批准文号格式为：国药准字 H（Z、S）C＋四位年号＋四位顺序号。

境外生产药品批准文号格式为：国药准字 H（Z、S）J＋四位年号＋四位顺序号。

其中，H 代表化学药，Z 代表中药，S 代表生物制品。

禁止未取得药品批准证明文件生产、进口药品。药品批准文号，不因上市后的注册事项的变更而改变。

三、现行主要相关法规

除《中华人民共和国药品管理法》（2019 年 8 月 26 日第十三届全国人民代表大会常务委员会第十二次会议第二次修订）外，现行主要相关法规如下：

1. 《药品注册管理办法》（国家市场监督管理总局令〔2020〕27 号）。
2. 《药品上市后变更管理办法》（试行）（国家药监局〔2021〕8 号）。

任务 8-4　药品知识产权保护

PPT

医药行业既是涉及国计民生和人们身心健康的特殊领域，也是高新科技运用广泛、无形资产集中的主要领域。因此，世界各国对医药领域的知识产权保护问题都十分重视。我国对医药知识产权的保护有药品专利权保护、商标权保护和著作权保护等。加强医药知识产权保护，对于鼓励医药科技创新，推动医药科技产业化发展，提高医药企业竞争意识和能力，加强医药国际交流与贸易等方面都有着极其重要的意义。

一、药品知识产权

（一）我国药品知识产权保护的发展历程

1. 药品的专利权保护　药品实行专利保护，已成为国际上知识产权法律发展趋势。专利保护是药品知识产权保护的有效途径之一。1985 年 4 月 1 日《中华人民共和国专利法》的实施，标志着我国专利制度的建立。该法于 1992 年、2000 年、2008 年和 2020 年进行了四次修订。我国第一部《专利法》规定，药品的制备方法可以申请专利，但药物本身不给予专利保护。1993 年修订实施的《专利法》扩大了药品专利的授予范围，新化合物、药物制剂，新化合物和药物制剂的制备方法及新用途均可申请专利保护。2020 年修订的《专利法》（2021 年 6 月 1 日起实施）首次出现药品专利有效期补偿及建立药品专利衔接制度的法律条文。经过四次修订，我国对医药产品的保护已从相对保护上升到绝对保护，药品链接及配套制度初步建立，从而使我国药品专利保护与国际相接轨。

2. 药品的商标权保护 我国法律对医药领域的知识产权保护起步较晚，最早涉及药品知识产权保护是对药品商标的保护。1983 年 1 月 1 日实施《中华人民共和国商标法》，此后于 1993 年、2001 年、2013 年和 2019 年进行了四次修订。1984 年 9 月 20 日颁布了《中华人民共和国药品管理法》，并于 2001年、2013 年和 2015 年、2019 年先后修订了四次。与之配套的《中华人民共和国药品管理法实施条例》自 2002 年 9 月施行，并于 2016 年、2019 年两次修订。法律中规定了药品必须使用注册商标，从而把药品纳入强制性商标保护的范围。几部法律强化了对药品商标的保护，有效地阻止了驰名商标被抢注的现象，促使我国医药企业开创知名品牌之路。

3. 药品的著作权保护 自 20 世纪 90 年代起，以 1991 年 6 月《著作权法》实施为标志，中国逐步建立起著作权法律制度。我国于 2001 年、2010 年和 2020 年三次对《著作权法》进行了修改，并颁布实施了《计算机软件保护条例》《著作权法实施条例》《著作权行政处罚实施办法》和《著作权集体管理条例》等一系列法规规章，使医药著作权保护有了较为完善的法律基础。

4. 药品的行政保护 在《专利法》《商标法》等法律进行药品知识产权保护的同时，我国相关部门还出台了一系列药品保护的行政法规和规章。1987 年 3 月 24 日，卫生部颁布了《关于新药保护和技术转让的规定》，对一至四类新药的保护期、技术许可与转让作了规定，有效保护了新药所有者的专利权。1999 年 4 月 12 日，国家药品监督管理局进一步修订颁布了《新药保护和技术转让的规定》，延长了新药的保护期，新药种类由四类扩大到五类。随着我国加入 WTO 和《药品管理法》《药品管理法实施条例》的颁布实施，新药的保护也发生改变。2002 年，原国家药品监督管理总局发布实施了《药品注册管理办法》（试行），该办法第一次明确提出了药品注册的概念，既借鉴国外药品注册的先进方法和WTO 的基本原则，也结合了我国当时的国情，标志着我国药品注册政策进入统一完善的阶段。2005年 5 月 1 日修订后的《药品注册管理办法》正式颁布，并于 2007 年 7 月进行第二次修订。2018 年，原国家食品药品监督管理总局变更为国家药品监督管理局，隶属国家市场监督管理总局。2020 年 1月 22 日，国家市场监督管理总局颁布了《药品注册管理办法》《药品生产监督管理办法》两部部门规章，旨在解决目前我国药品注册、监督管理体系中制约行业发展不平衡、不协调的问题，促进医药行业高质量发展。

2020 年，"新冠肺炎"疫情席卷全球，为应对类似的公共卫生事件，我国新修订的《药品注册管理办法》专门规定了特别审批程序条款：国家药品监督管理局可以依法决定对突发公共卫生事件应急所需防治药品实行特别审批，对纳入特别审批程序的药品，可以根据疾病防控的特定需要，限定其在一定期限和范围内使用。

为了扩大对外经济技术合作与交流，有效维护外国药品专利权人的合法权益。根据 1992 年中美两国签署的《中华人民共和国与美利坚合众国政府关于保护知识产权的谅解备忘录》，1992 年 12 月 19日，国务院颁布了《药品行政保护条例》，1992 年 12 月 30 日，国家医药管理局颁布了《药品行政保护条例实施细则》（2000 年 4 月 14 日国家药品监督管理局对《药品行政保护条例实施细则》进行了修订）。对于符合一定条件的外国专利药品及其制造方法给予行政保护，在一定历史时期内《药品行政保护条例》对药品知识产权的保护起到了重要作用。

目前，我国已基本建立了以《专利法》《商标法》等法律和以《中药品种保护条例》《药品行政保护条例》等行政法规保护有机结合的药品知识产权保护体系，同时我国已先后加入多种知识产权国际公约和组织。加入 WTO 后，我国将进一步履行各种与知识产权有关的国际条约，使药品知识产权保护体系日臻完善。

（二）药品知识产权的范围

医药知识产权是人们基于对脑力劳动在医药领域中所创造的一切智力成果依法享有的权利的总称。《世界知识产权组织公约》第 2 条第 8 款和《与贸易有关的知识产权协议》第一部分第 1 条第 2 款对知识产权范围作出了规定，只要其中的某项权利与医药有关，就可纳入到医药知识产权研究范围。据此我们将医药知识产权的范围界定为以下几种。

1. 医药专利权 医药专利也分为发明、实用新型和外观设计。具有新颖性、创造性和实用性的医药新产品、新配方、新剂型、新生产工艺、新加工处理方法、新医疗器械，具有新颖性的医药外观设计包括药品包装、药品造型以及根据《中药品种保护条例》有关规定取得行政保护的中药品种等。

2. 医药商标权 医药商标主要是医药企业用以标明自己的医药产品和服务的一种专用标记。如"潘高寿""东阿阿胶""同仁堂""太极"等。

3. 医药著作权 医药著作权主要是医药类专著、百科全书、文献、产品说明书、医药计算机软件、数据库、网络系统等作品的版权，如药物信息咨询系统、GMP 管理系统等的版权。

4. 医药商业秘密 医药商业秘密是指不为公众所知悉的，能为权利人带来经济利益，医药企业对其采取保密措施的生产经营和技术信息。如中药组方、炮制方法等。

5. 医药植物新品种 指经过人工培育的中药材新品种和对野生植物加以开发，具备新颖性、创造性和稳定性的中药材新品种。如树形金银花、大果枸杞等。

（三）医药知识产权的特征

医药知识产权和其他知识产权一样，属于民事权利的范畴。与其他民事权利相比，它具有以下独特的法律特征。

1. 无形性 医药知识产权是人们对非物质性、无形性的智力成果所拥有的权利，其客体只能是无形财产的所有权和使用权，而不是有形物的使用权和所有权。由于知识产权客体的无形性，使得法律上对知识产权保护、侵权认定及知识产权贸易比有形财产在相同情况下更为复杂。

2. 法定性 医药知识产权的种类和内容是由法律直接予以规定的，不允许当事人自由创设。如专利权和商标权的取得要严格依照法律规定的申请、审批程序进行；专利权、商标权和著作权的保护期限法律都有明确规定。

3. 专有性 专有性又称独占性、排他性和垄断性，即这些权利一经法律确认或授予，就为权利人所专有。知识产权所有人在法定保护期内享有此权利的所有权和使用许可权。其他人未经权利人许可，不得使用此知识产权。

4. 时间性 法律规定了对医药知识产权的保护有一定的期限，即知识产权仅在法定保护期内受到保护。超过这一期限专有权则终止，其智力成果就可为人类所共享，成为社会公共财富。如各国对专利权的保护期限一般为 10～20 年，商标权一般为 10 年。

5. 地域性 医药知识产权的效力受空间限制。依一个国家的法律确认和授予的知识产权，仅在该国内受到保护，在其他国家则不发生法律效力。若知识产权人希望在他国享有独占权，则应依他国法律规定申请取得，除本国签有国际公约和双边协定之外。

二、药品专利保护

（一）药品专利概述

1. 概念　医药专利即指专利权，是指国家专利主管机关依照法定条件和程序授予符合医药专利条件的申请人在法定保护期内享有专有权。

2. 主体　医药专利权的主体是指符合法律规定资格申请并取得医药专利权的单位和个人。

依据专利权法的规定，医药专利权的主体包括：

（1）发明人或设计人　发明人是指完成发明创造的人；设计人是指完成实用新型或外观设计的人。其中，发明人或设计人完成的是职务发明创造，申请专利的权利属于其所在单位。申请被批准后，该单位为专利权人。发明人或设计人完成的是非职务发明创造，申请专利的权利属于发明人或设计人。申请被批准后，该发明人或设计人为专利权人。

📱 **知识链接**

职务发明创造与非职务发明创造

执行本单位的任务或者主要是利用本单位的物质技术条件所完成的发明创造为职务发明创造。职务发明创造申请专利的权利属于该单位，申请被批准后，该单位为专利权人。该单位可以依法处置其职务发明创造申请专利的权利和专利权，促进相关发明创造的实施和运用。非职务发明创造申请专利的权利属于发明人或者设计人，申请被批准后，该发明人或者设计人为专利权人。利用本单位的物质技术条件所完成的发明创造，单位与发明人或者设计人订有合同，对申请专利的权利和专利权的归属作出约定的，从其约定。

（2）共同发明创造人　共同发明创造人是指由两个以上单位或者个人合作完成的发明创造、一个单位或者个人接受其他单位或者个人委托所完成的发明创造。依《专利法》规定，除另有协议外，申请专利的权利属于完成或者共同完成的单位或者个人；申请被批准后，申请的单位或者个人为专利权人。

（3）合法受让人　发明人或设计人可以依法将自己的专利申请权和专利权转让给其他个人或者单位。例如通过继承、受赠或合同转让等方式成为专利权人。

（4）外国人或外国组织　在中国没有经常居所或者营业所的外国人、外国企业或者外国其他组织在中国申请专利的，依照其所属国同中国签订的协议或者共同参加的国际条约，或者依照互惠原则依法办理。

3. 客体　依我国《专利法》的规定，专利分为发明、实用新型及外观设计三类。

4. 内容

（1）专利权人的主要权利　①独占权。专利权人有自己制造、使用和销售专利产品，或使用专利方法的权利，即实施专利的权利。但这种权利要在保护期内行使。②许可权。专利权人有许可他人实施其专利权的权利。任何单位或者个人实施他人专利的，应当与专利权人订立书面实施许可合同，向专利权人支付专利使用费。被许可人无权允许合同规定以外的任何单位或者个人实施该专利。③转让权。《专利法》规定，专利申请权和专利权可以转让。中国单位或者个人向外国人转让专利申请权或者专利权的，必须经国务院有关主管部门批准。转让专利申请权或者专利权的，当事人应当订立书面合同，并向国务院专利行政部门登记，由国务院专利行政部门予以公告。专利申请权或者专利权的转让自登记之日起生效。④标记权。专权利人依法享有在其专利产品或产品包装上标明专利标记和专利号的权利。发明人或设计人不论是否为专利权人，都有在专利文件上署名的权利。

（2）专利权人的主要义务　①缴纳专利年费的义务。②合理行使专利权的义务。③奖励发明人或设计人的义务。

（二）专利权的授予条件

1. 发明和实用新型专利权的授予条件

（1）新颖性　新颖性是授予专利权的最基本的条件之一。依据我国《专利法》第22条第2款规定，新颖性是指申请日以前没有同样的发明或实用新型在国内外出版物上公开发表过，在国内公开使用过或者其他方式为公众所知，也没有同样的发明或者实用新型由他人向专利局提出过申请并且记载在申请日以后公布的专利申请文件中。简而言之就是说，申请专利的技术方案不能与现有技术的内容一样，其关键问题是该技术方案没有"公开"，或者说在于一个"新"字。

在有些情况下，虽然技术方案以某些方式公开了，但考虑到社会稳定和公平性问题，在一段时间内，视为未公开。我国《专利法》第24条规定申请专利的发明创造在申请日以前六个月内，有下列情形之一的，不丧失新颖性：①在国家出现紧急状态或者非常情况时，为公共利益目的首次公开的；②在中国政府主办或者承认的国际展览会上首次展出的；③在规定的学术会议或者技术会议上首次发表的；④他人未经申请人同意而泄露其内容的。

（2）创造性　创造性是授予专利权的必要条件之一，也是专利审查的重点内容。我国《专利法》规定，创造性是指与申请日以前已有的技术相比，该发明具有突出的实质性特点和显著的进步，该实用新型有实质性特点和进步。由此可知，发明要求的创造性程度高于实用新型。总之，实质性特点和进步，是创造性的客观标志。所谓"实质性特点"，是指一项发明创造与现有技术相比具有本质性的区别。所谓"进步"，是指一项发明创造与现有技术相比有所提高（改良），而不是倒退（改劣）。

（3）实用性　实用性是授予专利权的必要条件之一。专利法上的实用性审查相对于新颖性和创造性要简单些。所谓实用性是指该发明或实用新型能够制造或使用，并且能产生积极的效果。它具体包括两方面含义：一是可实施性，二是有益性。这说明获得专利的发明创造不能仅是一种纯理论方案，它必须能够解决技术问题，必须能够在实际生产中得到应用。

2. 外观设计专利权的授予条件　授予专利权的外观设计只须具备新颖性。是指应当同申请日以前在国内外出版物上公开发表过或者国内公开使用过的外观设计不相同和不相近似。可见，对于外观设计新颖性的要求，出版物方式的书面公开以世界地域为标准，使用公开则以本国地域为标准。此外，授予专利权的外观设计，还应当具有美感并能实际应用于工业生产。

3. 不能授予专利权的情形　依据我国《专利法》规定，对以下各项不授予专利权：①违反国家法律、社会公德或者妨害公共利益的发明创造。②科学发现。③智力活动的规则和方法。④疾病的诊断和治疗方法。⑤动物和植物品种。⑥原子核变换方法以及用原子核变换方法获得的物资。但对动物和植物品种产品的生产方法，可以依照本法规定授予专利权。

（三）药品专利权的申请与审批

1. 药品专利权的申请

（1）申请原则　根据《专利法》（2020年修订）规定，专利的申请遵循以下基本原则：①书面申请原则。即办理专利申请手续时，必须采用书面形式。②单一性原则。即一件专利申请只限于一项发明创造。③先申请原则。即两个或两个以上申请人就同样的发明申请专利时，专利权授予最先申请的人。

④优先权原则。申请人自发明或实用新型在外国第一次提出专利申请之日起12个月内，或外观设计在外国第一次提出专利申请之日起6个月内，又在中国就相同主题提出申请的，依照该外国同中国签订的协议或者共同参加的国际条约，或者依照相互承认优先权的原则，可以享有优先权。申请人自发明或实用新型在中国第一次提出专利申请之日起12个月内，或者自外观设计在中国第一次提出专利申请之日起六个月内，又向国务院专利行政主管部门就相同主题提出专利申请的，可以享有优先权。

（2）申请文件 专利申请既可以由专利申请权人自己申请，亦可以委托专利代理人申请。申请医药发明或实用新型专利的，提交请求书、说明书及其摘要和权利要求书等文件；申请外观专利设计的，应当提交请求书以及该外观设计的图片或者照片等文件，并且应当写明使用该外观设计的产品及其所属类别。

2. 药品专利权的审批

（1）药品发明专利的审批程序 我国对发明专利实行早期公开与请求审查制相结合的审查制度，具体程序如下：

①初步审查 国务院专利行政部门收到申请人提交的发明专利申请后，进行初步审查。初步审查的目的在于查明该申请在形式上是否符合专利法规定的要求。初步审查的内容主要是：发明专利申请文件是否齐全完备，格式是否正确规范，专利是否属于授权的范围等。

②早期公开 早期公开是指国务院专利行政部门收到发明专利申请后，经初步审查认为符合专利法要求的，自申请日起满18个月，即行公布。国务院专利行政部门可以根据申请人的请求，早日公布其申请。早期公开有利于促进信息交流，能有效避免他人重复研究和重复申请。

③实质审查 实质审查又称请求审查制，即发明专利申请自申请日起3年内，国务院专利行政部门可以根据申请人随时提出的请求，对其申请进行实质审查。申请人无正当理由逾期不请求实质审查的，该申请即被视为撤回。实质审查，更加侧重于发明是否具备新颖性、创造性和实用性。

④授权公告 发明专利申请经实质审查没有发现驳回理由的，由国务院专利行政部门作出授予发明专利权的决定，发给发明专利证书，同时予以登记和公告。发明专利权自公告之日起生效。

（2）药品实用新型和外观设计的审批程序 我国对实用新型和外观设计专利采取初审登记制度。即该类专利申请经初步审查没有发现驳回理由的，由国务院专利行政部门作出授予实用新型专利权或者外观设计专利权的决定，发给相应的专利证书，同时予以登记和公告。实用新型专利权和外观设计专利权自公告之日起生效。

（3）复审 专利申请人对国务院专利行政部门驳回申请的决定不服的，可自收到通知之日起3个月内向国务院专利行政部门请求复审。专利申请人对复审决定不服的，可自收到通知之日起3个月内向人民法院起诉。

（四）药品专利权的保护期限、终止和无效

1. 保护期限 《专利法》规定：发明专利权的期限为二十年，实用新型专利权的期限为十年，外观设计专利权的期限为十五年，均自申请日起算。为补偿新药上市审评审批占用时间，对在中国获得上市许可的新药发明专利，国务院专利行政部门可以应专利权人的请求给予期限补偿。补偿期限不超过五年，新药上市后总有效专利权期限不超过十四年。

2. 终止情形 ①专利权期限届满自行终止。②专利权人以书面声明放弃其专利权。③专利权人不按时缴纳年费而终止。专利权终止后，专利人的发明创造就成为公共财富，任何人都可利用。

3. 宣告无效 《专利法》规定：自授权日起满6个月内，任何单位和个人认为该专利权的授予不符合专利法规定的，都可以请求专利国务院专利行政部门宣告该专利无效。宣告无效的专利视为自始即不存在。

（五）药品专利权的保护

1. 保护范围 《专利法》规定，发明或者实用新型专利权的保护范围以其权利要求的内容为准，说明书及附图可以用于解释权利要求。外观设计专利权的保护范围以表示在图片或者照片中的该外观设计专利产品为准。

2. 专利侵权 专利侵权行为是指除法律规定以外，任何单位或者个人未经专利权人许可，以生产、经营为目的实施他人专利的行为。依我国《专利法》规定，专利侵权行为具体有以下几种：①制造、使用、销售或进口他人的发明或实用新型专利产品。②使用他人的专利方法。③使用、销售或进口依照他人专利方法直接获得产品。④制造、销售或进口他人的外观设计专利产品。

3. 专利侵权法律责任

（1）民事责任

①停止侵权。它是针对正在实施的专利侵权行为。专利侵权人应当依专利管理机关的处理决定或者人民法院的裁决立即停止。

②赔偿损失。专利侵权行为给专利权人造成损失的，专利侵权人要依法赔偿损失。

③消除影响。专利侵权行为给专利产品的市场商誉造成损失时，要以公开的方式为其消除不良影响。

（2）行政责任 专利管理机关有权责令专利侵权人停止侵权行为、责令改正、罚款等，专利管理机关应当事人的请求，还可以就赔偿数额进行调解。

（3）刑事责任 依《专利法》和《刑法》规定，对于情节严重、构成犯罪的专利侵权行为应当追究其刑事责任。

三、药品注册中的专利链接

（一）概念

药品专利链接是指仿制药上市申请与批准上市的创新药品专利相"链接"，即仿制药注册申请应当考虑先前已上市药品的专利状况，从而避免可能的专利侵权。

（二）我国药品注册中的专利链接规定

1. 信息公示规定 药品监督管理部门应当向申请人提供可查询的药品注册受理、检查、检验、审评、审批的进度和结论等信息。药品监督管理部门应当在行政机关网站或者注册申请受理场所公开下列信息：①药品注册申请事项、程序、收费标准和依据、时限，需要提交的全部材料目录和申请书示范文本；②药品注册受理、检查、检验、审评、审批各环节人员名单和相关信息；③已批准的药品目录等综合信息。

2. 数据独占规定 申请药品上市许可的研究资料和数据可以来源于符合我国法规和相关国际通行原则的研究机构或者实验室，并符合相应评价原则和指南的要求。使用的研究资料和数据非申请人所有的，应当提供研究资料和数据所有者许可使用的证明文件。

3. 仿制药申请上市规定 对他人已获得中国专利权的药品，申请人可以提出上市申请。国家药品监管局予以审查，符合规定的核发药品注册批件。

依据 2020 年第四次修订的《专利法》第七十六条的规定，药品监管部门可根据药品专利确权诉讼的法院判决决定是否批准所涉药物的上市申请。

4. 药品专利状况和不侵权声明规定　申请人应当对其申请注册的药物或者使用的处方、工艺、用途等，提供申请人或者他人在中国的专利及其权属状态的说明；他人在中国存在专利的，申请人应当提交对他人的专利不构成侵权的声明。对申请人提交的说明或者声明，国家药品监督管理部门应当在行政机关网站予以公示。

📱 **知识链接**

美国药品专利链接制度

1984 年美国开创了药品专利链接制度，目前已形成了较为完备的制度体系。该制度包括：

（1）专利声明制度：仿制药申请人应当随申请向 FDA 提交有关药品专利状态的说明，以防止所申请药品涉嫌专利侵权。

（2）桔皮书制度：被 FDA 批准的药品名单、药品专利情况和独占期等信息通过桔皮书公布。

（3）仿制药简化申请制度：仿制药的上市申报，无需重复进行 NDA（新药申请）已证明的安全性、有效性研究，只需进行生物等效性研究，加快低成本仿制药的上市。

（4）数据独占制度：对不同类别的仿制药赋予不同的数据保护和市场独占期保护，以弥补药品因 FDA 审批所占用的时间。

（5）监管审批机构链接制度：加强药品注册审批机构和专利审批机构的沟通，以防所注册药品涉嫌专利侵权；适当延长药品专利期限以弥补药品因注册审批期间而受到的经济损失。

四、现行主要相关法规

除《中华人民共和国药品管理法》（2019 年 8 月 26 日第十三届全国人民代表大会常务委员会第十二次会议第二次修订）外，现行主要相关法规如下：

1.《中华人民共和国药品管理法实施条例》（2002 年 8 月 4 日颁布，2019 年 3 月 2 日第二次修订）。

2.《中华人民共和国专利法》（2020 年 10 月 17 日第四次修改，自 2021 年 6 月 1 日起施行）。

✒️ **实践实训**

实训 8-1　模拟某种药品注册申请

【实训目的】

1. 学会查阅药品注册相关的法律法规的发布和更新。

2. 正确判断药品注册申请类型。

3. 学会提交药品注册申请及申报资料的整理。

【实训要求】

1. 实验分组，教师给出具体药品注册申请项目内容，根据所学内容首先讨论确定药品注册分类。

2. 学习使用与注册相关的网站，各小组模拟药品注册流程，将所用网站的名称、网址、可查阅的资料信息及查阅路径进行整理。

3. 通过上网搜集信息，列出本组申报资料的详细目录，写出每项资料的目的意义、写作思路和框架、获得来源、法规要求。

4. 下载安装药品注册申请表报盘程序，按照要求，填写药品注册申请表。

5. 以小组为单位，汇报成果。

【实训内容】

1. 学习使用与注册相关的网站

（1）国家药品监督管理局网址：http：//www. nmpa. gov. cn/

（2）总局药品审评中心网址：http：//www. cde. org. cn/

（3）美国食品药品管理局 FDA 网址：http：//www. fda. gov/

（4）欧盟药监局网址：http：//www. ema. europa. eu/ema/

（5）丁香园论坛网址：http：//xdrug. dxy. cn/bbs/board/

（6）药智网网址：http：//www. yaozh. com/

2. 申报资料整理　申请药品注册必须按照《药品注册管理办法》所规定申报资料项目报送申请资料。申报资料侧重于综述资料、药学研究资料、药理毒理研究资料、临床试验资料四个方面。按照药物的类别、申请阶段、注册分类的类别等分别作了不同的要求。

【实训评价】

各组之间相互对网络查阅资料的路径、申报资料目录及药品注册申请表进行互评。教师根据互评结果及小组汇报进行总评。

实训 8-2　辨别药品通用名、商品名和商标

【实训目的】

理解药品通用名、商品名和商标的含义及三者之间的区别，在实际生活中能够准确判断识别。

【实训要求】

以 5 人为一组，进入校内模拟药房，在不同的货架上随机抽取药品进行辨别药品的通用名、商品名和商标，力求准确无误。明确自身存在的问题，在此基础上撰写实训报告。

【实训内容】

1. 清洁校内模拟药房货架、柜台。

2. 领取实训材料。

3. 各小组成员在不同的货架上随机抽取药品进行辨别。

4. 实训情况拍照与清场，归还实训材料。

【实训评价】

各组同学对各自药品辨别情况进行互评，交流心得与体会。在此基础上，教师进行总评。学生各自形成实训报告。

答案解析

目标检测

一、A 型题（最佳选择题）

1. 《药品注册管理办法》不适用于（　）

   A. 药品注册检验　　　　　B. 药品经营　　　　　C. 药品进口

   D. 药品审批　　　　　　　E. 药物临床试验

2. 根据《药品注册管理办法》，初步评价药物对目标适应症患者的治疗作用和安全性的临床试验属于（　）

   A. Ⅰ期临床试验　　　　　B. Ⅱ期临床试验　　　　C. Ⅲ期临床试验

   D. Ⅳ期临床试验　　　　　E. 生物等效性试验

3. 临床试验是决定候选药物能否成为新药上市销售的关键阶段，批准进行临床试验的部门是（　）

   A. 工业和信息化部　　　　B. 卫生健康委员会　　　C. 商务部

   D. 药品监督管理部门　　　E. 科学技术部

4. 药品监督管理部门收到药品注册申请后进行形式审查，应当在（　）内作出受理、补正或者不予受理决定

   A. 5 日　　　　　　　　　B. 10 日　　　　　　　　C. 30 日

   D. 60 日　　　　　　　　 E. 90 日

5. 药品注册证书有效期届满需要延续的，应当在有效期届满（　）前申请延续

   A. 1 个月　　　　　　　　B. 2 个月　　　　　　　 C. 3 个月

   D. 6 个月　　　　　　　　E. 9 个月

6. 不可申请专利的是（　）

   A. 新化合物　　　　　　　B. 药物制备方法　　　　 C. 药品外观设计

   D. 科学发现　　　　　　　E. 药物剂型

7. 《专利法》规定，发明专利权的期限为（　），自申请日起计算

   A. 10 年　　　　　　　　 B. 15 年　　　　　　　　 C. 20 年

   D. 25 年　　　　　　　　 E. 30 年

8. 《专利法》规定，外观设计专利权期限为（　）

   A. 5 年　　　　　　　　　B. 10 年　　　　　　　　 C. 15 年

   D. 20 年　　　　　　　　 E. 25 年

二、B 型题（配伍选择题）

（9 ~ 11 题共用备选答案）

   A. 生物制品　　　　　　　B. 中成药　　　　　　　 C. 化学药品

   D. 进口药品　　　　　　　E. 中药饮片

根据《药品注册管理办法》

9. 药品批准文号为"国药准字 H20200272"的药品属于（　）

10. 药品批准文号为"国药准字 S20203008"的药品属于（　）

11. 药品批准文号为"国药准字 Z20210356"的药品属于（　　）

三、X 型题（多项选择题）

12. 根据《药品注册管理办法》，药品注册是指国家药品监督管理局根据药品注册申请人的申请，依照法定程序，对拟上市药品的（　　）等进行综合性评价，作出行政许可决定的过程
    A. 安全性　　　　　　　B. 有效性　　　　　　　C. 经济性
    D. 均一性　　　　　　　E. 质量可控性

13. 药物临床前研究包括（　　）
    A. 药物的合成工艺　　　B. 制剂处方及工艺研究　　C. 人体安全性评价试验
    D. 质量研究　　　　　　E. 药理毒理研究

14. 授予专利权的发明和实用新型，应当具备（　　）
    A. 新颖性　　　　　　　B. 创造性　　　　　　　C. 单一性
    D. 实用性　　　　　　　E. 优先权

15. 专利权终止的情况包括（　　）
    A. 专利权期限届满自行终止
    B. 专利权人以书面声明放弃其专利权
    C. 专利权人以口头声明放弃其专利权
    D. 专利权人没有按照规定缴纳年费的
    E. 专利权人违法犯罪被判处刑罚

书网融合……

　知识回顾　　　　　　　微课　　　　　　　习题

（毛　讯　林庆云）

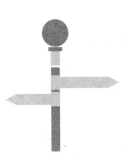

项目九　药品生产管理

学习引导

据原国家食品药品监督管理局官网报道，2006年8月安徽华源生物药业有限公司生产的"欣弗"克林霉素磷酸酯葡萄糖注射液在使用过程中发生药品不良反应，共造成十余人不幸死亡。初步分析认定，企业未按批准的生产工艺进行生产，记录不完整，未按标准的工艺参数灭菌，降低灭菌温度，缩短灭菌时间，增加灭菌柜装载量，影响了灭菌效果。中国药品生物制品检定所对相关样品进行检验，结果表明，无菌检查和热源检查不符合规定。药品安全关系到公众健康及生命安危，关系社会稳定，要加强药品管理，保证药品质量，保障公众用药安全和合法权益，保护和促进公众健康。在药品生产过程中，怎样才能生产出合格的药品？药品在生产质量管理过程中又有哪些相关规定呢？

本项目主要介绍药品生产及准入、药品生产企业的开办及条件、药品生产质量管理规范的主要规定。

学习目标

1. **掌握**　从事药品生产准入的法定资格及管理；药品生产质量管理规范的主要规定。
2. **熟悉**　药品生产企业的开办及条件；药品生产监督检查的主要内容。
3. **了解**　药品生产和药品生产企业；药品委托生产的管理。

任务9-1　药品生产准入与监督管理

PPT

一、药品生产和药品生产企业

（一）药品生产

药品生产是指药品生产企业将原料加工制备成能供医疗用的药品的过程。药品的生产包括原料药生产和制剂生产。

1. 原料药生产　原料药有植物、动物或其他生物产品、无机物和有机化合物等。原料药生产根据原材料性质的不同、加工制造方法的不同，大体可分为：

（1）生药的加工制造。生药一般为来自植物、动物和矿物等，通常为植物或动物机体、器官、分泌物以及矿物。我国传统用中药进行加工处理的方法称为炮制，中药材必须经过蒸、炒、炙、煅等炮制过程制成中药饮片。

（2）药用元素和化合物的加工制造。主要包括从药用植物、动物、矿物等分离提取制备；用化学合成法（合成法、半合成法）制备，如维生素、甾体、激素等。

（3）用生物技术（普通生物技术、基因工程、细胞工程、蛋白质工程、发酵工程等）获得的生物材料的生物制品。生产材料有微生物、细胞、各种动物和人体的细胞及体液等。

2. 制剂生产 制剂生产是指将原料药制成供临床使用药物制剂的生产。由各种来源和不同方法制得的原料药，需进一步加工制成适合于医疗或预防用的形式，即药物制剂（或称药物剂型），例如大输液、粉针剂、水针剂、片剂、胶囊剂、颗粒剂、丸剂、软膏剂等。各种不同的剂型有不同的加工制造方法。

（二）药品生产的特点

药品生产属于工业生产，具有一般工业生产的共性，但由于药品是受法律管理最严格的一种商品，品种很多，产品质量要求高，因此药品生产具有以下特点：

1. 准入条件严 《药品管理法》规定：从事药品生产活动，应当取得《药品生产许可证》；药品生产企业必须取得国家药品监督管理部门核发的药品注册证书才能生产药品。

2. 品种规格多，生产技术复杂 由于人体和疾病的复杂性，随着医药学的发展，药品的品种和规格日益增多，现有的药品已达数万种。人们对高效、特效、速效、不良反应小、有效期长、价格低的药品需求不断增长，促使药品不断地更新换代。药品的生产技术涉及化学、药学、生物学、医学、化学工程等诸多领域，生产过程中许多问题必须综合运用多种学科知识和技术来解决。

3. 产品质量要求严格 药品的特殊性决定了药品质量的严格性。一般产品有合格品、次品和等外品之分，有些产品的次品、等外品仍具有一定使用价值。药品则不同，不合格药品完全不能使用。药品出厂要经过严格的质量检验，必须符合法定的药品标准方可销售和使用。

4. 生产管理规范化 《药品管理法》规定：从事药品生产活动，应当遵守《药品生产质量管理规范》，建立健全药品生产质量管理体系，保证药品生产全过程持续符合法定要求。生产企业必须依法遵守《药品生产质量管理规范》，加强药品生产各环节的管理，保证药品质量。

（三）药品生产企业

1. 药品生产企业的概念 生产企业是指应用现代科学技术，自主地从事商品生产、经营活动，实行独立核算，具有法人地位的经济实体。

药品生产企业，亦即药品上市许可持有人，我国往往将其称为"制药企业"，指生产药品的专营或兼营企业。

2. 药品生产企业的性质 同其他商品的生产企业一样，药品生产企业具有企业的基本性质和特征。企业作为商品经济的一种组织形式和基本单位，具有以下基本性质：

（1）**经济性** 企业是从事经济性活动的组织，这是企业的首要特性。作为企业，它或者从事商品生产，或者从事商品交换，或者充当生产与流通的媒介。总之，通过商品生产和交换，为他人（或组织）提供使用价值，借以实现商品的价值，即为经济性之含义。

（2）**营利性** 企业是从事生产、经营活动的经济组织，其生产、经营活动是以获取利润为目的的，否则，就不能称其为企业。

（3）**独立性**　企业以营利为目的，但并非一切以营利为目的的经济组织都是企业。作为企业，必须具有独立性。即它必须独立完成一个生产过程，独立核算，自负盈亏，是一个独立的经济实体。

二、药品生产企业的开办

《药品管理法》规定："从事药品生产活动，应当经所在地省、自治区、直辖市人民政府药品监督管理部门批准，取得药品生产许可证。无药品生产许可证的，不得生产药品。"。

（一）药品生产企业的开办条件

从事药品生产活动，应当具备以下条件：

1. 具有依法经过资格认定的药学技术人员、工程技术人员及相应的技术工人。人员是药品生产的首要条件。"依法经过资格认定"的药学技术人员，是指依照国家有关规定，取得药师、工程师等专业技术职称，具有药品生产所需要的专业技术的人员。

2. 具有与药品生产相适应的厂房、设施和卫生环境。为保证生产药品的质量，消除可能产生的污染、混淆、差错等质量隐患，对药品生产的厂房、设施和卫生条件必须有严格的规定，确保药品生产符合《药品生产质量管理规范》的要求。

3. 具有能对所生产药品进行质量管理和质量检验的机构、人员及必要的仪器设备。能够对本企业生产的药品进行质量管理和质量检验，是国家对药品生产企业最基本的要求。没有符合《药品生产质量管理规范》要求的质量管理和质量检验机构、人员及必要的仪器设备，就不可能保证药品生产的质量。

4. 具有保证药品质量的规章制度，符合药品生产质量管理规范要求。建立健全药品质量保证体系及企业规章制度，科学规范管理，使之真正起到保证药品质量的关键作用。

5. 开办药品生产企业应符合国家发布的药品行业发展规划和产业政策。

（二）药品生产企业开办的法定程序

1. 申请　药品生产企业的申请人，应当向拟办企业所在地省级药品监管部门提出申请，并根据规定提交申请材料。

2. 受理　省级药品监管部门收到申请后，申请材料符合受理条件，受理；申请材料不全或不符合法定形式，要求其补齐补正或不予受理。

3. 行政许可　省级药品监管部门对资料进行审核，应当根据不同情况分别作出处理，并依据《药品生产监督管理办法》的规定，在自收到申请之日起30个工作日内，作出是否同意其申请的决定。

（三）药品生产许可证需提交的开办材料

申请《药品生产许可证》，药品上市持有人自行生产的情形，应当向省级药品监督管理局提交下列材料：

1. 基本情况，包括企业名称、生产线、拟生产品种、剂型、工艺及生产能力（含储备产能）。

2. 组织机构图（注明各部门的职责及相互关系、部门负责人）。

3. 法定代表人、企业负责人、生产负责人、质量负责人、质量受权人及部门负责人简历、学历、职称证书和身份证（护照）复印件；依法经过资格认定的药学及相关专业技术人员、工程技术人员、技术工人登记表，并标明所在部门及岗位；高级、中级、初级技术人员的比例情况表。

4. 周边环境图、总平面布置图、仓储平面布置图、质量检验场所平面布置图。

5. 生产工艺布局平面图（包括更衣室、盥洗间、人流和物流通道、气闸等，并标明人、物流向和空气洁净度等级），空气净化系统的送风、回风、排风平面布置图，工艺设备平面布置图。

6. 拟生产的范围、剂型、品种、质量标准及依据。

7. 拟生产剂型及品种的工艺流程图，并注明主要质量控制点与项目、拟共线生产情况。

8. 空气净化系统、制水系统、主要设备确认或验证概况；生产、检验用仪器、仪表、衡器校验情况。

9. 主要生产设备及检验仪器目录。

10. 生产管理、质量管理主要文件目录。

11. 企业的场地、周边环境、基础设施、设备等条件说明以及投资规模等情况说明。

12. 药品出厂、上市放行规程。

13. 疫苗的储存、运输管理情况，并明确相关的单位及配送方式（疫苗上市许可持有人提供）。

14. 申请材料全部内容真实性承诺书。

15. 凡申请企业申报材料时，申请人不是法定代表人本人的，企业应当提交《授权委托书》。

16. 药品监督管理部门认为应当提供的其他材料。

17. 创新通道的理由及材料；快捷通道的理由及材料。

三、药品生产许可证的管理

（一）药品生产许可证的式样

依据《药品生产监督管理办法》的规定："药品生产许可证有效期为五年，分为正本和副本。药品生产许可证样式由国家药品监督管理局统一制定。药品生产许可证电子证书与纸质证书具有同等法律效力"。

2019 年 7 月，国家药监局发布"关于启用新版《药品生产许可证》等许可证书的通知（药监综药管〔2019〕72 号)"，自 2019 年 9 月 1 日起启用新版《药品生产许可证书》（包括正、副本）式样。新版证书的正、副本上须注明日常监管机构和监督举报电话，落实监管责任，接受社会监督。

（二）药品生产许可证的换发

依据《药品生产监督管理办法》的规定："药品生产许可证有效期届满，需要继续生产药品的，应当在有效期届满前六个月，向原发证机关申请重新发放药品生产许可证"。

1. 换发条件

（1）《药品生产许可证》必须在有效期届满前 6 个月提出申请。

（2）申请换证的药品生产企业必须遵守法律法规要求，符合《药品生产质量管理规范》且企业的质量体系运行情况符合要求。

（3）申请《药品生产许可证》换发事项的条件必须符合新开办药品生产企业的规定条件。

2. 不予换发的情形 有下列情形之一的，《药品生产许可证》由原发证机关注销，并予以公告：

（1）主动申请注销《药品生产许可证》的。

（2）《药品生产许可证》有效期届满未重新发证的。

（3）营业执照依法被吊销或者注销的。

（4）《药品生产许可证》依法被吊销或者撤销的。

（5）法律、法规规定应当注销行政许可的其他情形。

（三）药品生产许可证的变更

依据《药品监督管理办法》的规定：变更《药品生产许可证》许可事项的，向原发证机关提出《药品生产许可证》变更申请。未经批准，不得擅自变更许可事项。

1. 生产地址或者生产范围的变更　变更生产地址或者生产范围，药品生产企业应当按照药品生产企业开办条件的规定及相关变更技术要求，提交涉及变更内容的有关材料，并报经所在地省、自治区、直辖市药品监督管理部门审查决定。

2. 原址或者异地新建、改建、扩建车间或者生产线的变更　原址或者异地新建、改建、扩建车间或者生产线的应当符合相关规定和技术要求，提交涉及变更内容的有关材料，并报经所在地省、自治区、直辖市药品监督管理部门进行药品生产质量管理规范符合性检查，检查结果应当通知企业。检查结果符合规定，产品符合放行要求的可以上市销售。有关变更情况，应当在《药品生产许可证》副本中载明。

上述变更事项涉及药品注册证书及其附件载明内容的，由省、自治区、直辖市药品监督管理部门批准后，报国家药品监督管理局药品审评中心更新药品注册证书及其附件相关内容。

四、药品委托生产的管理

《药品管理法》规定：药品上市许可持有人可以自行生产药品，也可以委托药品生产企业生产。委托生产的，应当委托符合条件的药品生产企业。

（一）委托生产的含义

药品委托生产，是指药品研制机构或药品生产企业（即委托方）在因技术改造暂不具备生产条件和能力或产能不足暂不能保障市场供应的情况下，将其持有药品批准文号的药品委托其他药品生产企业（即受托方）全部生产的行为，不包括部分工序的委托加工行为。委托生产目前在国际上已被普遍认可和采纳。对于委托方来说，可以在不丧失该药品批准文号的前提下组织生产，减少投入，取得一定的经济效益。对受托方来说，可以充分利用企业的生产资源，创造更多的经济效益。

受托方不得将接受委托生产的药品再次委托第三方生产。

（二）药品委托生产的条件

申请药品委托生产，委托方和受托方应当具备下列条件：

1. 委托方和受托方均应是持续遵守与委托生产药品相适应的《药品生产质量管理规范》的药品生产企业。

2. 委托方应当取得委托生产药品的注册证书。

3. 委托生产药品的双方应当签订书面合同，内容应当包括质量协议，明确双方的权利与义务，并具体规定双方在药品委托生产管理、质量控制等方面的质量责任及相关的技术事项，且应当符合国家有关药品管理的法律法规。

4. 委托方负责委托生产药品的质量。委托方应当对受托方的生产条件、技术水平和质量管理情况进行详细考查，向受托方提供委托生产药品的技术和质量文件，确认受托方具有受托生产的条件和能力。委托生产期间，委托方应当对委托生产的全过程进行指导和监督，负责委托生产药品的批准放行。

5. 受托方应当严格执行质量协议，有效控制生产过程，确保委托生产药品及其生产符合注册和

《药品生产质量管理规范》的要求。委托生产药品的质量标准应当执行国家药品标准，其药品名称、剂型、规格、处方、生产工艺、原料药来源、直接接触药品的包装材料和容器、包装规格、标签、说明书、批准文号等应当与委托方持有的药品批准证明文件的内容相同。

6. 委托方和受托方有关药品委托生产的所有活动应当符合《药品生产质量管理规范》的相关要求。

7. 在委托生产的药品包装、标签和说明书上，应当标明委托方企业名称和注册地址、受托方企业名称和生产地址。

8. 麻醉药品、精神药品、药品类易制毒化学品及其复方制剂，医疗用毒性药品，生物制品，多组分生化药品，中药注射剂和原料药不得委托生产。国家药品监督管理部门可以根据监督管理工作需要调整不得委托生产的药品。放射性药品的委托生产按照有关法律法规规定办理。

9. 经批准或者通过关联审评审批的原料药应当自行生产，不得再行委托他人生产。

即学即练 9 - 1

委托生产药品的质量标准与委托方持有的药品批准证明文件的内容相同，应当执行（ ）

答案解析 A. 中国药典　　　B. 局（部）颁标准　　　C. 注册标准　　　D. 国家药品标准

（三）药品委托生产的受理和审批

申请药品委托生产，由委托方向所在地省、自治区、直辖市药品监督管理部门提出申请。委托方应当填写《药品委托生产申请表》，并按照规定要求提交申请材料。对于委托方和受托方不在同一省、自治区、直辖市的，委托方应当首先将《药品委托生产申请表》连同申请材料报受托方所在地省、自治区、直辖市药品监督管理部门审查；经审查同意后，方可按照规定申报。

委托方所在地省、自治区、直辖市药品监督管理部门组织对药品委托生产的申报资料进行审查。对于首次申请，应当组织对受托生产现场进行检查；对于延续申请，必要时，也可以组织检查。生产现场检查的重点是考核受托方的生产条件、技术水平和质量管理情况以及受托生产的药品处方、生产工艺、质量标准与委托方的一致性。

对于委托方和受托方不在同一省、自治区、直辖市的，生产现场检查由委托方所在地省、自治区、直辖市药品监督管理部门联合受托方所在地省、自治区、直辖市药品监督管理部门组织开展。检查组成员应当包括委托生产双方所在地省、自治区、直辖市药品监督管理部门派出的检查人员，检查报告应当由检查组全体人员签名，并报送委托生产双方所在地省、自治区、直辖市药品监督管理部门。

经审查符合规定的，应当予以批准，并自书面批准决定作出之日起 10 个工作日内向委托方发放《药品委托生产批件》；不符合规定的，书面通知委托方并说明理由。

《药品委托生产批件》有效期不得超过 3 年。

五、药品生产监督检查

药品生产监督管理是指药品监督管理部门依法对药品生产条件和生产过程进行审查、许可、监督检查等管理活动。

国务院药品监督管理部门主管全国药品监督管理工作。省、自治区、直辖市药品监督管理部门负责对本行政区域内药品上市许可持有人，制剂、化学原料药、中药饮片生产企业的监督管理，应当对原料、辅料、直接接触药品的包装材料和容器等供应商、生产企业开展日常监督检查，必要时开展延伸检查。

（一）药品生产监督检查的主要内容

药品生产监督检查的主要内容包括：

1. 药品上市许可持有人、药品生产企业执行有关法律、法规及实施药品生产质量管理规范、药物警戒质量管理规范以及有关技术规范等情况。

2. 药品生产活动是否与药品品种档案载明的相关内容一致。

3. 疫苗储存、运输管理规范执行情况。

4. 药品委托生产质量协议及委托协议。

5. 风险管理计划实施情况。

6. 变更管理情况。

（二）药品生产企业需提供的情况和材料

监督检查时，药品生产企业应当根据检查需要说明情况、提供有关材料：

1. 药品生产场地管理文件以及变更材料。

2. 药品生产企业接受监督检查及整改落实情况。

3. 药品质量不合格的处理情况。

4. 药物警戒机构、人员、制度制定情况以及疑似药品不良反应监测、识别、评估、控制情况。

5. 实施附条件批准的品种，开展上市后研究的材料。

6. 需要审查的其他必要材料。

> **知识链接**
>
> **药品生产企业违反《药品生产监督管理办法》应承担的法律责任**
>
> 药品生产企业有下列情形之一的，由所在地省、自治区、直辖市药品监督管理部门处一万元以上三万元以下的罚款：
>
> 1. 企业名称、住所（经营场所）、法定代表人未按规定办理登记事项变更。
>
> 2. 未按照规定每年对直接接触药品的工作人员进行健康检查并建立健康档案。
>
> 3. 未按照规定对列入国家实施停产报告的短缺药品清单的药品进行停产报告。

六、现行主要相关法规

除《中华人民共和国药品管理法》（2019 年 8 月 26 日第十三届全国人民代表大会常务委员会第十二次会议第二次修订）外，现行主要相关法规如下：

1. 《药品生产监督管理办法》（2020 年国家市监总局令第 28 号）。

2. 《药品委托生产监督管理规定》（2014 年国家食品药品监督管理局令第 36 号公告）。

任务 9-2　《药品生产质量管理规范》认知 ▣ 微课

PPT

一、GMP 的由来

GMP 是英文 "Good Manufacturing Practices for Drugs" 的缩写，直译为"优良的药品生产规范"，即我国的"药品生产质量管理规范"（以下简称为 GMP）。

GMP 是从药品生产经验中获取经验教训的总结。药品是一类特殊的产品，药品生产是一门十分复杂的科学，在药品的生产过程中要涉及许多技术细节管理规范及药政管理问题，其中任何一个环节的疏忽，都可能导致药品生产不符合质量要求。GMP 获得认可和广泛采用是人类在历经多次药害事件后，用血泪和生命换来的警惕和智慧。

1959 年 12 月，西德儿科医生 Weidenbach 首先报告了一例女婴的罕见畸形，1961 年 10 月，在原西德妇科学术会议上，有三名医生分别报告发现很多婴儿有类似的畸形，这些畸形婴儿没有臂和腿，手和脚直接连在身体上，很像海豹的肢体，故称为"海豹肢畸形儿"及"海豹胎"。医学研究表明，"海豹胎"的病因是妇女在怀孕初期服用"反应停"（沙利度胺）所致。"反应停"于 1953 年首先由西德一家制药公司合成，1956 年进入临床并在市场试销，1957 年获西德专利，这种药物治疗早孕期间的孕吐反应，有很好的止吐作用，对孕妇无明显副作用，相继在 51 个国家获准销售，从 1956 年反应停进入市场至 1962 年撤药，全世界 30 多个国家和地区共报告了"海豹胎"1 万余例，各个国家畸形儿的发生率与同期"反应停"的销售量呈正相关。"反应停"所造成的胎儿畸形，成为 20 世纪最大的药物导致先天畸形的灾难性事件。

通过由药物致畸的教训，1959 年，美国一位参议员组织了多次听证会，对制药厂商的某些行为表示关注，其中包括药品疗效无法确证，试图通过新法案增加 FDA 的管理权限，但提议遭到强烈反对，"反应停"事件的引证获得了支持，并由此促成了 GMP 的诞生。

1962 年，美国 FDA 组织美国坦普尔大学 6 名教授编写制定 GMP，经过 FDA 官员多次讨论和修改后定稿。

美国 FDA 机构在 1963 年颁布了世界上第一部 GMP，并把它载入药典。此后，FDA 对 GMP 进行数次修订，并在不同领域不断充实完善，使 GMP 成为美国法律体系的一个重要组成部分。

1969 年，在第 22 届世界卫生大会上，世界卫生组织（WHO）建议各个成员国生产药品采用 GMP 制度，以确保药品质量并加入"国际贸易药品质量签证体制"，标志着 GMP 的理论和实践从一个国家走向世界。

二、我国 GMP 的实施历程

GMP 在我国是 70 年代末随着对外开放政策和出口药品的需要而受到各方面的重视，并在一些企业和某些产品生产中得到部分的应用。中国医药工业公司于 1982 年制订了《药品生产管理规范（试行本）》。1985 年经修改，由原国家医药管理局作为《药品生产管理规范》推行并颁发，作为行业的 GMP 要求正式执行。同时由中国医药工业公司编制了《药品生产管理规范实施指南》（1985 年版），于当年 12 月颁发，在推动我国药品生产企业实施 GMP 制度方面，发挥了积极的作用。

1988 年 3 月 17 日卫生部以（88）卫药字第 20 号文件"关于颁布《药品生产质量管理规范》的通知"下达了我国法定的 GMP。之后又进行修订，颁布了 1992 年修订版。1993 年中国医药工业公司颁布了修订的《药品生产管理规范实施指南》。

随着 GMP 的发展，国际实施了药品 GMP 认证。我国卫生部于 1995 年 7 月 11 日下达卫药发（1995）第 53 号"关于开展药品 GMP 认证工作的通知"。药品 GMP 认证是国家依法对药品生产企业（车间）和药品品种实施药品 GMP 监督检查并取得认可的一种制度，是国际药品贸易和药品监督管理的重要内容，也是确保药品质量稳定性、安全性和有效性的一种科学的先进的管理手段。同年，成立中国药品认证委员会（缩写为 CCCD）。1998 年国家药品监督管理局成立后，建立了国家药品监督管理局药品认证管理中心。

国家药品监督管理局 1999 年 6 月 18 日以第 9 号令颁布《药品生产质量管理规范》（1998 年修订）。

2001 年修订的《药品管理法》第九条规定：药品生产企业必须按照《药品生产质量管理规范》组织生产；药品监督管理部门按照规定对药品生产企业是否符合《药品生产质量管理规范》的要求进行认证，对认证合格的，发给认证证书。《药品管理法》赋予了强制实施《药品生产质量管理规范》的法律依据，为提高药品质量，促进医药工业的发展奠定了法律基础。截至 2004 年 6 月，实现了所有原料药和制剂均在符合药品生产质量管理规范的条件下生产的目标。《药品生产质量管理规范》成为药品生产和质量管理的基本准则，依法实施《药品生产质量管理规范》已成为药品生产企业的基本要求。

2011 年 2 月 12 日卫生部发布《药品生产质量管理规范（2010 年修订）》（以下所述 GMP 均指 2010 年版），2011 年 3 月 1 日起施行。新建药品生产企业、药品生产企业新建（改、扩建）车间应符合药品 GMP 的要求。现有药品生产企业将给予不超过 5 年的过渡期，并依据产品风险程度，按类别分阶段达到 GMP 的要求。

2019 年修订的《药品管理法》第四十三条规定：从事药品生产活动，应当遵守药品生产质量管理规范，建立健全药品生产质量管理体系，保证药品生产全过程持续符合法定要求。同期，国家药监局发布"关于贯彻实施《中华人民共和国药品管理法》有关事项的公告（2019 年第 103 号）"，自 2019 年 12 月 1 日起，取消药品 GMP 认证，不再受理 GMP 认证申请，不再发放药品 GMP 证书。2019 年 12 月 1 日以前受理的认证申请，按照原药品 GMP 认证有关规定办理。2019 年 12 月 1 日前完成现场检查并符合要求的，发放药品 GMP 证书。凡现行法规要求进行现场检查的，2019 年 12 月 1 日后应当继续开展现场检查，并将现场检查结果通知企业；检查不符合要求的，按照规定依法予以处理。

三、GMP 的实施目的与特点

（一）GMP 的实施目的

GMP 是为保证药品在规定的质量下持续生产的体系。制订和实施 GMP 的目的主要表现在以下几方面：

1. 将人为的差错控制在最低的限度，防止对药品的污染和降低质量，保护消费者的利益，保证人们用药安全有效。

2. 保护药品生产企业，使企业有法可依、有章可循。

3. GMP 是政府和法律赋予制药行业的责任，并且也是中国加入 WTO 之后，实行药品质量保证制度的需要，因为药品生产企业若未按照 GMP 要求组织生产，就可能被拒之于国际贸易的技术壁垒之外。

（二）GMP 的特点

GMP 有以下主要特点：

1. 加强了药品生产质量管理体系建设，大幅提高对企业质量管理软件方面的要求。细化了对构建实用、有效质量管理体系的要求，强化药品生产关键环节的控制和管理，以促进企业质量管理水平的提高。

2. 全面强化了从业人员的素质要求。增加了对从事药品生产质量管理人员素质要求的条款和内容，进一步明确职责。例如，药品 GMP 明确药品生产企业的关键人员包括企业负责人、生产管理负责人、质量管理负责人、质量受权人等必须具有的资质和应履行的职责。

3. 细化了操作规程、生产记录等文件管理规定，增加了指导性和可操作性。

4. 进一步完善了药品安全保障措施。引入了质量风险管理的概念，在原辅料采购、生产工艺变更、操作中的偏差处理、发现问题的调查和纠正、上市后药品质量的监控等方面，增加了供应商审计、变更控制、纠正和预防措施、产品质量回顾分析等新制度和措施，对各个环节可能出现的风险进行管理和控制，主动防范质量事故的发生。提高了无菌制剂生产环境标准，增加了生产环境在线监测要求，提高无菌药品的质量保证水平。

四、GMP 的基本要素

实施药品 GMP 主要有三要素：硬件、软件和人员。硬件系指药品生产的总体布局、生产环境及设备设施。软件系指完整的管理体系，规范企业行为的一系列标准，执行标准结果的记录，包括组织机构、组织工作、生产工艺、记录、制度、方法、文件化程序、培训等，可概括为以智力为主的投入与产出。人员包括软、硬件系统的制定者和执行者。

（一）硬件是基础

实行药品 GMP 管理是关系到制药企业能否发展的大事，而硬件是实施药品 GMP 的必要条件。制药企业实施 GMP 的最终目的是最大限度降低药品生产过程中污染、交叉污染，以及混淆、差错等风险，确保持续稳定地生产出符合规定用途和注册要求的药品。从药品 GMP 实施的目的就可以看出，最终是要确保持续稳定地生产出符合规定用途和注册要求的药品。没有良好的厂房设备、完善的设施，就很难生产出符合规定用途和注册要求的药品，有了这样的生产能力之后才能够谈及其他。

（二）软件是保证

软件系统能准确反映出该国、该企业的管理和技术水平。但由于软件不如硬件那样直观、引人注目，所以常被忽视。众所周知，药品质量是设计和制造出来的，而药品质量是要通过遵循各种标准的操作和管理来保证。这就需要建立一套具有实用性、可行性且经过验证的软件。同其他事物一样，企业的软件管理也经历了一个形成、发展和完善的过程，技术标准、管理标准、工作标准是在长期的生产过程及各类验收检查、质量审计中逐步形成的，这一时期的各类标准是低水平的、粗线条的。

（三）人员是核心

对于制药企业来说，在药品的设计、研制、生产、质控到销售的全过程中，人员是最重要的因素，是组成药品 GMP 的第一要素。因为优良的硬件设备要由人来设计和操作，好的软件系统要由人来制定和执行，同时人又是造成药品污染和混淆的最大污染源和肇事者，因此，离开了具有高素质、具有药品 GMP 理念的人，再好的硬件和软件都难以发挥作用，不能保证生产出高质量的药品。

五、GMP 的主要规定

GMP 吸收了国际先进经验，结合我国国情，按照"软件硬件并重"的原则，贯彻质量风险管理和药品生产全过程管理的理念，更加注重科学性，强调指导性和可操作性，达到了与世界卫生组织药品GMP 的一致。GMP 共 14 章 313 条，主要规定如下。

（一）总则

企业应当建立药品质量管理体系，该体系应当涵盖影响药品质量的所有因素，包括确保药品质量符合预定用途的有组织、有计划的全部活动。

GMP 是药品生产管理和质量控制的基本要求，旨在最大限度地降低药品生产过程中污染、交叉污染以及混淆、差错等风险，确保持续稳定地生产出符合预定用途和注册要求的药品。

企业应当严格执行 GMP，坚持诚实守信，禁止任何虚假、欺骗行为。

（二）质量管理

企业应当建立符合药品质量管理要求的质量目标，将药品注册的有关安全、有效和质量可控的所有要求，系统地贯彻到药品生产、控制及产品放行、贮存、发运的全过程中，确保所生产的药品符合预定用途和注册要求。

1. 质量保证 质量保证是质量管理体系的一部分。企业必须建立质量保证系统，同时建立完整的文件体系，以保证系统有效运行。

质量保证系统包括：药品的设计与研发体现 GMP 要求；生产管理和质量控制活动符合 GMP 要求；管理职责明确；采购和使用的原辅料和包装材料正确无误；中间产品得到有效控制；确认、验证的实施；严格按照规程进行生产、检查、检验和复核；每批产品经质量受权人批准后方可放行；在贮存、发运和随后的各种操作过程中有保证药品质量的适当措施；按照自检操作规程，定期检查评估质量保证系统的有效性和适用性。

2. 质量控制 质量控制包括相应的组织机构、文件系统以及取样、检验等，确保物料或产品在放行前完成必要的检验，确认其质量符合要求。

质量控制的基本要求：应当配备适当的设施、设备、仪器和经过培训的人员，有效、可靠地完成所有质量控制的相关活动；应当有批准的操作规程，用于原辅料、包装材料、中间产品、待包装产品和成品的取样、检查、检验以及产品的稳定性考察，必要时进行环境监测，以确保符合 GMP 的要求；由经授权的人员按照规定的方法对原辅料、包装材料、中间产品、待包装产品和成品取样；检验方法应当经过验证；取样、检查、检验应当有记录，偏差应当经过调查并记录；物、中间产品、待包装产品和成品必须按照质量标准进行检查和检验，并有记录；物料和最终包装的成品应当有足够的留样（留样是指企业按规定保存的、用于药品质量追溯或调查的物料、产品样品，用于产品稳定性考察的样品不属于留样），以备必要的检查或检验；除最终包装容器过大的成品外，成品的留样包装应当与最终包装相同。

3. 质量风险管理 产品生命周期指产品从最初的研发、上市直至退市的所有阶段。质量风险管理是在整个产品生命周期中采用前瞻或回顾的方式，对质量风险进行评估、控制、沟通、审核的系统过程。应当根据科学知识及经验对质量风险进行评估，以保证产品质量。质量风险管理过程所采用的方法、措施、形式及形成的文件应当与存在风险的级别相适应。

（三）机构与人员

企业应当建立与药品生产相适应的管理机构，并有组织机构图。应当设立独立的质量管理部门，履行质量保证和质量控制的职责。质量管理部门应当参与所有与质量有关的活动，负责审核所有与 GMP 有关的文件。所有人员应当明确并理解自己的职责，熟悉与其职责相关的要求，并接受必要的培训，包括上岗前培训和继续培训。

1. 关键人员 关键人员应当为企业的全职人员，至少应当包括企业负责人、生产管理负责人、质量管理负责人和质量受权人。质量管理负责人和生产管理负责人不得互相兼任，质量管理负责人和质量受权人可以兼任。

企业负责人是药品质量的主要责任人，全面负责企业日常管理。

生产管理负责人应当至少具有药学或相关专业本科学历（或中级专业技术职称或执业药师资格），具有至少三年从事药品生产和质量管理的实践经验，其中至少有一年的药品生产管理经验，接受过与所生产产品相关的专业知识培训。GMP 明确规定了生产管理负责人的主要职责。

质量管理负责人应当至少具有药学或相关专业本科学历（或中级专业技术职称或执业药师资格），具有至少五年从事药品生产和质量管理的实践经验，其中至少一年的药品质量管理经验，接受过与所生产产品相关的专业知识培训。

生产管理负责人和质量管理负责人通常的共同职责是：审核和批准产品的工艺规程、操作规程等文件；监督厂区卫生状况；确保关键设备经过确认；确保完成生产工艺验证；确保企业所有相关人员都已经过必要的上岗前培训和继续培训，并根据实际需要调整培训内容；批准并监督委托生产；确定和监控物料和产品的贮存条件；保存记录；监督 GMP 执行状况；监控影响产品质量的因素。

质量受权人应当至少具有药学或相关专业本科学历（或中级专业技术职称或执业药师资格），具有至少五年从事药品生产和质量管理的实践经验，从事过药品生产过程控制和质量检验工作。质量受权人应当具有必要的专业理论知识，并经过与产品放行有关的培训，方能独立履行其职责。

2. 培训 企业应当指定部门或专人负责培训管理工作，应当有经生产管理负责人或质量管理负责人审核或批准的培训方案或计划，培训记录应当予以保存。与药品生产、质量有关的所有人员都应当经过培训，培训的内容应当与岗位的要求相适应。除进行 GMP 理论和实践的培训外，还应当有相关法规、相应岗位的职责、技能的培训，并定期评估培训的实际效果。高风险操作区（如高活性、高毒性、传染性、高致敏性物料的生产区）的工作人员应当接受专门的培训。

3. 人员卫生 所有人员都应当接受卫生要求的培训，企业应当建立人员卫生操作规程，最大限度地降低人员对药品生产造成污染的风险。

企业应当采取措施确保人员卫生操作规程的执行，对人员健康进行管理，并建立健康档案。直接接触药品的生产人员上岗前应当接受健康检查，以后每年至少进行一次健康检查。企业应当采取适当措施，避免体表有伤口、患有传染病或其他可能污染药品疾病的人员从事直接接触药品的生产。

参观人员和未经培训的人员不得进入生产区和质量控制区，特殊情况确需进入的，应当事先对个人卫生、更衣等事项进行指导。任何进入生产区的人员均应当按照规定更衣，工作服的选材、式样及穿戴方式应当与所从事的工作和空气洁净度级别要求相适应。进入洁净生产区的人员不得化妆和佩戴饰物。生产区、仓储区应当禁止吸烟和饮食，禁止存放食品、饮料、香烟和个人用药品等非生产用物品。操作人员应当避免裸手直接接触药品、与药品直接接触的包装材料和设备表面。

（四）厂房与设施

厂房的选址、设计、布局、建造、改造和维护必须符合药品生产要求，应当能够最大限度地避免污染、交叉污染、混淆和差错，便于清洁、操作和维护。

企业应当有整洁的生产环境，厂区的地面、路面及运输等不应当对药品的生产造成污染，生产、行政、生活和辅助区的总体布局应当合理，不得互相妨碍。厂区和厂房内的人流、物流走向应当合理。

厂房应当有适当的照明、温度、湿度和通风，确保生产和贮存的产品质量以及相关设备性能不会直接或间接地受到影响。厂房、设施的设计和安装应当能够有效防止昆虫或其他动物进入。采取必要的措施，避免所使用的灭鼠药、杀虫剂、烟熏剂等对设备、物料、产品造成污染。防止未经批准人员的进入。生产、贮存和质量控制区不应当作为非本区工作人员的直接通道。

1. 生产区　交叉污染是指不同原料、辅料及产品之间发生的相互污染。为降低污染和交叉污染的风险，厂房、生产设施和设备应当根据所生产药品的特性、工艺流程及相应洁净度级别要求合理设计、布局和使用，并符合下列要求：

（1）应当综合考虑药品的特性、工艺和预定用途等因素，确定厂房、生产设施和设备多产品共用的可行性，并有相应评估报告。

（2）生产特殊性质的药品，如高致敏性药品（如青霉素类）或生物制品（如卡介苗或其他用活性微生物制备而成的药品），必须采用专用和独立的厂房、生产设施和设备。青霉素类药品产尘量大的操作区域应当保持相对负压，排至室外的废气应当经过净化处理并符合要求，排风口应当远离其他空气净化系统的进风口。

（3）生产 β-内酰胺结构类药品、性激素类避孕药品必须使用专用设施（如独立的空气净化系统）和设备，并与其他药品生产区严格分开。

（4）生产某些激素类、细胞毒性类、高活性化学药品应当使用专用设施（如独立的空气净化系统）和设备；特殊情况下，如采取特别防护措施并经过必要的验证，上述药品制剂则可通过阶段性生产方式（阶段性生产方式是指在共用生产区内，在一段时间内集中生产某一产品，再对相应的共用生产区、设施、设备、工器具等进行彻底清洁，更换生产另一种产品的方式）共用同一生产设施和设备。

（5）用于上述第（2）（3）（4）项的空气净化系统，其排风应当经过净化处理。

生产区和贮存区应当有足够的空间，确保有序地存放设备、物料、中间产品、待包装产品和成品，避免不同产品或物料的混淆、交叉污染，避免生产或质量控制操作发生遗漏或差错。

2. 洁净区　洁净区是指需要对环境中尘粒及微生物数量进行控制的房间（区域），其建筑结构、装备及其使用应当能够减少该区域内污染物的引入、产生和滞留。应当根据药品品种、生产操作要求及外部环境状况等配置空调净化系统，使生产区有效通风，并有温度、湿度控制和空气净化过滤，保证药品的生产环境符合要求。洁净区与非洁净区之间、不同级别洁净区之间的压差应当不低于 10 帕斯卡。必要时，相同洁净度级别的不同功能区域（操作间）之间也应当保持适当的压差梯度。

洁净区的内表面（墙壁、地面、天棚）应当平整光滑、无裂缝、接口严密、无颗粒物脱落，避免积尘，便于有效清洁，必要时应当进行消毒。各种管道、照明设施、风口和其他公用设施的设计和安装应当避免出现不易清洁的部位，应当尽可能在生产区外部对其进行维护。排水设施应当大小适宜，并安装防止倒灌的装置。应当尽可能避免明沟排水；不可避免时，明沟宜浅，以方便清洁和消毒。

3. 仓储区　仓储区应当有足够的空间，确保有序存放待验、合格、不合格、退货或召回的原辅料、包装材料、中间产品、待包装产品和成品等各类物料和产品。仓储区的设计和建造应当确保良好的仓储条件，并有通风和照明设施。仓储区应当能够满足物料或产品的贮存条件（如温湿度、避光）和安全贮存的要求，并进行检查和监控。高活性的物料或产品以及印刷包装材料应当贮存于安全的区域。此外还对质量控制区和休息室等辅助区作出相关要求。

（五）设备管理

设备的设计、选型、安装、改造和维护必须符合预定用途，应当尽可能降低产生污染、交叉污染、混淆和差错的风险，便于操作、清洁、维护，以及必要时进行的消毒或灭菌。应当建立设备使用、清洁、维护和维修的操作规程，并保存相应的操作记录。应当建立并保存设备采购、安装、确认的文件和记录。

1. 设计和安装　生产设备不得对药品质量产生任何不利影响。与药品直接接触的生产设备表面应当平整、光洁、易清洗或消毒、耐腐蚀，不得与药品发生化学反应、吸附药品或向药品中释放物质。配备有适当量程和精度的衡器、量具、仪器和仪表。应当选择适当的清洗、清洁设备，并防止这类设备成为污染源。设备所用的润滑剂、冷却剂等不得对药品或容器造成污染，应当尽可能使用食用级或级别相当的润滑剂。

2. 维护和维修　设备的维护和维修不得影响产品质量。应当制定设备的预防性维护计划和操作规程，设备的维护和维修应当有相应的记录。经改造或重大维修的设备应当进行再确认，符合要求后方可用于生产。

3. 使用和清洁　主要生产和检验设备都应当有明确的操作规程。生产设备应当在确认的参数范围内使用，按照详细规定的操作规程清洁生产设备。用于药品生产或检验的设备和仪器，应当有使用日志，记录内容包括使用、清洁、维护和维修情况以及日期、时间、所生产及检验的药品名称、规格和批号等。生产设备应当有明显的状态标识，标明设备编号和内容物（如名称、规格、批号），没有内容物的应当标明清洁状态。主要固定管道应当标明内容物名称和流向。

4. 校准　应当按照操作规程和校准计划定期对生产和检验用衡器、量具、仪表、记录和控制设备以及仪器进行校准和检查，并保存相关记录。校准的量程范围应当涵盖实际生产和检验的使用范围。确保生产和检验使用的关键衡器、量具、仪表、记录和控制设备以及仪器经过校准，所得出的数据准确、可靠。在生产、包装、仓储过程中使用自动或电子设备的，应当按照操作规程定期进行校准和检查，确保其操作功能正常。校准和检查应当有相应的记录。

5. 制药用水　制药用水应当适合其用途，并符合《中国药典》的质量标准及相关要求。制药用水至少应当采用饮用水。

水处理设备及其输送系统的设计、安装、运行和维护应当确保制药用水达到设定的质量标准。水处理设备的运行不得超出其设计能力。纯化水、注射用水储罐和输送管道所用材料应当无毒、耐腐蚀；储罐的通气口应当安装不脱落纤维的疏水性除菌滤器；管道的设计和安装应当避免死角、盲管。纯化水、注射用水的制备、贮存和分配应当能够防止微生物的滋生。纯化水可采用循环，注射用水可采用70℃以上保温循环。应当对制药用水及原水的水质进行定期监测，按照操作规程对纯化水、注射用水管道进行清洗消毒，并有相关记录。发现制药用水微生物污染达到警戒限度、纠偏限度时应当按照操作规程处理。

警戒限度是指系统的关键参数超出正常范围，但未达到纠偏限度，需要引起警觉，可能需要采取纠正措施的限度标准。纠偏限度是指系统的关键参数超出可接受标准，需要进行调查并采取纠正措施的限度标准。

（六）物料与产品

物料指原料、辅料和包装材料等。原辅料是指除包装材料之外，药品生产中使用的任何物料。药品生产所用的原辅料、与药品直接接触的包装材料应当符合相应的质量标准。药品上直接印字所用油墨应当符合食用标准要求。进口原辅料应当符合国家相关的进口管理规定。应当建立物料和产品的操作规程，确保物料和产品的正确接收、贮存、发放、使用和发运，防止污染、交叉污染、混淆和差错。

产品包括药品的中间产品、待包装产品和成品。中间产品指完成部分加工步骤的产品，尚需进一步加工方可成为待包装产品。待包装产品指尚未进行包装但已完成所有其他加工工序的产品。成品是指已完成所有生产操作步骤和最终包装的产品。原辅料、中间产品和待包装产品、包装材料、成品、特殊管理的物料和产品均应符合相应的操作规程，确保物料与产品的正确无误。

不合格的物料、中间产品、待包装产品和成品的每个包装容器上均应当有清晰醒目的标志，并在隔离区内妥善保存。产品回收需经预先批准，并对相关的质量风险进行充分评估，根据评估结论决定是否回收。

（七）确认与验证

确认是指证明厂房、设施、设备能正确运行并可达到预期结果的一系列活动。

验证是指证明任何操作规程（或方法）、生产工艺或系统能够达到预期结果的一系列活动。

企业应当确定需要进行的确认或验证工作，以证明有关操作的关键要素能够得到有效控制。确认或验证的范围和程度应当经过风险评估来确定。企业的厂房、设施、设备和检验仪器应当经过确认，应当采用经过验证的生产工艺、操作规程和检验方法进行生产、操作和检验，并保持持续的验证状态。

应当建立确认与验证的文件和记录，并能以文件和记录证明达到以下预定的目标：设计确认应当证明厂房、设施、设备的设计符合预定用途和GMP要求；安装确认应当证明厂房、设施、设备的建造和安装符合设计标准；运行确认应当证明厂房、设施、设备的运行符合设计标准；性能确认应当证明厂房、设施、设备在正常操作方法和工艺条件下能够持续符合标准；工艺验证应当证明一个生产工艺按照规定的工艺参数能够持续生产出符合预定用途和注册要求的产品。

采用新的生产处方或生产工艺前以及当影响产品质量的主要因素等发生变更时均应当进行确认或验证。确认和验证不是一次性的行为。首次确认或验证后，应当根据产品质量回顾分析情况进行再确认或再验证。关键的生产工艺和操作规程应当定期进行再验证，确保其能够达到预期结果。

确认或验证工作完成后，应当写出报告，并经审核、批准。确认或验证的结果和结论（包括评价和建议）应当有记录并存档。应当根据验证的结果确认工艺规程和操作规程。

（八）文件管理

GMP所指的文件包括质量标准、工艺规程、操作规程、记录、报告等。文件是质量保证系统的基本要素。企业必须有内容正确的书面质量标准、生产处方和工艺规程、操作规程以及记录等文件。企业应当建立文件管理的操作规程，系统地设计、制定、审核、批准和发放文件。与GMP有关的文件应当经质量管理部门的审核。文件的内容应当与药品生产许可、药品注册等相关要求一致，并有助于追溯每批产品的历史情况。文件的起草、修订、审核、批准、替换或撤销、复制、保管和销毁等应当按照操作规程管理，并有相应的文件分发、撤销、复制、销毁记录。文件的起草、修订、审核、批准均应当由适当的人员签名并注明日期。文件应当标明题目、种类、目的以及文件编号和版本号。文字应当确切、清晰、易懂，不能模棱两可。

文件应当分类存放、条理分明，便于查阅。原版文件复制时，不得产生任何差错；复制的文件应当清晰可辨。文件应当定期审核、修订；文件修订后，应当按照规定管理，防止旧版文件的误用。分发、使用的文件应当为批准的现行文本，已撤销的或旧版文件除留档备查外，不得在工作现场出现。

与 GMP 有关的每项活动均应当有记录，以保证产品生产、质量控制和质量保证等活动可以追溯。记录应当留有填写数据的足够空格。记录应当及时填写，内容真实，字迹清晰、易读，不易擦除。应当尽可能采用生产和检验设备自动打印的记录、图谱和曲线图等，并标明产品或样品的名称、批号和记录设备的信息，操作人应当签注姓名和日期。记录应当保持清洁，不得撕毁和任意涂改。记录填写的任何更改都应当签注姓名和日期，并使原有信息仍清晰可辨，必要时，应当说明更改的理由。记录如需重新誊写，则原有记录不得销毁，应当作为重新誊写记录的附件保存。每批药品应当有批记录，包括批生产记录、批包装记录、批检验记录和药品放行审核记录等与本批产品有关的记录。批记录应当由质量管理部门负责管理，至少保存至药品有效期后一年。

质量标准、工艺规程、操作规程、稳定性考察、确认、验证、变更等其他重要文件应当长期保存。如使用电子数据处理系统、照相技术或其他可靠方式记录数据资料，应当有所用系统的操作规程，记录的准确性应当经过核对。使用电子数据处理系统的，只有经授权的人员方可输入或更改数据，更改和删除情况应当有记录；应当使用密码或其他方式来控制系统的登录；关键数据输入后，应当由他人独立进行复核。用电子方法保存的批记录，应当采用磁带、缩微胶卷、纸质副本或其他方法进行备份，以确保记录的安全，且数据资料在保存期内便于查阅。

每种药品的每个生产批量均应当有经企业批准的工艺规程，不同药品规格的每种包装形式均应当有各自的包装操作要求。工艺规程的制定应当以注册批准的工艺为依据。工艺规程不得任意更改。如需更改，应当按照相关的操作规程修订、审核、批准。

每批产品均应当有相应的批生产记录，可追溯该批产品的生产历史以及与质量有关的情况。批生产记录应当依据现行批准的工艺规程的相关内容制定。每批产品或每批中部分产品的包装，都应当有批包装记录，以便追溯该批产品包装操作以及与质量有关的情况。批包装记录应当依据工艺规程中与包装相关的内容制定。

（九）生产管理

所有药品的生产和包装均应当按照批准的工艺规程和操作规程进行操作并有相关记录，以确保药品达到规定的质量标准，并符合药品生产许可和注册批准的要求。

1. 批　批是指经一个或若干加工过程生产的、具有预期均一质量和特性的一定数量的原辅料、包装材料或成品。为完成某些生产操作步骤，可能有必要将一批产品分成若干亚批，最终合并成为一个均一的批。在连续生产情况下，批必须与生产中具有预期均一特性的确定数量的产品相对应，批量可以是固定数量或固定时间段内生产的产品量。例如：口服或外用的固体、半固体制剂在成型或分装前使用同一台混合设备一次混合所生产的均质产品为一批；口服或外用的液体制剂以灌装（封）前经最后混合的药液所生产的均质产品为一批。

企业应当建立划分产品生产批次的操作规程，生产批次的划分应当能够确保同一批次产品质量和特性的均一性。应当建立编制药品批号和确定生产日期的操作规程。每批药品均应当编制唯一的批号。除另有法定要求外，生产日期不得迟于产品成型或灌装（封）前经最后混合的操作开始日期，不得以产品包装日期作为生产日期。

2. 批号　批号是指用于识别一个特定批的具有唯一性的数字和（或）字母的组合。

3. 批记录　批记录是用于记述每批药品生产、质量检验和放行审核的所有文件和记录，可追溯所有与成品质量有关的历史信息。

4. 物料平衡　物料平衡是指产品或物料实际产量或实际用量及收集到的损耗之和与理论产量或理论用量之间的比较，并考虑可允许的偏差范围。每批产品应当检查产量和物料平衡，确保物料平衡符合设定的限度。如有差异，必须查明原因，确认无潜在质量风险后，方可按照正常产品处理。

5. 防止污染和交叉污染的措施　生产过程中应当尽可能采取措施，防止污染和交叉污染，如：①在分隔的区域内生产不同品种的药品；②采用阶段性生产方式；③设置必要的气锁间和排风；空气洁净度级别不同的区域应当有压差控制；④应当降低未经处理或未经充分处理的空气再次进入生产区导致污染的风险；⑤在易产生交叉污染的生产区内，操作人员应当穿戴该区域专用的防护服；⑥采用经过验证或已知有效的清洁和去污染操作规程进行设备清洁；必要时，应当对与物料直接接触的设备表面的残留物进行检测；⑦采用密闭系统生产；⑧干燥设备的进风应当有空气过滤器，排风应当有防止空气倒流装置；⑨生产和清洁过程中应当避免使用易碎、易脱屑、易发霉器具；使用筛网时，应当有防止因筛网断裂而造成污染的措施；⑩液体制剂的配制、过滤、灌封、灭菌等工序应当在规定时间内完成；⑪软膏剂、乳膏剂、凝胶剂等半固体制剂以及栓剂的中间产品应当规定贮存期和贮存条件。

6. 状态标识与清场　容器、设备或设施所用标识应当清晰明了，标识的格式应当经企业相关部门批准。除在标识上使用文字说明外，还可采用不同的颜色区分被标识物的状态（如待验、合格、不合格或已清洁等）。应当检查产品从一个区域输送至另一个区域的管道和其他设备连接，确保连接正确无误。

每次生产结束后应当进行清场，确保设备和工作场所没有遗留与本次生产有关的物料、产品和文件。下次生产开始前，应当对前次清场情况进行确认。应当尽可能避免出现任何偏离工艺规程或操作规程的偏差。一旦出现偏差，应当按照偏差处理操作规程执行。

即学即练 9-2

下列说法不正确的是（　　）

答案解析

A. 每批产品应当检查产量和物料平衡，确保物料平衡符合设定的限度

B. 不得在同一生产操作间同时进行不同品种和规格药品的生产操作，除非没有发生混淆或交叉污染的可能

C. 在生产的每一阶段，应当保护产品和物料免受微生物和其他污染

D. 每次生产结束后应当进行清场，下次生产不必检查可直接进行生产

（十）质量控制与质量保证

1. 质量控制实验室管理　质量控制实验室的人员、设施、设备应当与产品性质和生产规模相适应。质量控制负责人应当具有足够的管理实验室的资质和经验，可以管理同一企业的一个或多个实验室。质量控制实验室的检验人员至少应当具有相关专业中专或高中以上学历，并经过与所从事的检验操作相关的实践培训且通过考核。质量控制实验室应当配备药典、标准图谱等必要的工具书，以及标准品或对照品等相关的标准物质。

此外，GMP 对于质量控制实验室文件、取样、物料和不同生产阶段产品的检验、留样、标准品或对照品的管理以及试剂、试液、培养基和检定菌的管理等提出了具体要求。

2. 物料和产品放行　GMP 规定应当分别建立物料和产品批准放行的操作规程，明确批准放行的标

准、职责，并有相应的记录。对物料、产品的放行提出了具体要求。

3. 持续稳定性考察 持续稳定性考察的目的是在有效期内监控已上市药品的质量，以发现药品与生产相关的稳定性问题（如杂质含量或溶出度特性的变化），并确定药品能够在标示的贮存条件下，符合质量标准的各项要求。

持续稳定性考察主要针对市售包装药品，但也需兼顾待包装产品。持续稳定性考察的时间应当涵盖药品有效期。考察批次数和检验频次应当能够获得足够的数据，以供趋势分析。通常情况下，每种规格、每种内包装形式的药品，至少每年应当考察一个批次，除非当年没有生产。某些情况下，持续稳定性考察中应当额外增加批次数，如重大变更或生产和包装有重大偏差的药品应当列入稳定性考察。此外，重新加工、返工或回收的批次，也应当考虑列入考察，除非已经过验证和稳定性考察。

应当对不符合质量标准的结果或重要的异常趋势进行调查。对任何已确认的不符合质量标准的结果或重大不良趋势，企业都应当考虑是否可能对已上市药品造成影响，必要时应当实施召回，调查结果以及采取的措施应当报告当地药品监督管理部门。

应当根据所获得的全部数据资料，包括考察的阶段性结论，撰写总结报告并保存。应当定期审核总结报告。

4. 变更控制 企业应当建立变更控制系统，对所有影响产品质量的变更进行评估和管理。需要经药品监督管理部门批准的变更应当在得到批准后方可实施。

应当建立操作规程，规定原辅料、包装材料、质量标准、检验方法、操作规程、厂房、设施、设备、仪器、生产工艺和计算机软件变更的申请、评估、审核、批准和实施。质量管理部门应当指定专人负责变更控制。

变更都应当评估其对产品质量的潜在影响。变更实施时，应当确保与变更相关的文件均已修订。质量管理部门应当保存所有变更的文件和记录。

5. 偏差处理 各部门负责人应当确保所有人员正确执行生产工艺、质量标准、检验方法和操作规程，防止偏差的产生。企业应当建立偏差处理的操作规程，规定偏差的报告、记录、调查、处理以及所采取的纠正措施，并有相应的记录。

任何偏差都应当评估其对产品质量的潜在影响。任何偏离生产工艺、物料平衡限度、质量标准、检验方法、操作规程等的情况均应当有记录，并立即报告主管人员及质量管理部门，应当有清楚的说明，重大偏差应当由质量管理部门会同其他部门进行彻底调查，并有调查报告。偏差调查报告应当由质量管理部门的指定人员审核并签字。企业还应当采取预防措施有效防止类似偏差的再次发生。质量管理部门应当负责偏差的分类，保存偏差调查、处理的文件和记录。

6. 纠正措施和预防措施 企业应当建立纠正措施和预防措施系统，对投诉、召回、偏差、自检或外部检查结果、工艺性能和质量监测趋势等进行调查并采取纠正和预防措施。调查的深度和形式应当与风险的级别相适应。纠正措施和预防措施系统应当能够增进对产品和工艺的理解，改进产品和工艺。企业应当建立实施纠正和预防措施的操作规程。

7. 供应商的评估和批准 供应商指物料、设备、仪器、试剂、服务等的提供方，如生产商、经销商等。质量管理部门应当对所有生产用物料的供应商进行质量评估，会同有关部门对主要物料供应商（尤其是生产商）的质量体系进行现场质量审计，并对质量评估不符合要求的供应商行使否决权。

应当建立物料供应商评估和批准的操作规程，明确供应商的资质、选择的原则、质量评估方式、评估标准、物料供应商批准的程序。质量管理部门应当指定专人负责物料供应商质量评估和现场质量审计，分发经批准的合格供应商名单。

同时，对于质量管理部门对物料供应商的评估内容、质量管理部门应当向物料管理部门分发经批准的合格供应商名单内容以及企业对每家物料供应商建立质量档案的内容均作出相关规定。

8. 产品质量回顾分析　应当按照操作规程，每年对所有生产的药品按品种进行产品质量回顾分析，以确认工艺稳定可靠，以及原辅料、成品现行质量标准的适用性，及时发现不良趋势，确定产品及工艺改进的方向。应当考虑以往回顾分析的历史数据，还应当对产品质量回顾分析的有效性进行自检。当有合理的科学依据时，可按照产品的剂型分类进行质量回顾，如固体制剂、液体制剂和无菌制剂等，回顾分析应当有报告。GMP 同时对企业应当进行回顾分析的情形以及对回顾分析的结果进行评估的情形做出了规定。

9. 投诉与不良反应报告　企业应当建立药品不良反应报告和监测管理制度，设立专门机构并配备专职人员负责管理。主动收集药品不良反应，对不良反应应当详细记录、评价、调查和处理，及时采取措施控制可能存在的风险，并按照要求向药品监督管理部门报告。应当有专人及足够的辅助人员负责进行质量投诉的调查和处理，所有投诉、调查的信息应当向质量受权人通报。投诉调查和处理应当有记录，并注明所查相关批次产品的信息。应当定期回顾分析投诉记录，以便发现需要警觉、重复出现以及可能需要从市场召回药品的问题，并采取相应措施。

实例分析

齐二药"亮菌甲素注射液"事件

据原国家食品药品监督管理局官网报道，2006 年 4 月，广州市中山三院连续发生 15 起因使用齐齐哈尔第二制药有限公司（以下简称齐二药）生产的"亮菌甲素注射液"导致患者肾功能衰竭的重大事件，引起全国广泛专注。调查结果发现，2005 年 9 月，齐二药违反相关规定，采购物料时没有对供货方进行实地考察，也未要求供货方提供原、辅料样品进行检验，购进一批假冒"丙二醇"的"二甘醇"；发现药品原料密度超标后，也没有进一步检测，直接非法出具了合格的化验单。2006 年 3 月 28 日，该公司用假丙二醇辅料生产了规格为 10ml/5 mg、批号为 06030501 的亮菌甲素注射液并投入市场使用。2006 年 5 月 9 日，广东药检所最终确定齐药二厂生产的亮菌甲素注射液里含有大量工业原料二甘醇，导致 13 名患者急性肾衰竭死亡。

答案解析

讨论　"齐二药"在物料采购及药品检验过程中违反了哪些规定？

（十一）委托生产与委托检验

为确保委托生产产品的质量和委托检验的准确性和可靠性，委托方和受托方必须签订书面合同，明确规定各方责任、委托生产或委托检验的内容及相关的技术事项。委托生产或委托检验的所有活动，包括在技术或其他方面拟采取的任何变更，均应当符合药品生产许可和注册的有关要求。

1. 委托方　委托方应当对受托方进行评估，对受托方的条件、技术水平、质量管理情况进行现场考核，确认其具有完成受托工作的能力，并能保证符合 GMP 的要求。应当向受托方提供所有必要的资料，以使受托方能够按照药品注册和其他法定要求正确实施所委托的操作，并对受托生产或检验的全过程进行监督。委托方应当确保物料和产品符合相应的质量标准。

2. 受托方 受托方必须具备足够的厂房、设备、知识和经验以及人员，满足委托方所委托的生产或检验工作的要求。不得从事对委托生产或检验的产品质量有不利影响的活动。

3. 委托合同 委托方与受托方之间签订的合同应当详细规定各自的产品生产和控制职责，其中的技术性条款应当由具有制药技术、检验专业知识和熟悉GMP的主管人员拟订。委托生产及检验的各项工作必须符合药品生产许可和药品注册的有关要求并经双方同意。合同应当详细规定质量受权人批准放行每批药品的程序，确保每批产品都已按照药品注册的要求完成生产和检验；规定何方负责物料的采购、检验、放行、生产和质量控制；规定由受托方保存的生产、检验和发运记录及样品，委托方应当能够随时调阅或检查；出现投诉、怀疑产品有质量缺陷或召回时，委托方应当能够方便地查阅所有与评价产品质量相关的记录。合同还应当明确规定委托方可以对受托方进行检查或现场质量审计，受托方有义务接受药品监督管理部门检查等内容。

（十二）产品发运与召回

企业应当建立产品召回系统，必要时可迅速、有效地从市场召回任何一批存在安全隐患的产品。因质量原因退货和召回的产品，均应当按照规定监督销毁，有证据证明退货产品质量未受影响的除外。

每批产品均应当有发运记录。根据发运记录，应当能够追查每批产品的销售情况，必要时应当能够及时全部追回。发运记录应当至少保存至药品有效期后一年。

企业应当制定召回操作规程，确保召回工作的有效性。

（十三）自检

质量管理部门应当定期组织对企业进行自检，监控GMP的实施情况，评估企业是否符合GMP要求，并提出必要的纠正和预防措施。

自检应当有计划，对机构与人员、厂房与设施、设备、物料与产品、确认与验证、文件管理、生产管理、质量控制与质量保证、委托生产与委托检验、产品发运与召回等项目定期进行检查。应当由企业指定人员进行独立、系统、全面的自检，也可由外部人员或专家进行独立的质量审计。自检应当有记录。自检完成后应当有自检报告，内容至少包括自检过程中观察到的所有情况、评价的结论以及提出纠正和预防措施的建议。自检情况应当报告企业高层管理人员。

 知识链接

GMP 的配套文件

GMP 于 2010 年修订后，原国家食品药品监督管理局于 2011 年 2 月发布了无菌药品、原料药、生物制品、血液制品及中药制剂等 5 个附录；2012 年 12 月发布放射性药品附录；2014 年 6 月发布中药饮片、医用氧、取样等 3 个附录；2015 年 5 月发布计算机化系统和确认与验证 2 个附录；2017 年 3 月发布生化药品附录；以上 12 个附录均为 GMP（2010 年修订）的配套文件。

六、现行主要相关法规

除《中华人民共和国药品管理法》（2019 年 8 月 26 日第十三届全国人民代表大会常务委员会第十二次会议第二次修订）外，现行主要相关法规如下：

1.《药品生产质量管理规范（2010 年修订）》（2010 年卫生部令第 79 号）。

2.《药品生产监督管理办法》（2020 年国家市监总局令第 28 号）。

实践实训

实训 9　药品生产企业参观及 GMP 操作体验

【实训目的】

1. 让学生在药品生产企业中了解企业总体布局、药品生产环境、体会 GMP 的原则和具体要求，加深对 GMP 的认知和理解。

2. 掌握 GMP 的卫生要求，特别是人员卫生的具体规定，能够编写洁净区人员卫生标准操作规程。

3. 学习制药设备的清洁标准操作规程，并可以依据规程进行准确操作。

【实训要求】

1. 在实训老师的指导下分成 3 ~ 5 个小组，分组实训，共同完成实训任务。

2. 参观厂区及厂房，掌握 GMP 厂房与设施、设备要求，学习标准操作规程等 GMP 文件及要求，体验 GMP 人员卫生、设备等的规范与要求。

3. 严格遵守药品生产企业的相关制度及规定。

4. 完成小组实训任务，提交实训报告。

【实训内容】

一、调研准备

1. 根据实训要求，各小组提前查阅熟悉药品生产企业及 GMP 的相关规定。

2. 拟出实训目的及参观体验的实施计划。

3. 与拟实训的药品生产企业确定实训的地点、时间、学习的 GMP 文件及需体验标准操作的设备等。

4. 准备好相关材料和记录本等，在企业允许的情况下，可以准备拍摄器材。

二、体验内容

1. 参观厂区，包括生产区、辅助区、行政区和生活区，并能判定出互相是否妨碍。

2. 参观厂房和设备，认知与掌握 GMP 关于厂房与设施、设备的要求。

3. 体验 GMP 人员卫生要求，在企业允许的情况下，可以根据洁净区人员卫生要求进行更衣的实践操作，编写相关的标准操作规程。

4. 通过学习清洁标准操作规程，能够对制药设备（至少一台设备）进行清洁，并经企业相关人员验收合格。

三、实训报告

通过对药品生产企业的参观与体验操作，结合所学知识，撰写实训报告，包括实训目的、内容、收获与体会等。

【实训评价】

教师制定评价标准，根据学生工作态度和实训报告撰写质量等方面实施评价。

答案解析

目标检测

一、选择题

（一）A 型题（最佳选择题）

1. 《药品生产质量管理规范》的英文缩写是（ ）

    A. GLP   B. GMP   C. GCP

    D. GAP   E. GSP

2. GMP 最早始于的国家是（ ）

    A. 英国   B. 美国   C. 日本

    D. 德国   E. 中国

3. 导致 GMP 起源的直接事件是（ ）

    A. "口服滴剂"事件   B. "华源"事件   C. "反应停"事件

    D. "齐二药"事件   E. "斯蒙"事件

4. GMP 要求不同洁净级别间的压差应不低于（ ）

    A. 5 帕斯卡   B. 10 帕斯卡   C. 15 帕斯卡

    D. 20 帕斯卡   E. 25 帕斯卡

5. 可以从事直接接触药品生产的患者是（ ）

    A. 体表有伤口   B. 患有传染病   C. 高血压

    D. 色盲   E. 乙肝

6. GMP 对生产管理负责人学历资质的要求是（ ）

    A. 高中   B. 专科   C. 专科

    D. 本科   E. 硕士

7. 每批产品放行批准人是（ ）

    A. 企业负责人   B. 质量受权人   C. 生产管理负责人

    D. 质量管理负责人   E. 质量管理部门负责人

8. 直接接触药品的生产人员上岗前应接受健康检查，以后至少进行一次健康检查的时间是（ ）

    A. 半年   B. 1 年   C. 2 年

    D. 3 年   E. 两年半

9. 企业为保证系统有效运行，必须建立的是（ ）

    A. 质量管理部门   B. 组织机构   C. 质量控制系统

    D. 质量管理职责   E. 质量保证系统

10. 应当对受托生产或检验的全过程进行监督的是（ ）

    A. 委托方   B. 受托方   C. 生产车间

    D. 检验人员   E. 以上都不是

（二）B 型题（配伍选择题）

（11～14 题共用备选答案）

 A. 生产工艺流程及所要求的空气洁净级别进行合理布局

 B. 不得相互妨碍　　　　　C. 平整光滑、无颗粒物脱落

 D. 与其制剂生产严格分开　　E. 最大限度地减少差错和交叉污染

11. 洁净室的内表面应（　　）

12. 厂房应按（　　）

13. 中药材的生产操作必须（　　）

14. 同一厂房内以及相邻厂房之间的生产操作（　　）

（15～18 题共用备选答案）

 A. 生产记录　　　　　　　B. 生产企业的质量管理部门

 C. 销售记录　　　　　　　D. 在质量管理部门监督下销毁

 E. 生产企业的生产管理部门

15. 负责药品生产全过程的质量管理和检验的是（　　）

16. 负责制定质量制度，实施质量审核的是（　　）

17. 能追查每批药品的售出情况，必要时能及时全部追回的是（　　）

18. 因质量原因退货和收回的药品制剂，应（　　）

（三）X 型题（多项选择题）

19. 药品生产管理部门和质量管理部门的负责人应（　　）

 A. 不得互相兼任

 B. 对 GMP 的实施和产品质量负责

 C. 有药品生产和质量管理的实践经验

 D. 有能力对药品生产和质量管理中的实际问题作出正确的判断和处理

 E. 具有医药或相关专业大专以上学历

20. GMP 要求洁净室（　　）

 A. 不得存放非生产物品和个人杂物

 B. 仅限于该区域生产操作人员和经批准的人员进入

 C. 应定期消毒

 D. 操作人员不得化妆和佩戴装饰物

 E. 不得裸手操作

21. 产品质量管理文件主要有（　　）

 A. 药品的申请和审批文件

 B. 物料、中间产品和成品质量标准及检验操作规程

 C. 产品质量稳定性考察

 D. 批检验记录

 E. 批包装记录

二、综合问答题

1. 在药品生产过程，防止污染和交叉污染的措施有哪些？

2. GMP 对记录的要求有哪些?

书网融合……

知识回顾　　　　微课　　　　习题

（李桂荣）

项目十　药品经营管理

学习引导

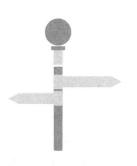

2020 年 12 月，某市场监督管理局在日常执法检查时发现，付某未取得《药品经营许可证》却有药品经营行为，主要为网络交易，药品经营时间较长，数额较大，并在其车库发现了存放有缬沙坦氨氯地平片、缬沙坦胶囊等 7 个品种共计 500 余盒药品。付某行为已经涉嫌构成犯罪，移送司法机关处理。药品经营有何规定？如何才能做到合法经营？

本项目主要介绍药品经营企业申办、《药品经营质量管理规范》、药品购销管理、药品电子商务管理、医疗保险药品定点药房申办等主要规定。

学习目标

1. **掌握**　药品经营企业开办基本条件；从事药品经营活动的法定凭证及管理与禁止行为；GSP 的全称；购销药品应遵守的规定和要求；药品批发的质量管理基本内容和要求；药品零售的质量管理基本内容和要求。

2. **熟悉**　《药品经营许可证》申办基本程序；购销人员、购销记录、销售凭证的管理；互联网药品交易服务机构资格证书的申办与管理基本要求；医疗保险药品定点药房资格申办与管理基本要求。

3. **了解**　药品经营许可管理制度及药品采购、验收、储存、养护、陈列、零售的法律基础知识。

任务 10 - 1　药品经营企业申办

PPT

药品经营企业分为药品批发企业和药品零售企业。药品批发企业是指将购进的药品销售给药品生产企业、药品经营企业、医疗机构的药品经营企业。药品零售企业是指将购进的药品直接销售给消费者的药品经营企业，根据经营范围的不同分为零售和零售连锁。药品零售连锁企业，是指经营同类药品、使用统一商号的若干个门店，在同一总部的管理下，采取统一采购配送、统一质量标准、采购与销售分离、实行规模化管理经营的组织形式。药品零售连锁企业应由总部、配送中心和若干个门店构成。总部是连锁企业经营管理的核心，配送中心是连锁企业的物流机构，门店是连锁企业的基础，承担日常零售业务。跨地域开办时可设立分部。药品零售连锁企业总部对所属连锁门店实行统一企业标识、统一管理制度、统一计算机管理系统、统一人员培训、统一采购配送、统一票据管理、统一药学服务标准的"七统一"管理。

为确保用药的安全性，我国对药品经营实行严格的准入控制。《药品经营许可证》是企业合法经营药品的唯一凭证。开办药品批发企业和药品零售连锁企业，须经企业所在地省、自治区、直辖市人民政府药品监督管理部门批准并发给《药品经营许可证》；开办药品零售企业（含药品零售连锁企业门店），须经企业所在地县级以上地方药品监督管理部门批准并发给《药品经营许可证》，凭《药品经营许可证》到市场监督管理部门办理登记注册。无《药品经营许可证》的，不得经营药品。

即学即练 10 - 1

药品零售连锁企业的《药品经营许可证》审批权限为_____药品监督管理部门

答案解析

A. 国家   B. 省级   C. 县级以上   D. 以上都不是

一、药品经营企业开办基本条件

（一）药品批发企业及药品零售连锁企业

开办药品批发企业和药品零售连锁企业，应符合省、自治区、直辖市合理布局的要求，并符合以下设置标准：①具有保证所经营药品质量的规章制度。②企业、企业法定代表人或企业负责人、质量管理负责人无《药品管理法》禁止性规定的情形。③具有与经营规模相适应的一定数量的执业药师。质量管理负责人具有大学以上学历，且必须是执业药师。④具有能够保证药品储存质量要求的、与其经营品种和规模相适应的常温库、阴凉库、冷库。仓库中具有适合药品储存的专用货架和实现药品入库、传送、分检、上架、出库现代物流系统的装置和设备。⑤具有独立的计算机管理信息系统，能覆盖企业内药品的购进、储存、销售以及经营和质量控制的全过程；能全面记录企业经营管理及实施《药品经营质量管理规范》方面的信息；符合《药品经营质量管理规范》对药品经营各环节的要求，并具有可以实现接受当地药品监管部门监管的条件。⑥具有符合《药品经营质量管理规范》对药品营业场所及辅助、办公用房以及仓库管理、仓库内药品质量安全保障和进出库、在库储存与养护方面的条件。

（二）药品零售企业及药品零售连锁企业门店

按照《药品管理法》关于"合理布局"的规定，开办药品零售企业和药品零售连锁企业门店应符合当地常住人口数量、地域、交通状况和实际需要的要求，符合方便群众购药的原则，并符合以下设置规定：①具有保证所经营药品质量的规章制度。②具有依法经过资格认定的药学技术人员。其中，经营处方药、甲类非处方药的药品零售企业，必须配有执业药师或者其他依法经过资格认定的药学技术人员，质量负责人应有一年以上（含一年）药品经营质量管理工作经验；经营乙类非处方药的药品零售企业，以及农村乡镇以下地区设立药品零售企业的，应当按照规定配备业务人员，有条件的应当配备执业药师。③企业法定代表人、企业负责人、质量负责人无《药品管理法》禁止性规定情形的。④具有与所经营药品相适应的营业场所、设备、仓储设施以及卫生环境。在超市等其他商业企业内设立零售药店的，必须具有独立的区域。⑤具有能够配备满足当地消费者所需药品的能力，并能保证24小时供应。药品零售企业应备有的国家基本药物品种数量由各省、自治区、直辖市药品监督管理部门结合当地具体情况确定。

此外，国家对疫苗、血液制品、麻醉药品、精神药品、医疗用毒性药品、放射性药品、药品类易制毒化学品等的经营、使用管理另有规定的，依照其规定。

知识链接 ....

药品经营领域依法经过资格认定的人员

　　《药品管理法》规定，从事药品经营活动应当有依法经过资格认定的药师或者其他药学技术人员。药品经营领域依法经过资格认定的药师是指执业药师，依法经过资格认定的其他药学技术人员包括卫生（药）系列职称（含药士、药师、主管药师、副主任药师、主任药师）、从业药师等。

....

二、《药品经营许可证》申办

　　《药品经营许可证》申办程序包括筹建申请、审查、筹建、验收申请、组织验收、许可公示等过程。作为申办人，要求能够正确填写筹建申请表和验收申请表、提供真实、完整的申报材料，按照开办条件组织筹建，明确自身的权利和义务。

　　《药品经营许可证》申办流程见图 10-1。

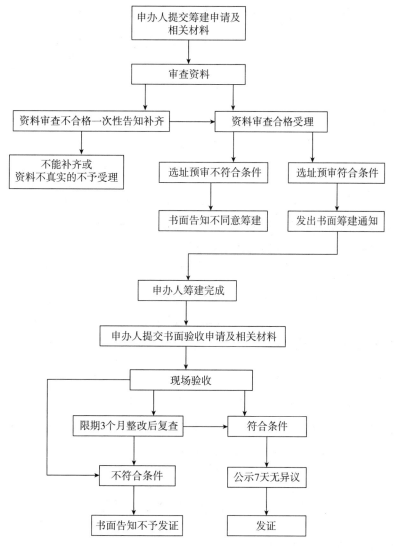

图 10-1　《药品经营许可证》申办流程

（一）申请

申办药品批发企业，申办人向拟办企业所在地的省、自治区、直辖市药品监督管理部门提出筹建申请，并提交筹建申请材料。申办药品零售企业，申办人向拟办企业所在地设区的市级药品监督管理机构或省、自治区、直辖市药品监督管理部门直接设置的县级药品监督管理机构提出筹建申请，并提交筹建申请材料。

1. 申请筹建药品批发企业需提交的材料 ①拟办企业法定代表人、企业负责人、质量负责人学历证明原件、复印件及个人简历；②执业药师执业证书原件、复印件；③拟经营药品的范围；④拟经营场所、设备、仓储设施及周边卫生环境等情况。

2. 申请筹建药品零售企业需提交的材料 ①拟办企业法定代表人、企业负责人、质量负责人的学历、执业资格或职称证明原件、复印件及个人简历及专业技术人员资格证书、聘书；②拟经营药品的范围；③拟设营业场所、仓储设施、设备情况。

（二）审查

药品监督管理机构自受理申请之日起 30 个工作日内，依据规定对申报的材料进行审查，做出是否同意筹建的决定，并书面通知申办人。不同意筹建的，应当说明理由，并告知申办人依法享有申请行政复议或提起行政诉讼的权利。

（三）筹建

按照开办的条件和各地的验收标准进行筹建。药品监督管理部门批准开办的药品经营企业，应当遵循合理布局和方便群众购药的原则。

（四）验收申请

申办人完成筹建后，向受理申请的药品监督管理机构提出验收申请，并提交验收申请材料。

1. 申请验收药品批发企业需提交的材料 ①药品经营许可证申请表；②企业营业执照；③拟办企业组织机构情况；④营业场所、仓库平面布置图及房屋产权或使用权证明；⑤依法经过资格认定的药学专业技术人员资格证书及聘书；⑥拟办企业质量管理文件及仓储设施、设备目录。

2. 申请验收药品零售企业需提交的材料 ①药品经营许可证申请表；②企业营业执照；③营业场所、仓库平面布置图及房屋产权或使用权证明；④依法经过资格认定的药学专业技术人员资格证书及聘书；⑤拟办企业质量管理文件及主要设施、设备目录。

（五）组织验收

受理申请的药品监督管理机构在收到验收申请之日起 20 日内，依据开办药品经营企业验收实施标准组织验收，作出是否发给《药品经营许可证》的决定。不符合条件的，应当书面通知申办人并说明理由，同时，告知申办人享有依法申请行政复议或提起行政诉讼的权利。

（六）许可公示

许可证申办结果一般可在申请的药品监督管理机构网站进行查询。

三、《药品经营许可证》管理

《药品经营许可证》是企业从事药品经营活动的法定凭证，正本、副本具有同等法律效力。《药品经营许可证》的正本置于企业经营场所的醒目位置。《药品经营许可证》应当载明企业名称、法定代表人或企业负责人姓名、经营方式、经营范围、注册地址、仓库地址、药品经营许可证证号、流水号、发证机关、发证日期、有效期限等项目。任何单位和个人不得伪造、变造、买卖、出租和出借。药品监督管理部门制作的药品经营许可电子证书与印制的药品经营许可证书具有同等法律效力。

（一）《药品经营许可证》换发

《药品经营许可证》有效期为 5 年。有效期届满，需要继续经营药品的，持证企业应在有效期届满前 6 个月至 2 个月期间，向原发证机关申请换发《药品经营许可证》。符合条件的，收回原证，换发新证。不符合条件的，责令限期整改，整改后仍不符合条件的，注销原《药品经营许可证》。

（二）《药品经营许可证》变更

《药品经营许可证》变更分为许可事项变更和登记事项变更。企业分立、合并、改变经营方式、跨原管辖地迁移，按照《药品经营许可证管理办法》的规定重新办理《药品经营许可证》。

1. 许可事项变更　许可事项变更是指经营地址、经营范围、经营方式、仓库地址。药品经营企业变更《药品经营许可证》许可事项的，向原发证机关申请《药品经营许可证》变更登记。未经批准不得变更许可事项。原发证机关应当自收到企业变更申请和变更申请资料之日起 15 个工作日内做出准予变更或不予变更的决定。药品经营企业依法变更《药品经营许可证》的许可事项后，应依法凭变更后的《药品经营许可证》向工商行政管理部门办理企业注册登记的有关变更手续。

2. 登记事项的变更　登记事项是指企业名称、统一社会信用代码、法定代表人、主要负责人、质量负责人等。药品经营企业变更《药品经营许可证》的登记事项的，应在工商行政管理部门核准变更后 30 日内，向原发证机关申请《药品经营许可证》变更登记。原发证机关应当自收到企业变更申请和变更申请资料之日起 10 日内完成变更登记。《药品经营许可证》登记事项变更后，应由原发证机关在《药品经营许可证》副本上记录变更的内容和时间，并按变更后的内容重新核发《药品经营许可证》正本，收回原《药品经营许可证》正本。变更后的《药品经营许可证》有效期不变。

（三）《药品经营许可证》遗失

企业遗失《药品经营许可证》，应立即向发证机关报告，并在发证机关指定的媒体上登载遗失声明。发证机关在企业登载遗失声明之日起满一个月之后，按原核准事项补发《药品经营许可证》。

（四）《药品经营许可证》注销

药品经营企业有下列情形之一的，由发证机关依法办理药品经营许可证注销手续，并予以公告：①企业主动申请注销药品经营许可证的；②药品经营许可证有效期届满未申请重新审查发证的；③药品经营许可依法被撤销、撤回或者药品经营许可证依法被吊销的；④企业依法终止的；⑤法律、法规规定的应当注销行政许可的其他情形。

药品监督管理部门（机构）注销《药品经营许可证》的，应当自注销之日起 5 个工作日内通知有关市场监督管理部门。

> **实例分析 10−1**
>
> **《药品经营许可证》过期经营被处罚**
>
> **案例** 2020年3月，某市场监督管理局在日常执法检查时发现，该辖区王某开设的零售药店虽有《药品经营许可证》，但已于2019年1月过期失效，并仍在进行药品经营。执法人员对其《药品经营许可证》注销，并通知辖区市场监督管理部门，同时对其进行经济处罚。王某不服，称店里忙，未来得及续办《药品经营许可证》，事出有因，补办即可。
>
> **讨论** 王某理由是否成立？

答案解析

四、现行主要相关法规

除《中华人民共和国药品管理法》（2019年8月26日第十三届全国人大常委会第十二次会议第二次修订）、《中华人民共和国药品管理法实施条例》（根据2019年3月2日《国务院关于修改部分行政法规的决定》第二次修订）外，现行主要相关法规有：《药品经营和使用质量监督管理办法》（国家市场监督管理总局令第84号，2024年1月1日起施行）。

任务 10−2 药品经营质量管理

PPT

药品经营企业必须按照国务院药品监督管理部门依据《药品管理法》制定的《药品经营质量管理规范》（GSP）经营药品。GSP是药品经营管理和质量控制的基本准则，药品经营企业必须严格执行。药品零售连锁企业总部的管理应当符合GSP药品批发企业相关规定，门店的管理应当符合GSP药品零售企业相关规定。

一、药品批发企业质量管理 📱微课

（一）从业人员要求与管理

企业从事药品经营和质量管理工作的人员，应当符合有关法律法规及GSP规定的资格要求，不得有相关法律法规禁止从业的情形。

1. 企业负责人　应当具有大学专科以上学历或者中级以上专业技术职称，经过基本的药学专业知识培训，熟悉有关药品管理的法律法规及GSP。

2. 企业质量负责人　应当具有大学本科以上学历、执业药师资格和3年以上药品经营质量管理工作经历，在质量管理工作中具备正确判断和保障实施的能力。

3. 企业质量管理部门负责人　应当具有执业药师资格和3年以上药品经营质量管理工作经历，能独立解决经营过程中的质量问题。

4. 质量管理、验收及养护等岗位人员　企业应当配备符合以下资格要求的质量管理、验收及养护等岗位人员：①从事质量管理工作的，应当具有药学中专或者医学、生物、化学等相关专业大学专科以上学历或者具有药学初级以上专业技术职称。②从事验收、养护工作的，应当具有药学或者医学、生物、化学等相关专业中专以上学历或者具有药学初级以上专业技术职称。③从事中药材、中药饮片验收工作的，应当具有中药学专业中专以上学历或者具有中药学中级以上专业技术职称；从事中药材、中药饮片养护工作的，应当具有中药学专业中专以上学历或者具有中药学初级以上专业技术职称；直接收购地产中药材的，验收人员应当具有中药学中级以上专业技术职称。④从事疫苗配送的，还应当配备 2 名以上专业技术人员专门负责疫苗质量管理和验收工作，专业技术人员应当具有预防医学、药学、微生物学或者医学等专业本科以上学历及中级以上专业技术职称，并有 3 年以上从事疫苗管理或者技术工作经历。从事质量管理、验收工作的人员应当在职在岗，不得兼职其他业务工作。

5. 其他从业人员　从事采购工作的人员应当具有药学或者医学、生物、化学等相关专业中专以上学历，从事销售、储存等工作的人员应当具有高中以上文化程度。从事特殊管理的药品和冷藏冷冻药品的储存、运输等工作的人员，应当接受相关法律法规和专业知识培训并经考核合格后方可上岗。

企业应当对各岗位人员进行与其职责和工作内容相关的岗前培训和继续培训，以符合《药品经营质量管理规范》要求。培训内容应当包括相关法律法规、药品专业知识及技能、质量管理制度、职责及岗位操作规程等。企业应当按照培训管理制度制定年度培训计划并开展培训，使相关人员能正确理解并履行职责。培训工作应当做好记录并建立档案。质量管理、验收、养护、储存等直接接触药品岗位的人员应当进行岗前及年度健康检查，并建立健康档案。患有传染病或者其他可能污染药品的疾病的，不得从事直接接触药品的工作。身体条件不符合相应岗位特定要求的，不得从事相关工作。

（二）质量管理体系文件建立

药品经营企业应制定符合企业实际的质量管理体系文件。文件包括质量管理制度、部门及岗位职责、操作规程、档案、报告、记录和凭证等。文件的起草、修订、审核、批准、分发、保管，以及修改、撤销、替换、销毁等应当按照文件管理操作规程进行，并保存相关记录。文件应当标明题目、种类、目的以及文件编号和版本号。文字应当准确、清晰、易懂。文件应当分类存放，便于查阅。企业应当定期审核、修订文件，使用的文件应当为现行有效的文本，已废止或者失效的文件除留档备查外，不得在工作现场出现。企业应当保证各岗位获得与其工作内容相对应的必要文件，并严格按照规定开展工作。

1. 质量管理制度　应当包括以下内容：①质量管理体系内审的规定；②质量否决权的规定；③质量管理文件的管理；④质量信息的管理；⑤供货单位、购货单位、供货单位销售人员及购货单位采购人员等资格审核的规定；⑥药品采购、收货、验收、储存、养护、销售、出库、运输的管理；⑦特殊管理的药品的规定；⑧药品有效期的管理；⑨不合格药品、药品销毁的管理；⑩药品退货的管理；⑪药品召回的管理；⑫质量查询的管理；⑬质量事故、质量投诉的管理；⑭药品不良反应报告的规定；⑮环境卫生、人员健康的规定；⑯质量方面的教育、培训及考核的规定；⑰设施设备保管和维护的管理；⑱设施设备验证和校准的管理；⑲记录和凭证的管理；⑳计算机系统的管理；㉑其他应当规定的内容。

2. 部门及岗位职责　应当包括：①质量管理、采购、储存、销售、运输、财务和信息管理等部门职责；②企业负责人、质量负责人及质量管理、采购、储存、销售、运输、财务和信息管理等部门负责人的岗位职责；③质量管理、采购、收货、验收、储存、养护、销售、出库复核、运输、财务、信息管理等岗位职责；④与药品经营相关的其他岗位职责。

3. 操作规程　企业应当制定药品采购、收货、验收、储存、养护、销售、出库复核、运输等环节及计算机系统的操作规程。

4. 相关记录　企业应当建立药品采购、验收、养护、销售、出库复核、销后退回和购进退出、运输、储运温湿度监测、不合格药品处理等相关记录，做到真实、完整、准确、有效和可追溯。通过计算机系统记录数据时，有关人员应当按照操作规程，通过授权及密码登录后方可进行数据的录入或者复核；数据的更改应当经质量管理部门审核并在其监督下进行，更改过程应当留有记录。

书面记录及凭证应当及时填写，并做到字迹清晰，不得随意涂改，不得撕毁。更改记录的，应当注明理由、日期并签名，保持原有信息清晰可辨。有关资质材料和购销凭证、记录保存不得少于 5 年，且不少于药品有效期满后 1 年。疫苗、特殊管理药品的记录及凭证按相关规定保存。

（三）设施与设备要求

药品经营企业应当具有与其药品经营范围、经营规模相适应的经营场所和库房。用于药品储存与养护的仓库，是药品经营企业必不可少的基础性设施，是保证药品在流通环节正常流转的必不可少的基本条件。药品在库期间的质量状况取决于仓库条件、保养技术和管理水平。库房的规模及条件应当满足药品的合理、安全储存，并达到相关要求，便于开展储存作业。储存、运输设施设备的定期检查、清洁和维护应当由专人负责，并建立记录和档案。企业应当按照国家有关规定，对计量器具、温湿度监测设备等定期进行校准或者检定。企业应当对冷库、储运温湿度监测系统以及冷藏运输等设施设备进行使用前验证、定期验证及停用时间超过规定时限的验证。企业应当根据相关验证管理制度，形成验证控制文件，包括验证方案、报告、评价、偏差处理和预防措施等。

1. 药品经营企业库房常规要求

（1）**库房基本要求**　①内外环境整洁，无污染源，库区地面硬化或者绿化，药品储存作业区、辅助作业区、办公生活区分开一定距离或有隔离措施。②有适宜药品分类保管和符合药品储存要求的库房。库房内墙、顶光洁，地面平整，门窗结构严密。③库房有可靠的安全防护措施，能够对无关人员进入实行可控管理，防止药品被盗、替换或者混入假药。④有防止室外装卸、搬运、接收、发运等作业受异常天气影响的措施，装卸作业场所有顶棚。⑤应根据所经营药品的储存要求，设置不同温、湿度条件的仓库。其中冷库温度为 2 ~ 10℃；阴凉库温度不高于 20℃；常温库温度为 0 ~ 30℃；各库房相对湿度应保持在 35% ~ 75% 之间。

即学即练 10 - 2

药品阴凉库温度为_____

答案解析　　A. 0℃以下　　　　B. 2 ~ 10℃　　　　C. 不高于20℃　　　　D. 0 ~ 30℃

（2）**库房设施设备配备**　①药品与地面之间有效隔离的设备。②避光、通风、防潮、防虫、防鼠等设备。③有效调控温湿度及室内外空气交换的设备。④自动监测、记录库房温湿度的设备。⑤符合储存作业要求的照明设备。⑥用于零货拣选、拼箱发货操作及复核的作业区域和设备。⑦包装物料的存放场所。⑧验收、发货、退货的专用场所。⑨不合格药品专用存放场所。⑩经营特殊管理的药品有符合国家规定的储存设施。

药品仓库应划分待验库（区）、合格品库（区）、发货库（区）、不合格品库（区）、退货库（区）等专用场所，色标分别为绿色、红色、黄色。经营中药饮片还应划分零货称取专库（区），色标为绿色。

有与企业规模相适应、符合卫生要求的药品验收养护室，配备必要的验收和养护用工具及仪器设备。药品批发和零售连锁企业应在仓库设置验收养护室，其面积大型企业不小于 50 平方米；中型企业不小于 40 平方米；小型企业不小于 20 平方米。验收养护室应有必要的防潮、防尘设备。如所在仓库未设置药品检验室或不能与检验室共用仪器设备的，应配置千分之一天平、澄明度检测仪、标准比色液等。

2. 经营中药材、中药饮片设施设备要求　经营中药材、中药饮片的，应当有专用的库房和养护工作场所，直接收购地产中药材的应当设置中药样品室（柜）。验收养护室还应配置水分测定仪、紫外荧光灯、解剖镜或显微镜。

3. 储存、运输冷藏、冷冻药品设施设备要求 储存、运输冷藏、冷冻药品的，应当配备以下设施设备：①与其经营规模和品种相适应的冷库，储存疫苗的应当配备两个以上独立冷库。②用于冷库温度自动监测、显示、记录、调控、报警的设备。③冷库制冷设备的备用发电机组或者双回路供电系统。④对有特殊低温要求的药品，应当配备符合其储存要求的设施设备。⑤冷藏车及车载冷藏箱或者保温箱等设备。

运输冷藏、冷冻药品的冷藏车及车载冷藏箱、保温箱应当符合药品运输过程中对温度控制的要求。冷藏车具有自动调控温度、显示温度、存储和读取温度监测数据的功能。冷藏箱及保温箱具有外部显示和采集箱体内温度数据的功能。

4. 计算机系统要求 企业应当建立能够符合经营和质量管理要求的计算机系统，并满足药品追溯的要求。企业计算机系统应当符合以下要求：①有支持系统正常运行的服务器和终端机。②有安全、稳定的网络环境，有固定接入互联网的方式和安全可靠的信息平台。③有实现部门之间、岗位之间信息传输和数据共享的局域网。④有药品经营业务票据生成、打印和管理功能。⑤有符合GSP要求及企业管理实际需要的应用软件和相关数据库。

各类数据的录入、修改、保存等操作应当符合授权范围、操作规程和管理制度的要求，保证数据原始、真实、准确、安全和可追溯。计算机系统运行中涉及企业经营和管理的数据应当采用安全、可靠的方式储存并按日备份，备份数据应当存放在安全场所，记录类数据的保存时限应当至少保存5年。疫苗、特殊管理药品的记录及凭证按相关规定保存。

（四）药品验收

药品验收是药品经营企业保障药品质量的一项重要措施。严把药品验收关，才使经营药品的质量得到保证。药品经营企业购进药品，必须建立并执行进货检查验收制度，验明药品合格证明和其他标识。不符合规定要求的，不得购进。药品经营企业应设置与经营规模相适应的药品检验部门和验收、养护等组织。药品检验部门和验收部门应隶属于质量管理机构。企业的药品检验部门承担本企业药品质量的检验任务，提供准确、可靠的检验数据。仓库保管员凭验收员签字或盖章收货。对货与单不符、质量异常、包装不牢或破损、标志模糊等情况，有权拒收并报告企业有关部门处理。

1. 药品质量验收工作基本要求 ①严格按照法定标准和合同规定的质量条款对购进药品、销后退回药品的质量进行逐批验收。②验收时应同时对药品的包装、标签、说明书以及有关要求的证明或文件进行逐一检查。③验收抽取的样品应具有代表性。④验收应按有关规定做好验收记录，并按照规定时间保存。⑤验收首营品种，还应进行药品内在质量的检验。⑥验收应在符合规定的场所进行，在规定时限内完成。

2. 药品质量验收和检验管理主要内容 ①药品质量标准及有关规定的收集、分发和保管。②抽样的原则和程序、验收和检验的操作规程。③发现有问题药品的处理方法。④仪器设备、计量工具的定期校准和检定，仪器的使用、保养和登记等。⑤原始记录和药品质量档案的建立、收集、归档和保管。⑥中药标本的收集和保管。

3. 药品验收程序 包括收货、待验、审查书面凭证、验收抽样、验收检查、入库、填写验收记录等过程。药品验收人员应按照药品验收程序，严格对药品外观性状、内外包装、标识以及相关证明文件等进行检查，确保药品的质量，建立并保存真实、完整的验收记录。冷藏、冷冻药品到货时，应当对其运输方式及运输过程的温度记录、运输时间等质量控制状况进行重点检查并记录。不符合温度要求的应当拒收。

（1）待验　收货员按照药品区的色标管理规定以及品种特性要求，将购进药品放入相应的区域中，放置待验标志，通知药品验收员到相应地点进行验收。冷藏、冷冻药品应当在冷库内待验。特殊管理的药品应当按照相关规定在专库或者专区内待验。

（2）审查书面凭证　验收人员对随货到达的书面凭证如合同、定单、发票、产品合格证、检验报告书等进行审查，确定单据的真实性、规范性和所到货物的一致性。随货同行单（票）应当包括供货单位、生产厂商、药品的通用名称、剂型、规格、批号、数量、收货单位、收货地址、发货日期等内容，并加盖供货单位药品出库专用章原印章。验收药品应当按照药品批号查验同批号的检验报告书。供货单位为批发企业的，检验报告书应当加盖其质量管理专用章原印章。检验报告书的传递和保存可以采用电子数据形式，但应当保证其合法性和有效性。

（3）验收抽样　对药品进行逐批验收，验收抽取的样品应具有代表性。

（4）验收抽查　验收员对药品外观的性状检查，药品内外包装、标识以及相关证明文件等逐一检查，核对。

（5）填写验收记录　企业应按照有关规定建立详尽的验收记录，并按规定保存备查。验收记录包括药品的通用名称、剂型、规格、批准文号、批号、生产日期、有效期、生产厂商、供货单位、到货数量、到货日期、验收合格数量、验收结果等内容。中药材验收记录应当包括品名、产地、供货单位、到货数量、验收合格数量等内容。中药饮片验收记录应当包括品名、规格、批号、产地、生产日期、生产厂商、供货单位、到货数量、验收合格数量等内容，实施批准文号管理的中药饮片还应当记录批准文号。验收不合格的填写"药品拒收报告单"，应当注明不合格事项及处置措施。验收人员应当在验收记录上签署姓名和验收日期。具体要求如下：①可按药品剂型分别填入表内。②品名、规格、单位、生产企业按实货填写，生产批号应逐批填写。③批准文号按实际情况填写。进口药品及直接从本地药厂进货需索取检验报告书填备注栏内。④有效期限和使用期限应填写：××××年××月××日。⑤外观质量可按实际情况填写，除性状（色泽）外，均应以百分比表示。⑥包装质量情况，内外包装符合要求填写"合格"，不符合要求填写实际情况。⑦验收结论，根据验收综合情况做出合格与不合格结论。

（6）入库　对于验收合格的药品，立即对已拆封的药品包装复原，加封并标示，填写"药品入库通知单"，与保管员办理交接手续。在验收过程中发现不符合国家规定的情况时，应立即停止验收工作，填写"药品拒收单"，报质量管理部门确认处理。

对销后退回的药品，验收人员按进货验收的规定验收，填写销后退回药品验收记录。必要时应抽样送检验部门检验。对特殊管理的药品，应实行双人验收制度。

（五）药品的储存与养护

储存与养护药品是药品经营企业经历了验收和入库之后的下一个环节，从停留时间这个角度看，这是药品在经营企业内部所经历的最长的一个环节。药品经营企业必须制定并执行药品保管和养护制度，按规定的储存要求专库、分类存放，采取必要的冷藏、防冻、防潮、防虫、防鼠等措施，从而保证药品质量。

1. 药品储存　药品经营企业储存药品品种繁多、批量不一、性能各异，在储存过程中，保管人员只有对药品进行合理储存，才能保证药品质量，同时为药品养护的开展打好基础。具体措施如下。

（1）分库储存　保管员应按药品的温湿度要求将药品存放于相应的库中，药品经营企业各类药品储存库均应保持恒温。按照药品储存所需的温湿度不同设置不同温、湿度条件的仓库。

（2）分类储存　药品经营企业应有适宜药品分类管理的仓库，按照药品的管理要求、用途、性状等进行分类储存。药品仓库通常将药品分为药品、非药品、易串味的药品、中药材、中药饮片、特殊管理药品、贵重药品以及危险品等几大类储存。药品与非药品、内用药与外用药、处方药和非处方药之间应该分开存放；易串味的药品、中药材、中药饮片、特殊管理药品以及危险品等应与其他药品分开存放。其中以下药品应专库存放、不得与其他药品混存在同一仓间。①中药材、中药饮片储存：药品经营企业应根据中药材、中药饮片的性质设置相应的储存仓库，合理控制温湿度条件。对于易虫蛀、霉变、泛油、变色的品种，应设置密封、干燥、凉爽、洁净的库房。对于经营量较小且易变色、挥发及融化的品种，应配备避光、避热的储存设备，如冰箱、冰柜。对于毒麻中药应做好专人专账、专库（或柜）双锁保管。②特殊管理药品的储存：药品批发企业应对麻醉药品、第一类精神药品、医疗用毒性药品、放射性药品实行专库或专柜存放、双人双锁管理、专账记录，做到账物相符。麻醉药品和第一类精神药品可同库贮存，医疗用毒性药品、放射性药品分别设置专库或专柜存放，放射性药品应采取有效的防辐射措施。第二类精神药品宜存放于相对独立的储存区域，且应加强账、货管理。③拆除外包装的零货药品应当集中存放。

（3）色标管理　为了有效控制药品储存质量，应对药品按其质量状态分库（区）存放，为杜绝库存药品的存放差错，必须对在库药品实行色标管理。药品质量状态的色标区分标准为：合格药品为绿色；不合格药品为红色；质量状态不明确药品为黄色。

按照库房管理的实际需要，库房管理区域色标划分的统一标准是：待验药品库（区）、退货药品库（区）为黄色；合格药品库（区）、中药饮片零货称取库（区）、待发药品库（区）为绿色；不合格药品库（区）为红色。三色标牌以底色为准，文字可以白色或黑色表示，防止出现色标混乱。

（4）搬运和堆垛要求　药品按批号堆码，不同批号的药品不得混垛。同时，应严格遵守药品外包装图示标准的要求，规范操作。怕压药品应控制堆放高度，防止造成包装箱挤压变形。药品应按品种、批号相对集中堆放，并分开堆码，不同品种或同品种不同批号药品不得混垛，防止发生错发混发事故。堆垛时，要做到"三不倒置"，即轻重不倒置，软硬不倒置，标志不倒置；要留足"五距"，使储存药品做到"五不靠"，即四周不靠墙、柱，顶不靠顶棚和灯；要保持"三条线"，即上下垂直，左右、前后成线，使货垛稳固、整齐、美观；尽量做到三个用足，即面积用足、高度用足、荷重定额用足，充分发挥仓库使用效能，尽量节约仓库容量。

药品堆垛的距离要求为：药品与墙、药品与屋顶（房梁）的间距不小于30cm，与库房温度调控设备及管道等设施间距不小于30cm，与地面的间距不小于10cm，垛间距不小于5cm。此外，仓间主通道宽度应不少于200cm，辅通道宽度应不少于100cm。

 实例分析 10－2

药品储存不符合 GSP 规定被处罚

案例　2020 年 5 月，某市场监督管理局执法人员在对该辖区某药品批发企业进行 GSP 跟踪检查时发现，该企业仓库内的药品没有按照要求实行色标管理，药品直接放在地面，不同药品间没有间距，药品与墙壁间也无间距。执法人员对该企业存在的问题进行了处罚，并提出了限期整改要求。

讨论　1. 药品批发企业仓库内的药品色标管理和间距要求有哪些？

2. 执法人员对其进行行政处罚依据何在？

答案解析

（5）货架储存 ①货架应背靠背地成双行排列，并与主通道垂直，单行货架可以靠防火墙放置。②货架标志应放在各行货架面向通道的两端，以便标明各行货架编号及存放物资的种类。③货架内物品应按从后向前的顺序以及按编号的位置存放，并留一定数量的空位以便在储存新品种时使用。④货架存放药品的数量取决于药品的品种、规格尺寸以及发放的要求，没有必要拆开过多的原箱药品置于架上。为了便于补充，零散药品的识别标志都应放在货架格的开口处，以便识别。某些不易辨认的药品，在格内可保留一个标志齐全的样品，以助于识别。

（6）效期管理 为了保证药品质量，保证用药安全，药品必须严格遵守其特定的储存条件，并在规定的期限内使用，以确保药品的有效性和安全性。因此，加强药品有效期的管理，是保证用药安全、有效的重要条件，更是降低药品损耗，提升业绩的重要举措。

企业应当采用计算机系统对库存药品的有效期进行自动跟踪和控制，采取近效期预警及超过有效期自动锁定等措施，防止过期药品销售。大中型批发企业的药品近效期的时限应不少于1年，小型批发企业的药品近效期时限应不少于6个月。药品报关员应及时、准确地掌握库存近效期药品的状况，按月填写"近效期药品催销表"，报业务销售部门、质量管理部门及仓储部门，对近效期药品实施重点质量控制并及时催销，以避免药品过期失效。

（7）销后退回药品的管理 企业对销后退回药品应重点控制，按照规定的程序进行管理，防止假劣药进入流通领域。具体处理程序见图10-2。

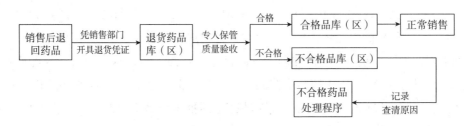

图10-2 销后退回药品处理程序

对销后退回药品，凭销售部门开具的退款凭证收货，存放于退货药品库（区），由专人保管并做好退货记录。经验收合格的药品，由保管人员记录后方可存入合格药品库（区）；不合格药品由保管人员记录后放入不合格药品（区），退货记录应按照规定时间保存。

（8）不合格药品管理 不合格药品应存放在不合格品库（区），并有明显标志。不合格药品的确认、报告、报损、销毁应有完善的手续和记录。

2. 药品养护 药品养护是指企业在药品的购、销、存、运整个过程中，对储存的药品进行科学保养和维护的专业技术工作。药品养护对储存药品的质量保证具有重要意义。药品养护具体措施如下。

（1）仓储条件检测与控制 为保证各类库房的温湿度符合规定要求，仓库保管人员要在养护员的指导下，有效地对库房温湿度条件进行动态监测和管理，一般每日上午、下午各观察一次，并填写"库房温湿度记录表"。若发现库房温、湿度超出规定范围或接近临界值时，应及时采取通风、降温、除湿、保温等措施进行有效调控，并予以记录。

（2）库存药品质量的检查 药品在库储存期间，由于受到外界环境因素的影响，随时都有可能出现各种质量变化现象。因此，须经常和定期进行在库检查，并填写"库存药品质量养护记录"。

知识链接

库存药品质量的检查时间和方法

药品在库检查的时间和方法，应根据药品的性质及其变化规律，结合季节气候、储存环境和储存时间长短等因素掌握，一般可分为以下三种。①"三三四制"循环养护检查：每个季度三个月，第一个月检查30%，第二个月检查30%，第三个月检查40%。②定期检查：一般上、下半年对库存药品逐堆逐垛各进行一次全面检查，特别对受热易变质、吸潮易引湿、遇冷易冻结的药品要加强检查。对近效期药品、麻醉药品、医疗用毒性药品、放射性药品等特殊管理的药品要重点进行检查。③随机检查：当气候条件出现异常变化，遇高温、严寒、雨季或发现药品有质量变化迹象时，应由质量管理部组织有关人员进行局部或全面检查。

（3）养护中发现质量问题的处理 药品养护中发现的问题一般包括技术操作、设施设备、药品质量等方面的内容，养护员应对所发现的问题进行认真的分析，及时上报质量管理部门核实、处理，按照质量管理部门的要求采取措施，对质量管理过程实施改进，从而有效地控制药品存储质量。

（4）养护措施

①避光措施 有些药品对光敏感，如肾上腺素遇光变玫瑰红色，维生素C遇光变黄棕色等。因此在保管过程中应采取避光措施，如置于阴暗处，对门、窗、灯具等采取相应的措施进行遮光。

②降温措施 温度过高，能使许多药品变质失效，特别是生物制品、抗生素、疫苗血清对温度的要求更严。可通过空调或者启用通风设备进行降温，也可采用加冰降温法达到降温效果。

③保温措施 北方地区，冬季气温有时很低，有些地区可出现-30℃~-40℃甚至更低。这对一些怕冻药品的存储不利，必须采取保温措施，一般可采取暖气片取暖，或火炉取暖、火墙取暖等方法，提高库内温度，保证药品安全过冬。

④降湿措施 在我国气候潮湿的地区或阴雨季节，药品库房往往需要采取空气降湿的措施。主要方法有通风降湿、密封防潮降湿及人工吸潮降湿等。

⑤升湿措施 在我国西北地区，有时空气十分干燥，必须采取升湿措施。具体方法有向库内地面洒水或以喷雾设备喷水、库内设置盛水容器、储水自然蒸发等。

⑥防鼠措施 认真观察，堵塞一切可能窜入鼠害的通道；库内无人时，应随时关好库门、库窗（通风时例外）；加强库内灭鼠，可采用电猫、鼠夹、鼠笼等工具。

⑦防火措施 药品的包装尤其是外包装，大多数是可燃性材料，所以防火是一项常规性工作。在库内四周墙上适当的地方要挂有消防用具和灭火器，并建立严格的防火岗位责任制。

⑧中药材及中药饮片的养护 中药材、中药饮片作为药品中的一个特殊分类，由于其形态、成分、性能的多样性及复杂性，在储存过程中发生质量变异的概率、程度相对较大。因此，中药材及中药饮片储存养护的方法、标准及技术要求等也相对较高，其应用的手段也具有多样性，可采取晾晒、通风、干燥、吸湿、熏蒸、盐渍、冷藏、避光、降温等方法。

（5）重点养护品种 重点养护品种范围一般包括主营品种、首营品种、质量性状不稳定的品种、有特殊储存要求的品种、储存时间较长的品种、近期内发生过质量问题的品种及药监部门重点监控的品种。重点养护的具体品种应由养护组按年度制定及调整，报质量管理机构审核后实施。

（6）对质量可疑药品的处理 对质量可疑的药品应当立即采取停售措施，并在计算机系统中锁定，同时报告质量管理部门确认。对存在质量问题的药品应当采取以下措施：①存放于标志明显的专用场所，并有效隔离，不得销售。②怀疑为假药的，及时报告药品监督管理部门。③属于特殊管理的药品，按照国家有关规定处理。④不合格药品的处理过程应当有完整的手续和记录。⑤对不合格药品应当查明并分析原因，及时采取预防措施。

（7）药品养护档案　药品养护档案是指企业记录药品养护信息的档案资料，其内容包括温湿度检测和调控记录、检查中有问题药品记录以及对养护工作情况的定期汇总和分析等。企业应结合仓储管理的实际，本着以保证药品的质量为前提，以服务业务经营需要为目标，针对重点养护品种建立药品养护档案。

 知识链接 --

药品养护人员主要工作内容

企业应配备专职养护人员负责药品养护工作。药品养护人员应当根据库房条件、外部环境、药品质量特性等对药品进行养护，主要工作内容包括：①指导和督促储存人员对药品进行合理储存与作业。②检查并改善储存条件、防护措施、卫生环境。③对库房温湿度进行有效监测、调控。④按照养护计划对库存药品的外观、包装等质量状况进行检查，并建立养护记录；对储存条件有特殊要求的或者有效期较短的品种应当进行重点养护。⑤发现有问题的药品应当及时在计算机系统中锁定和记录，并通知质量管理部门处理。⑥对中药材和中药饮片应当按其特性采取有效方法进行养护并记录，所采取的养护方法不得对药品造成污染。⑦定期汇总、分析养护信息。

（六）药品出库

药品出库时应当对照销售记录进行复核，特殊管理的药品出库应当按照有关规定进行复核。发现以下情况不得出库，并报告质量管理部门处理：①药品包装出现破损、污染、封口不牢、衬垫不实、封条损坏等问题；②包装内有异常响动或者液体渗漏；③标签脱落、字迹模糊不清或者标识内容与实物不符；④药品已超过有效期；⑤其他异常情况的药品。

药品出库复核应当建立复核记录，记录包括购货单位、药品的通用名称、剂型、规格、数量、批号、有效期、生产厂商、出库日期、质量状况和复核人员等内容。

药品出库时，应当附加盖企业药品出库专用章原印章的随货同行单（票）。随货同行单（票）应当包括供货单位、生产厂商以及药品的通用名称、剂型、规格、批号、数量、收货单位、收货地址、发货日期等内容，并加盖供货单位药品出库专用章原印章。药品拼箱发货的代用包装箱应当有醒目的拼箱标志。

进行药品直调的，可将已采购的药品不入本企业仓库，直接从供货单位发送到购货单位，并建立专门的采购记录，保证有效的质量跟踪和追溯。直调药品出库时，由供货单位开具两份随货同行单（票），分别发往直调企业和购货单位。随货同行单（票）应当标明直调企业名称。

冷藏、冷冻药品的装箱、装车等项作业，应当由专人负责并符合以下要求：①车载冷藏箱或者保温箱在使用前应当达到相应的温度要求。②应当在冷藏环境下完成冷藏、冷冻药品的装箱、封箱工作。③装车前应当检查冷藏车辆的启动、运行状态，达到规定温度后方可装车。④启运时应当做好运输记录，内容包括运输工具和启运时间等。

（七）药品运输与配送

企业应当按照质量管理制度的要求，严格执行运输操作规程，并采取有效措施保证运输过程中的药品质量与安全。特殊管理的药品运输应当符合国家有关规定。应当根据药品的包装、质量特性并针对车况、道路、天气等因素，选用适宜的运输工具，采取相应措施防止出现破损、污染等问题。同时，应严格按照外包装标示的要求搬运、装卸药品。

发运药品时，应当检查运输工具，发现运输条件不符合规定的，不得发运。运输药品过程中，运载工具应当保持密闭。运输过程中，药品不得直接接触冰袋等蓄冷剂，防止对药品质量造成影响。已装车的药品应当及时发运并尽快送达。委托运输的，企业应当要求并监督承运方严格履行委托运输协议，防止因在途时间过长影响药品质量。

企业应当制定冷藏、冷冻药品运输应急预案，对运输途中可能发生的设备故障、异常天气影响、交通拥堵等突发事件，能够采取相应的应对措施。冷藏、冷冻药品运输与配送中，企业应当根据药品的温度控制要求，采取必要的冷藏、冷冻措施，并实时监测并记录冷藏车、冷藏箱或者保温箱内的温度数据。

 知识链接

委托其他单位运输药品管理规定

企业委托其他单位运输药品的，应当对承运方运输药品的质量保障能力进行审计，索取运输车辆的相关资料，符合运输设施设备条件和要求的方可委托。企业委托运输药品应当与承运方签订运输协议，明确药品质量责任、遵守运输操作规程和在途时限等内容。

企业委托运输药品应当有记录，实现运输过程的质量追溯。记录至少包括发货时间、发货地址、收货单位、收货地址、货单号、药品件数、运输方式、委托经办人、承运单位，采用车辆运输的还应当载明车牌号，并留存驾驶人员的驾驶证复印件。记录应当至少保存 5 年。

企业应当采取运输安全管理措施，防止在运输过程中发生药品盗抢、遗失、调换等事故。

（八）药品售后管理

企业应当按照质量管理制度的要求，制定投诉管理操作规程，内容包括投诉渠道及方式、档案记录、调查与评估、处理措施、反馈和事后跟踪等。为了加强药品售后管理，企业应当配备专职或者兼职人员负责售后投诉管理，对投诉的质量问题查明原因，采取有效措施及时处理和反馈，并做好记录，必要时应当通知供货单位及药品生产企业。企业应当及时将投诉及处理结果等信息记入档案，以便查询和跟踪。同时，企业质量管理部门应当配备专职或者兼职人员，按照国家有关规定承担药品不良反应监测和报告工作。

企业发现已售出药品有严重质量问题，应当立即通知购货单位停售、追回并做好记录，同时向药品监督管理部门报告。企业应当协助药品生产企业履行召回义务，按照召回计划的要求及时传达、反馈药品召回信息，控制和收回存在安全隐患的药品，并建立药品召回记录。企业应当加强对退货的管理，保证退货环节药品的质量和安全，防止混入假冒药品。

二、药品零售企业质量管理

（一）从业人员要求与管理

企业从事药品经营和质量管理工作的人员，应当符合有关法律法规及 GSP 规定的资格要求，不得有相关法律法规禁止从业的情形。在营业场所内，企业工作人员应当穿着整洁、卫生的工作服。

1. 从业资格要求 企业应当按照国家有关规定配备执业药师，负责处方审核，指导合理用药。执业药师是开展药品质量管理和提供药学服务的专业力量，是合理用药的重要保障。针对当前部分地区执业药师不够用、配备难的实际情况，国家药监局《关于规范药品零售企业配备使用执业药师的通知》明确要求，经营处方药、甲类非处方药的药品零售企业，应当配备执业药师；只经营乙类非处方药的药品零售企业，应当配备经过药品监督管理部门组织考核合格的业务人员。省级药品监督管理部门在不降低现有执业药师整体配备比例前提下，可制定实施差异化配备使用执业药师的政策，并设置过渡期。过渡期内，对于执业药师存在明显缺口的地区，允许药品零售企业配备使用其他药学技术人员承担执业药师职责，过渡期不超过 2025 年。

企业法定代表人或者企业负责人应当具备执业药师资格。企业质量管理部门负责人应当具有执业药师资格和 3 年以上药品经营质量管理工作经历，能独立解决经营过程中的质量问题。质量管理、验收、采购人员应当具有药学或者医学、生物、化学等相关专业学历或者具有药学专业技术职称。从事中药饮片质量管理、验收、采购人员应当具有中药学中专以上学历或者具有中药学专业初级以上专业技术职称。营业员应当具有高中以上文化程度或者符合省级药品监督管理部门规定的条件。中药饮片调剂人员应当具有中药学中专以上学历或者具备中药调剂员资格。

2. 培训与健康检查要求 企业应当按照培训管理制度制定年度培训计划并开展培训，使相关人员能正确理解并履行职责。培训工作应当做好记录并建立档案。

企业应当对直接接触药品岗位的人员进行岗前及年度健康检查，并建立健康档案。患有传染病或者其他可能污染药品的疾病的，不得从事直接接触药品的工作。

(二) 质量管理体系文件建立

企业应当按照有关法律法规及 GSP 规定，制定符合企业实际的质量管理文件。文件包括质量管理制度、岗位职责、操作规程、档案、记录和凭证等，并对质量管理文件定期审核、及时修订。

1. 药品零售质量管理制度 ①药品采购、验收、陈列、销售等环节的管理，设置库房的还应当包括储存、养护的管理；②供货单位和采购品种的审核；③处方药销售的管理；④药品拆零的管理；⑤特殊管理的药品和国家有专门管理要求药品的管理；⑥记录和凭证的管理；⑦收集和查询质量信息的管理；⑧质量事故、质量投诉的管理；⑨中药饮片处方审核、调配、核对的管理；⑩药品有效期的管理；⑪不合格药品、药品销毁的管理；⑫环境卫生、人员健康的规定；⑬提供用药咨询、指导合理用药等药学服务的管理；⑭人员培训及考核的规定；⑮药品不良反应报告的规定；⑯计算机系统的管理；⑰其他应当规定的内容。

2. 药品零售企业岗位职责 企业应当明确企业负责人、质量管理、采购、验收、营业员以及处方审核、调配等岗位的职责，设置库房的还应当包括储存、养护等岗位职责。质量管理岗位、处方审核岗位的职责不得由其他岗位人员代为履行。

3. 药品零售操作规程 ①药品采购、验收、销售；②处方审核、调配、核对；③中药饮片处方审核、调配、核对；④药品拆零销售；⑤特殊管理的药品和国家有专门管理要求药品的销售；⑥营业场所药品陈列及检查；⑦营业场所冷藏药品的存放；⑧计算机系统的操作和管理；⑨设置库房的还应当包括储存和养护的操作规程。

4. 相关记录 企业应当建立药品采购、验收、销售、陈列检查、温湿度监测、不合格药品处理等相关记录，做到真实、完整、准确、有效和可追溯。记录及相关凭证应当至少保存 5 年。特殊管理的药品的记录及凭证按相关规定保存。

通过计算机系统记录数据时，相关岗位人员应当按照操作规程，通过授权及密码登录计算机系统，进行数据的录入，保证数据原始、真实、准确、安全和可追溯。电子记录数据应当以安全、可靠方式定期备份。

（三）设施与设备要求

药品零售企业营业场所应当与其药品经营范围、经营规模相适应，并与药品储存、办公、生活辅助及其他区域分开。营业场所应当具有相应设施或者采取其他有效措施，避免药品受室外环境的影响，并做到宽敞、明亮、整洁、卫生。企业应当建立能够符合经营和质量管理要求的计算机系统，并满足药品追溯的要求。经营特殊管理的药品应当有符合国家规定的储存设施。企业应当按照国家有关规定，对计量器具、温湿度监测设备等定期进行校准或者检定。

营业场所应当有以下营业设备：①货架和柜台；②监测、调控温度的设备；③经营中药饮片的，有存放饮片和处方调配的设备；④经营冷藏药品的，有专用冷藏设备；⑤经营第二类精神药品、毒性中药品种和罂粟壳的，有符合安全规定的专用存放设备；⑥药品拆零销售所需的调配工具、包装用品。

企业设置库房的，应当做到库房内墙、顶光洁，地面平整，门窗结构严密；有可靠的安全防护、防盗等措施。仓库应当有以下设施设备：①药品与地面之间有效隔离的设备；②避光、通风、防潮、防虫、防鼠等设备；③有效监测和调控温湿度的设备；④符合储存作业要求的照明设备；⑤验收专用场所；⑥不合格药品专用存放场所；⑦经营冷藏药品的，有与其经营品种及经营规模相适应的专用设备。储存中药饮片应当设立专用库房。

（四）药品验收

药品到货时，收货人员应当按采购记录，对照供货单位的随货同行单（票）核实药品实物，做到票、账、货相符，并按规定的程序和要求对到货药品逐批进行验收，做好验收记录。

验收合格的药品应当及时入库或者上架。验收不合格的，不得入库或者上架，并报告质量管理人员处理。

（五）药品陈列与零售

药品的陈列与零售是药品经营的最后环节，也是药品经营企业实现利润的环节。因此，药品的陈列与零售在药品经营中起着关键作用。企业应当对营业场所温度进行监测和调控，以使营业场所的温度符合常温要求，并定期进行卫生检查，保持环境整洁。存放、陈列药品的设备应当保持清洁卫生，不得放置与销售活动无关的物品，并采取防虫、防鼠等措施，防止污染药品。企业应当在营业场所的显著位置悬挂《药品经营许可证》、营业执照、执业药师注册证等。

1. 药品陈列 药品的陈列应当符合以下要求：①按剂型、用途以及储存要求分类陈列，并设置醒目标志，类别标签字迹清晰、放置准确。②药品放置于货架（柜），摆放整齐有序，避免阳光直射。③处方药、非处方药分区陈列，并有处方药、非处方药专用标识。④处方药不得采用开架自选的方式陈列和销售。⑤外用药与其他药品分开摆放。⑥拆零销售的药品集中存放于拆零专柜或者专区。⑦第二类精神药品、毒性中药品种和罂粟壳不得陈列。⑧冷藏药品放置在冷藏设备中，按规定对温度进行监测和记录，并保证存放温度符合要求。⑨中药饮片柜斗谱的书写应当正名正字。装斗前应当复核，防止错斗、串斗。应当定期清斗，防止饮片生虫、发霉、变质。不同批号的饮片装斗前应当清斗并记录。⑩经营非药品应当设置专区，与药品区域明显隔离，并有醒目标志。

企业应当定期对陈列、存放的药品进行检查，重点检查拆零药品和易变质、近效期、摆放时间较长的药品以及中药饮片。发现有质量疑问的药品应当及时撤柜，停止销售，由质量管理人员确认和处理，并保留相关记录。企业应当对药品的有效期进行跟踪管理，防止近效期药品售出后可能发生的过期使用。

2. 药品零售 药品零售是将药品和服务直接销售给最终消费者，从而实现药品和服务价值的过程。药品经营企业销售药品必须准确无误，并正确说明用法、用量和注意事项等。营业人员应当佩戴有照片、姓名、岗位等内容的工作牌，是执业药师和药学技术人员的，工作牌还应当标明执业资格或者药学专业技术职称。在岗执业的执业药师应当挂牌明示。对查实的"挂证"执业药师国家将其录入全国执业药师注册管理信息系统，撤销其注册证书，纳入信用管理"黑名单"，实施多部门联合惩戒。

销售药品应当符合以下要求：①处方经执业药师审核后方可调配。对处方所列药品不得擅自更改或者代用，对有配伍禁忌或者超剂量的处方，应当拒绝调配，但经处方医师更正或者重新签字确认的，可以调配。调配处方后经过核对方可销售。处方保留不少于5年。②处方审核、调配、核对人员应当在处方上签字或者盖章，并按照有关规定保存处方或者其复印件。③销售近效期药品应当向顾客告知有效期。④销售中药饮片做到计量准确，并告知煎服方法及注意事项；提供中药饮片代煎服务，应当符合国家有关规定。

企业销售药品应当开具销售凭证，内容包括药品名称、生产厂商、数量、价格、批号、规格等，并做好销售记录。

药品拆零销售应当符合以下要求：①负责拆零销售的人员经过专门培训。②拆零的工作台及工具保持清洁、卫生，防止交叉污染。③做好拆零销售记录，内容包括拆零起始日期、药品的通用名称、规格、批号、生产厂商、有效期、销售数量、销售日期、分拆及复核人员等。④拆零销售应当使用洁净、卫生的包装，包装上注明药品名称、规格、数量、用法、用量、批号、有效期以及药店名称等内容。⑤提供药品说明书原件或者复印件。⑥拆零销售期间，保留原包装和说明书。

销售特殊管理的药品和国家有专门管理要求的药品，应当严格执行国家有关规定。药品广告宣传应当严格执行国家有关广告管理的规定。非本企业在职人员不得在营业场所内从事药品销售相关活动。

3. 售后管理 企业应当在营业场所公布药品监督管理部门的监督电话，设置顾客意见簿，及时处理顾客对药品质量的投诉。同时，应当按照国家有关药品不良反应报告制度的规定，收集、报告药品不良反应信息。除药品质量原因外，药品一经售出，不得退换。企业发现已售出药品有严重质量问题，应当及时采取措施追回药品并做好记录，同时向药品监督管理部门报告。企业应当协助药品生产企业履行召回义务，控制和收回存在安全隐患的药品，并建立药品召回记录。

 知识链接

药品拆零销售

药品拆零销售是指销售药品在销售中，将最小销售单元拆开以便于销售，而且拆开的包装已不能完整反映药品的名称、规格、用量、用法、有效期等全部内容。

拆零药品销售原则：药品拆零销售应以方便公众用药为原则，在保证药品质量的前提下予以拆零销售。

拆零药品的储存环境：必须设立拆零药品销售专柜，拆零药品集中存放，并由专人管理。备好销售必备工具，如药匙、包装袋等，并保持清洁卫生。

破坏最小包装单元的拆零药品应集中存放于拆零药品专柜，保留最小包装单元的包装，至销售完为止，并做好拆零记录。

药品零售企业和零售连锁企业门店在药品拆零销售时，要在药袋上写明药品名称、规格、用法、用量以及有效期等内容，并向顾客交代清楚注意事项。

三、现行主要相关法规

除《中华人民共和国药品管理法》（2019 年 8 月 26 日第十三届全国人大常委会第十二次会议第二次修订）、《中华人民共和国药品管理法实施条例》（根据 2019 年 3 月 2 日《国务院关于修改部分行政法规的决定》第二次修订）外，现行主要相关法规如下。

1. 《药品经营质量管理规范》（根据 2016 年 6 月 30 日国家食品药品监督管理总局局务会议《关于修改〈药品经营质量管理规范〉的决定》修正）。

2. 《药品经营和使用质量监督管理办法》（国家市场监督管理总局令第 84 号，2024 年 1 月 1 日起施行）。

3. 《关于规范药品零售企业配备使用执业药师的通知》（国药监药管〔2020〕25 号）。

PPT

任务 10 – 3　药品购销管理

《药品管理法》对药品经营企业购销活动进行了诸多规定，如禁止无证经营，药品经营企业必须建立并执行进货检查验收制度，必须有真实完整的购销记录，必须制定和执行药品保管制度等。《药品经营和使用质量监督管理办法》《国务院办公厅关于进一步改革完善药品生产流通使用政策的若干意见》对药品购销活动也有很多补充规定。国家推动药品流通企业跨地区、跨所有制兼并重组，培育大型现代药品流通骨干企业。整合药品仓储和运输资源，实现多仓协同，支持药品流通企业跨区域配送，加快形成以大型骨干企业为主体、中小型企业为补充的城乡药品流通网络。

一、购销人员的管理

药品生产、经营企业对其药品购销行为负责，对其销售人员或设立的办事机构以本企业名义从事的药品购销行为承担法律责任。药品生产、经营企业应当加强对药品购销人员的管理，进行药品相关的法律、法规和专业知识培训，建立培训档案，培训档案中应当记录培训时间、地点、内容及接受培训的人员。医药代表只能从事学术推广、技术咨询等活动，不得承担药品销售任务，其失信行为记入个人信用记录。

二、药品采购管理

药品采购是药品经营质量管理过程控制的首要环节，也是确保企业经营行为合法性、规范性以及药品质量的关键步骤。国家要求落实药品分类采购政策，按照公开透明、公平竞争的原则，科学设置评审因素，进一步提高医疗机构在药品集中采购中的参与度。鼓励跨区域和专科医院联合采购。在全面推行医保支付方式改革或已制定医保药品支付标准的地区，允许公立医院在省级药品集中采购平台（省级公共资源交易平台）上联合带量、带预算采购。国家还建立和完善药品价格谈判机制，逐步扩大谈判品种范围，做好与医保等政策衔接。

加强药品采购管理是《药品经营质量管理规范》基本要求。药品经营企业采购药品时应把质量放在选择药品和供货单位的首位，制定能够确保购进的药品符合质量要求的进货程序，严格审核企业、销售人员合法资质，审核药品的合法性和质量的可靠性，尤其加强对首营企业和首营品种的审核，建立和保存真实、完整的供货方档案和购进记录。

1. 确定企业法定资格和质量信誉 业务购进部门应索取供货单位的合法证照，审核其合法性。质量管理部门应建立包括所有供货方资料的"合格供货方档案"。供货方合法性审核办法如下。

（1）供货方为药品生产企业 应索取供货企业最新的药品生产许可证，药品生产质量管理规范认证证书以及营业执照复印件，复印件上应加盖有企业的红色公章，同时要注意确认其证照的有效期和生产范围。

（2）供货方为首营企业 首营企业是指购进药品时，与本企业首次发生供需关系的药品生产经营企业。按照GSP的要求，企业对首营企业应进行包括资格和质量保证能力的审核，填写首营企业审批表。审核由业务部门会同质量管理机构共同进行，除审核有关资料外，必要时应当组织实地考察，对供货单位质量管理体系进行评价。经审核批准后，方可从首营企业进货。

对首营企业的审核，应当查验加盖其原印章的以下资料，确认真实、有效：①《药品生产许可证》或者《药品经营许可证》复印件。②营业执照、税务登记、组织机构代码的证件复印件及上一年度企业年度报告公示情况。③相关印章、随货同行单（票）样式。④开户户名、开户银行及账号。

实例分析 10-3

药品采购未对首营企业实施审核被处理

案例 小王刚到某家医药公司不久，公司便安排他负责药品采购工作。小王很快接待了一家药品生产企业，虽然其所在公司从未与对方打过交道，但小王见对方药品销售价格较低，且对方出具了加盖企业红色公章的《药品生产许可证》和营业执照复印件，便与对方爽快签订了药品购销合同。公司领导得知供货方为首营企业后，把小王狠狠批评一顿，并将其调离了药品采购岗位。

答案解析

讨论 1. 何为首营企业？

2. 如何审核首营企业资质？

2. 审核购入药品的合法性和质量可靠性 业务部门应严格按照进货质量管理程序的要求，索取并核实药品的合法性资料，质量管理部门负责建立"药品质量档案"。药品的合法性和质量可靠性从以下几方面进行考察：①合法企业所产生或经营的药品。②具有法定的质量标准。③除国家未规定的以外，药品应有法定的批准文号和生产批号。④企业购进进口药应有符合规定的、加盖了供货单位质量管理机构原印章的《进口药品注册证》和《进口药品检验报告书》复印件。⑤包装和标识符合有关规定和储运要求。⑥中药材应标明产地。

3. 验证供货单位销售人员的合法资质 从以下几方面进行考察验证供货单位销售人员的合法资质：①加盖供货单位公章原印章的销售人员身份证复印件。②加盖供货单位公章原印章和法定代表人印章或者签名的授权书，授权书应当载明被授权人姓名、身份证号码，以及授权销售的品种、地域、期限。

4. 审核首营品种 首营品种是指本企业向某一药品生产企业（或经营企业）首次购进的药品。对首营品种应进行合法性和质量基本情况的审核，确定将购入的药品是否为合法的药品，同时了解药品的质量、储存条件等基本情况，以明确企业有无经营该品种的条件和能力。

审核的范围包括新产品、新规格、新剂型、新包装。审核的内容包括核实药品的批准文号和取得质量标准，审核药品的包装、标签、说明书是否符合规定，了解药品的性能、用途、检验方法、储存条件以及质量信誉等内容。

采购员索取有关首营品种的相关资料并填写《首营品种审批表》后，交由质量管理机构审查，由质量管理机构负责人签署意见。各方均批准后，业务部门才可进货。相关资料包括：①《药品生产许可证》和营业执照复印件（如同属首营企业只需收取一分即可）；②药品生产批文（批准文号）；③药品质量标准；④价格批文；⑤包装、标签、说明书；⑥新药证书；⑦购进药品该批的检验报告书。

5. 签购并执行采购合同　企业签订进货合同应明确质量条款。购销合同中应明确：①药品质量符合质量标准和有关质量要求；②药品产品合格证；③药品包装符合有关规定和货物运输的要求；④购入进口药品，供应方应提供符合规定的证书和文件。

6. 建立和保存购进记录　药品购进应建立专门的采购记录，并按照规定时间保存，保证有效的质量跟踪和追溯。购进记录的内容包括药品的品名、剂型、规格、有效期、生产厂商、供货单位、购进数量、购货日期等项目。其中品名和生产企业名称应该使用完整的法律名称，企业也可以根据管理的实际需要增加如批号、价格、责任人及相关内容。购进中药材、中药饮片的还应当标明产地。购进记录一般由业务部门负责记录，可以以任何有效的形式记载，如台账式、电子表格式、票据式等，但必须做到真实反映企业药品购进情况，并做到票、账、货相符。

三、药品销售管理

企业应当将药品销售给合法的购货单位，并对购货单位的证明文件、采购人员及提货人员的身份证明进行核实，保证药品销售流向真实、合法。在药品销售时，应当严格审核购货单位的生产范围、经营范围或者诊疗范围，并按照相应的范围销售药品。

企业所销售的药品，应当开具标明供货单位名称、药品名称、生产厂商、批号、数量、价格等内容的销售凭证，做到票、账、货、款一致。同时，应当做好药品销售记录。销售记录应当包括药品的通用名称、规格、剂型、批号、有效期、生产厂商、购货单位、销售数量、单价、金额、销售日期等内容。中药材销售记录应当包括品名、规格、产地、购货单位、销售数量、单价、金额、销售日期等内容。中药饮片销售记录应当包括品名、规格、批号、产地、生产厂商、购货单位、销售数量、单价、金额、销售日期等内容。

销售特殊管理的药品以及国家有专门管理要求的药品，应当严格按照国家有关规定执行。发生灾情、疫情、突发事件或者临床紧急救治等特殊情况，以及其他符合国家有关规定的情形，企业可采用直调方式购销药品。进行药品直调的，应当建立专门的销售记录。

国家鼓励中小型药品流通企业专业化经营，推动部分企业向分销配送模式转型。鼓励药品流通企业批发零售一体化经营，推进零售药店分级分类管理，提高零售连锁率。支持药品流通企业与互联网企业加强合作，推进线上线下融合发展，培育新兴业态。规范零售药店互联网零售服务，推广"网订店取""网订店送"等新型配送方式。鼓励有条件的地区依托现有信息系统，开展药师网上处方审核、合理用药指导等药事服务。

2017 年 1 月，国务院办公厅印发《关于进一步改革完善药品生产流通使用政策的若干意见》，明确提出推行药品购销"两票制"。药品购销"两票制"是指药品生产企业到流通企业开一次发票,流通企业到医疗机构开一次发票。以"两票"替代以前常见的七票、八票,减少流通环节的层层盘剥,并且每个品种的一级经销商数量受到严格控制。实行"两票制"以后,药品招商代理模式产生颠覆性的变化,医药行业流通环节减少,医药流通业整合加速,行业集中度提升。监督部门可通过两道发票和企业挂网的出厂价监控药品流向、加价情况,过去药品出厂后经过多个中间商层层加价的现象将被彻底改变。

即学即练 10 – 3

何为药品购销"两票制"?实施药品购销"两票制"有何意义?

答案解析

四、禁止性经营活动

药品生产、经营企业不得在经药品监督管理部门核准的地址以外的场所储存或者现货销售药品;药品生产企业只能销售本企业生产的药品,不得销售本企业受委托生产的或者他人生产的药品;药品生产、经营企业知道或者应当知道他人从事无证生产、经营药品行为的,不得为其提供药品;药品生产、经营企业不得为他人以本企业的名义经营药品提供场所,或者资质证明文件,或者票据等便利条件;药品生产、经营企业不得以展示会、博览会、交易会、订货会、产品宣传会等方式现货销售药品;药品经营企业不得购进和销售医疗机构配制的制剂;未经药品监督管理部门审核同意,药品经营企业不得改变经营方式;药品生产、经营企业不得以搭售、买药品赠药品、买商品赠药品等方式向公众赠送处方药或者甲类非处方药;药品生产、经营企业不得采用邮售、互联网交易等方式直接向公众销售处方药;禁止非法收购药品。

国家严厉打击租借证照、虚假交易、伪造记录、非法渠道购销药品、商业贿赂、价格欺诈、价格垄断以及伪造、虚开发票等违法违规行为,依法严肃惩处违法违规企业和医疗机构,严肃追究相关负责人的责任;涉嫌犯罪的,及时移送司法机关处理。

五、现行主要相关法规

除《中华人民共和国药品管理法》(2019 年 8 月 26 日第十三届全国人大常委会第十二次会议第二次修订)、《中华人民共和国药品管理法实施条例》(根据 2019 年 3 月 2 日《国务院关于修改部分行政法规的决定》第二次修订)外,现行主要相关法规如下。

1.《药品经营质量管理规范》(根据 2016 年 6 月 30 日国家食品药品监督管理总局局务会议《关于修改〈药品经营质量管理规范〉的决定》修正)。

2.《药品经营和使用质量监督管理办法》(国家市场监督管理总局令第 84 号,2024 年 1 月 1 日起施行)。

3.《国务院办公厅关于进一步改革完善药品生产流通使用政策的若干意见》(国办发〔2017〕13 号)。

PPT

任务 10 – 4 互联网药品信息服务管理

互联网药品信息服务是指通过互联网向上网用户提供药品(含医疗器械)信息的服务活动。互联网药品信息服务分为经营性和非经营性两类。经营性互联网药品信息服务是指通过互联网向上网用户有偿提供药品信息等服务的活动。非经营性互联网药品信息服务是指通过互联网向上网用户无偿提供公开的、共享性药品信息等服务的活动。国家药品监督管理局对全国提供互联网药品信息服务活动的网站实施监督管理。省、自治区、直辖市药品监督管理部门对本行政区域内提供互联网药品信息服务活动的网站实施监督管理。

一、互联网药品服务资格申办

申请提供互联网药品信息服务，除应当符合《互联网信息服务管理办法》规定的要求外，还应当具备下列条件：①互联网药品信息服务的提供者应当为依法设立的企事业单位或者其他组织。②具有与开展互联网药品信息服务活动相适应的专业人员、设施及相关制度。③有两名以上熟悉药品、医疗器械管理法律、法规和药品、医疗器械专业知识，或者依法经资格认定的药学、医疗器械技术人员。

（一）申请

拟提供互联网药品信息服务的网站，应当在向国务院信息产业主管部门或者省级电信管理机构申请办理经营许可证或者办理备案手续之前，按照属地监督管理的原则，向该网站主办单位所在地省、自治区、直辖市药品监督管理部门提出申请，经审核同意后取得提供互联网药品信息服务的资格。

提供互联网药品信息服务的申请应当以一个网站为基本单元。申请提供互联网药品信息服务，应当填写国家药品监督管理局统一制发的《互联网药品信息服务申请表》，向网站主办单位所在地省、自治区、直辖市药品监督管理部门提出申请，同时提交以下材料：①企业营业执照复印件。②网站域名注册的相关证书或者证明文件。从事互联网药品信息服务网站的中文名称，除与主办单位名称相同的以外，不得以"中国""中华""全国"等冠名；除取得药品招标代理机构资格证书的单位开办的互联网站外，其他提供互联网药品信息服务的网站名称中不得出现"电子商务""药品招商""药品招标"等内容。③网站栏目设置说明（申请经营性互联网药品信息服务的网站需提供收费栏目及收费方式的说明）。④网站对历史发布信息进行备份和查阅的相关管理制度及执行情况说明。⑤药品监督管理部门在线浏览网站上所有栏目、内容的方法及操作说明。⑥药品及医疗器械相关专业技术人员学历证明或者其专业技术资格证书复印件、网站负责人身份证复印件及简历。⑦健全的网络与信息安全保障措施，包括网站安全保障措施、信息安全保密管理制度、用户信息安全管理制度。⑧保证药品信息来源合法、真实、安全的管理措施、情况说明及相关证明。

（二）受理

省、自治区、直辖市药品监督管理部门在收到申请材料之日起 5 日内做出受理与否的决定，受理的，发给受理通知书；不受理的，书面通知申请人并说明理由，同时告知申请人享有依法申请行政复议或者提起行政诉讼的权利。对于申请材料不规范、不完整的，省、自治区、直辖市药品监督管理部门自申请之日起 5 日内一次告知申请人需要补正的全部内容；逾期不告知的，自收到材料之日起即为受理。

（三）审核

省、自治区、直辖市药品监督管理部门自受理之日起 20 日内对申请提供互联网药品信息服务的材料进行审核，并作出同意或者不同意的决定。同意的，由省、自治区、直辖市药品监督管理部门核发《互联网药品信息服务资格证书》，同时报国家药品监督管理局备案并发布公告；不同意的，应当书面通知申请人并说明理由，同时告知申请人享有依法申请行政复议或者提起行政诉讼的权利。

二、《互联网药品信息服务资格证书》的管理

《互联网药品信息服务资格证书》的格式由国家药品监督管理统一制定。提供互联网药品信息服务的网站，应当在其网站主页显著位置标注《互联网药品信息服务资格证书》的证书编号。

（一）有效期

《互联网药品信息服务资格证书》有效期为 5 年。有效期届满，需要继续提供互联网药品信息服务的，持证单位应当在有效期届满前 6 个月内，向原发证机关申请换发《互联网药品信息服务资格证书》。原发证机关进行审核后，认为符合条件的，予以换发新证；认为不符合条件的，发给不予换发新证的通知并说明理由，原《互联网药品信息服务资格证书》由原发证机关收回并公告注销。

省、自治区、直辖市药品监督管理部门根据申请人的申请，应当在《互联网药品信息服务资格证书》有效期届满前作出是否准予其换证的决定。逾期未作出决定的，视为准予换证。

《互联网药品信息服务资格证书》可以根据互联网药品信息服务提供者的书面申请，由原发证机关收回，原发证机关应当报国家药品监督管理局备案并发布公告。被收回《互联网药品信息服务资格证书》的网站不得继续从事互联网药品信息服务。

即学即练 10 - 4

《互联网药品信息服务资格证书》有效期为_____

A. 10 年　　　　　B. 8 年　　　　　C. 5 年　　　　　D. 3 年

答案解析

（二）变更

互联网药品信息服务提供者变更下列事项之一的，应当向原发证机关申请办理变更手续，填写《互联网药品信息服务项目变更申请表》，同时提供下列相关证明文件：《互联网药品信息服务资格证书》中审核批准的项目（互联网药品信息服务提供者单位名称、网站名称、IP 地址等）。②互联网药品信息服务提供者的基本项目（地址、法定代表人、企业负责人等）。③网站提供互联网药品信息服务的基本情况（服务方式、服务项目等）。

省、自治区、直辖市药品监督管理部门自受理变更申请之日起 20 个工作日内作出是否同意变更的审核决定。同意变更的，将变更结果予以公告并报国家药品监督管理局备案；不同意变更的，以书面形式通知申请人并说明理由。

三、互联网药品信息服务监督管理

提供互联网药品信息服务的网站，必须取得《互联网药品信息服务资格证书》，并在其网站主页显著位置标注《互联网药品信息服务资格证书》的证书编号。未取得或者超出有效期使用《互联网药品信息服务资格证书》从事互联网药品信息服务的，由国家药品监督管理局或者省、自治区、直辖市药品监督管理部门给予警告，并责令其停止从事互联网药品信息服务；情节严重的，移送相关部门，依照有关法律、法规给予处罚。

提供互联网药品信息服务网站所登载的药品信息必须科学、准确，必须符合国家的法律、法规和国家有关药品、医疗器械管理的相关规定，不得发布麻醉药品、精神药品、医疗用毒性药品、放射性药

品、戒毒药品和医疗机构制剂的产品信息，提供互联网药品信息服务的网站发布的药品（含医疗器械）广告，必须经过药品监督管理部门审查批准并注明广告审查批准文号。

提供互联网药品信息服务的网站不在其网站主页的显著位置标注《互联网药品信息服务资格证书》的证书编号的，国家药品监督管理局或者省、自治区、直辖市药品监督管理部门给予警告，责令限期改正；在限定期限内拒不改正的，对提供非经营性互联网药品信息服务的网站处以 500 元以下罚款，对提供经营性互联网药品信息服务的网站处以 5000 元以上 1 万元以下罚款。

互联网药品信息服务提供者违反《互联网药品信息服务管理办法》，有下列情形之一的，由国家药品监督管理局或者省、自治区、直辖市药品监督管理部门给予警告，责令限期改正；情节严重的，对提供非经营性互联网药品信息服务的网站处以 1000 元以下罚款，对提供经营性互联网药品信息服务的网站处以 1 万元以上 3 万元以下罚款；构成犯罪的，移送司法部门追究刑事责任：①已经获得《互联网药品信息服务资格证书》，但提供的药品信息直接撮合药品网上交易的。②已经获得《互联网药品信息服务资格证书》，但超出审核同意的范围提供互联网药品信息服务的。③提供不真实互联网药品信息服务并造成不良社会影响的。④擅自变更互联网药品信息服务项目的。

互联网药品信息服务提供者在其业务活动中，违法使用《互联网药品信息服务资格证书》的，由国家药品监督管理局或者省、自治区、直辖市药品监督管理部门依照有关法律、法规的规定处罚。省、自治区、直辖市药品监督管理部门违法对互联网药品信息服务申请作出审核批准的，原发证机关应当撤销原批准的《互联网药品信息服务资格证书》，由此给申请人的合法权益造成损害的，由原发证机关依照国家赔偿法的规定给予赔偿；对直接负责的主管人员和其他直接责任人员，由其所在单位或者上级机关依法给予行政处分。

四、现行主要相关法规

除《中华人民共和国药品管理法》（2019 年 8 月 26 日第十三届全国人大常委会第十二次会议第二次修订）、《中华人民共和国药品管理法实施条例》（根据 2019 年 3 月 2 日《国务院关于修改部分行政法规的决定》第二次修订）外，现行主要相关法规如下：

1. 《药品经营质量管理规范》（根据 2016 年 6 月 30 日国家食品药品监督管理总局局务会议《关于修改〈药品经营质量管理规范〉的决定》修正）。

2. 《互联网药品信息服务管理办法》（根据 2017 年 11 月 7 日国家食品药品监督管理总局局务会议《关于修改部分规章的决定》修正）。

任务 10 - 5　医疗保障定点零售药店申报与管理

PPT

医疗保障定点零售药店简称"定点零售药店"，系医保体系下的产物，是指经统筹地区医疗保障行政部门确定，为参保人员提供处方外配和非处方药零售服务的实体零售药店。统筹地区医疗保障行政部门根据公众健康需求、管理服务需要、医疗保障基金收支、参保人员用药需求等确定本统筹地区定点零售药店的资源配置，并对定点申请、申请受理、专业评估、协议订立、协议履行和解除等进行监督，对经办机构的内部控制制度建设、医保费用的审核和拨付等进行指导和监督，依法依规通过实地检查、抽查、智能监控、大数据分析等方式对定点零售药店的医保协议履行情况、医疗保障基金使用情况、药品服务等进行监督。

一、定点零售药店的申报条件

取得药品经营许可证，并同时符合以下条件的零售药店均可申请医疗保障定点：①在注册地址正式经营至少3个月。②至少有1名取得执业药师资格证书或具有药学、临床药学、中药学专业技术资格证书的药师，且注册地在该零售药店所在地，药师须签订1年以上劳动合同且在合同期内。③至少有2名熟悉医疗保障法律法规和相关制度规定的专（兼）职医保管理人员负责管理医保费用，并签订1年以上劳动合同且在合同期内。④按药品经营质量管理规范要求，开展药品分类分区管理，并对所售药品设立明确的医保用药标识。⑤具有符合医保协议管理要求的医保药品管理制度、财务管理制度、医保人员管理制度、统计信息管理制度和医保费用结算制度。⑥具备符合医保协议管理要求的信息系统技术和接口标准，实现与医保信息系统有效对接，为参保人员提供直接联网结算，建立医保药品等基础数据库，按规定使用国家统一医保编码。⑦符合法律法规和省级及以上医疗保障行政部门规定的其他条件。

二、定点零售药店申报

1. 申请 零售药店向定点经办机构提出医疗保障定点申请，至少提供以下材料：①定点零售药店申请表。②药品经营许可证、营业执照和法定代表人、主要负责人或实际控制人身份证复印件。③执业药师资格证书或药学技术人员相关证书及其劳动合同复印件。④医保专（兼）职管理人员的劳动合同复印件。⑤与医疗保障政策对应的内部管理制度和财务制度文本。⑥与医保有关的信息系统相关材料。⑦纳入定点后使用医疗保障基金的预测性分析报告。⑧省级医疗保障行政部门按相关规定要求提供的其他材料。

即学即练 10 −5

答案解析

申报定点零售药店应向（ ）提出申请
A. 药品监督管理部门　　　　　　　　B. 工商行政管理部门
C. 市场监督部门　　　　　　　　　　D. 医疗保障行政部门

2. 受理 零售药店提出定点申请，定点经办机构应即时受理。对申请材料内容不全的，经办机构自收到材料之日起5个工作日内一次性告知零售药店补充。

零售药店有下列情形之一的，定点经办机构不予受理定点申请：①未依法履行行政处罚责任的。②以弄虚作假等不正当手段申请定点，自发现之日起未满3年的。③因违法违规被解除医保协议未满3年或已满3年但未完全履行行政处罚法律责任的。④因严重违反医保协议约定而被解除医保协议未满1年或已满1年但未完全履行违约责任的。⑤法定代表人、企业负责人或实际控制人曾因严重违法违规导致原定点零售药店被解除医保协议，未满5年的。⑥法定代表人、企业负责人或实际控制人被列入失信人名单的。⑦法律法规规定的其他不予受理的情形。

3. 评估 材料符合要求，定点经办机构组织评估小组或委托符合规定的第三方机构，以书面、现场等形式开展评估。评估小组成员由医疗保障、医药卫生、财务管理、信息技术等专业人员构成。自受理申请材料之日起，评估时间不超过3个月，零售药店补充材料时间不计入评估期限。评估内容包括：①核查药品经营许可证、营业执照和法定代表人、企业负责人或实际控制人身份证。②核查执业药师资格证书或药学技术人员资格证书及劳动合同。③核查医保专（兼）职管理人员的劳动合同。④核查与医疗保障政策对应的内部管理制度和财务制度。⑤核查与医保有关的信息系统是否具备开展直接联网结算的条件。⑥核查医保药品标识。

评估结果包括合格和不合格。定点经办机构将评估结果报同级医疗保障行政部门备案。对于评估合格的，纳入拟签订医保协议的零售药店名单向社会公示。对于评估不合格的应告知其理由，提出整改建议。自结果告知送达之日起，整改3个月后可再次组织评估，评估仍不合格的，1年内不得再次申请。

4. 协议签订与公布 定点经办机构与评估合格的零售药店协商谈判，达成一致的，双方自愿签订医保协议。签订医保协议的双方应当严格执行医保协议约定。原则上由地市级及以上的定点经办机构与零售药店签订医保协议并向同级医疗保障行政部门备案。医保协议应明确双方的权利、义务和责任。医保协议期限一般为1年。

定点经办机构向社会公布签订医保协议的定点零售药店信息，包括名称、地址等，供参保人员选择。

三、定点零售药店运行管理

定点零售药店应当在显著位置悬挂统一格式的定点零售药店标识，严格执行医保支付政策，为参保人员提供药品咨询、用药安全、医保药品销售、医保费用结算等服务。定点零售药店要按照公平、合理、诚实信用和质价相符的原则制定价格，遵守医疗保障行政部门制定的药品价格政策。

定点零售药店应当凭处方销售医保目录内处方药，药师应当对处方进行审核、签字后调剂配发药品。外配处方必须由定点医疗机构医师开具，有医师签章。定点零售药店可凭定点医疗机构开具的电子外配处方销售药品。

定点零售药店应按要求及时如实向统筹地区经办机构上传参保人员购买药品的品种、规格、价格及费用信息，定期向经办机构上报医保目录内药品的"进、销、存"数据，并对其真实性负责。同时，应当配合经办机构开展医保费用审核、稽核检查、绩效考核等工作，接受医疗保障行政部门的监督检查，并按规定提供相关材料。

定点零售药店提供药品服务时应核对参保人员有效身份凭证，做到人证相符。特殊情况下为他人代购药品的应出示本人和被代购人身份证。为参保人员提供医保药品费用直接结算单据和相关资料，参保人员或购药人应在购药清单上签字确认。凭外配处方购药的，应核验处方使用人与参保人员身份是否一致。定点零售药店应将参保人员医保目录内药品外配处方、购药清单等保存2年，以备医疗保障部门核查。

定点零售药店应做好与医保有关的信息系统安全保障工作，遵守数据安全有关制度，保护参保人员隐私。定点零售药店重新安装信息系统时，应当保持信息系统技术接口标准与医保信息系统有效对接，并按规定及时全面准确向医保信息系统传送医保结算和审核所需的有关数据。

定点经办机构有权掌握定点零售药店的运行管理情况，从定点零售药店获得医保费用稽查审核、绩效考核和财务记账等所需要的信息数据等资料，对定点零售药店进行定期和不定期稽查审核，按医保协议约定及时足额向定点零售药店拨付医保费用。原则上，定点经办机构在定点零售药店申报后30个工作日内拨付符合规定的医保费用。

四、定点零售药店的动态管理

定点零售药店的名称、法定代表人、企业负责人、实际控制人、注册地址和药品经营范围等重要信息发生变更的，应自有关部门批准之日起 30 个工作日内向定点经办机构提出变更申请，其他一般信息变更应及时书面告知。续签应由定点零售药店于医保协议期满前 3 个月向经办机构提出申请或由经办机构统一组织。定点经办机构和定点零售药店就医保协议续签事宜进行协商谈判，双方根据医保协议履行情况和绩效考核情况等决定是否续签。协商一致的，可续签医保协议；未达成一致的，医保协议解除。

定点零售药店可提出中止医保协议申请，经定点经办机构同意，可以中止医保协议，但中止时间原则上不得超过 180 日，定点零售药店在医保协议中止超过 180 日仍未提出继续履行医保协议申请的，原则上医保协议自动终止。定点零售药店有下列情形之一的，经办机构应中止医保协议：①根据日常检查和绩效考核，发现对医疗保障基金安全和参保人员权益可能造成重大风险的。②未按规定向医疗保障行政部门及经办机构提供有关数据或提供数据不真实的。③根据医保协议约定应当中止医保协议的。④法律法规和规章规定的应当中止的其他情形。

定点零售药店有下列情形之一的，定点经办机构应解除医保协议，并向社会公布解除医保协议的零售药店名单：①医保协议有效期内累计 2 次及以上被中止医保协议或中止医保协议期间未按要求整改或整改不到位的。②发生重大药品质量安全事件的。③以弄虚作假等不正当手段申请取得定点的。④以伪造、变造医保药品"进、销、存"票据和账目、伪造处方或参保人员费用清单等方式，骗取医疗保障基金的。⑤将非医保药品或其他商品串换成医保药品，倒卖医保药品或套取医疗保障基金的。⑥为非定点零售药店、中止医保协议期间的定点零售药店或其他机构进行医保费用结算的。⑦将医保结算设备转借或赠与他人，改变使用场地的。⑧拒绝、阻挠或不配合经办机构开展智能审核、绩效考核等，情节恶劣的。⑨被发现重大信息发生变更但未办理变更的。⑩医疗保障行政部门或有关执法机构在行政执法中，发现定点零售药店存在重大违法违规行为且可能造成医疗保障基金重大损失的。⑪被吊销、注销药品经营许可证或营业执照的。⑫未依法履行医疗保障行政部门作出的行政处罚决定的。⑬法定代表人、企业负责人或实际控制人不能履行医保协议约定，或有违法失信行为的。⑭因定点零售药店连锁经营企业总部法定代表人、企业负责人或实际控制人违法违规导致连锁零售药店其中一家分支零售药店被解除医保协议的，相同法定代表人、企业负责人或实际控制人的其他分支零售药店同时解除医保协议。⑮定点零售药店主动提出解除医保协议且经过经办机构同意的。⑯根据医保协议约定应当解除协议的。⑰法律法规和规章规定的其他应当解除的情形。

五、主要相关法规

除《中华人民共和国药品管理法》（2019 年 8 月 26 日第十三届全国人大常委会第十二次会议第二次修订）、《中华人民共和国药品管理法实施条例》（根据 2019 年 3 月 2 日《国务院关于修改部分行政法规的决定》第二次修订）外，现行主要相关法规还有《零售药店医疗保障定点管理暂行办法》（2020年 12 月国家医疗保障局发布）。

📝 实践实训

实训 10 – 1　调研当地药品批发企业药品储存与养护情况

【实训目的】

1. 体验 GSP 对药品批发企业的药品储存与养护方面的基本要求，加深对 GSP 的理解，提升对 GSP 认识。

2. 能对照 GSP 相关要求，发现药品储存与养护中存在的问题，提出整改建议。

【实训要求】

以 5 人左右为一组，进入当地药品批发企业的药品库房，开展药品储存与养护方面的调研，对照 GSP 相关要求，了解药品储存与养护实施情况及存在的问题，在此基础上撰写专题调研报告。

【实训内容】

一、调研准备

1. 根据调研要求，各小组提前查阅、熟悉《药品管理法》及其实施条例、GSP 和其他相关的规定。

2. 拟出调研提纲。

3. 通过教师帮助或自行联系当地药品批发企业。

4. 准备好身份证明、介绍信、笔记本、调查问卷等。在单位允许的情况下，必要时可准备录像、录音、照相设备。

二、调研内容

1. 调研药品储存实施情况，包括分库储存、分类储存、色标管理、五距管理、效期管理、销后退回药品的管理、不合格药品管理等实施情况。

2. 调研药品养护实施情况，包括仓储条件检测与控制、库存药品质量的检查、养护措施、养护档案管理等实施情况。

三、调研报告

针对调研情况及发现的问题进行思考、分析、探讨，形成不少于 800 字的调研报告。

【实训评价】

教师根据学生调研工作态度和调研报告撰写质量实施评价。

实训 10 – 2　零售药店药品陈列操作体验

【实训目的】

1. 体验 GSP 对零售药店药品陈列方面的基本要求，加深对 GSP 的理解，提升对 GSP 认识。

2. 能按照 GSP 有关要求正确进行零售药店药品陈列。

【实训要求】

以 5 人左右为一组，在学校模拟零售药店进行药品陈列操作体验，将各种剂型、不同大小的药品包装盒多个（包括处方药和非处方药）和非药品空包装多个，按照 GSP 要求进行陈列，力求美观、实用。

【实训内容】

一、准备工作

1. 提前消化 GSP 对零售药店药品陈列要求，并上网查阅相关文章。

2. 清洁货架、柜台。

3. 领取实训材料（药品和非药品空包装）。

二、药品陈列

1. 各小组根据领取的材料探讨陈列方案并进行实操陈列。

2. 陈列情况拍照。

3. 清场，并归还实训材料。

【实训评价】

各组同学对各自药品陈列情况进行互评，交流陈列心得与体会。在此基础上，教师进行总评。

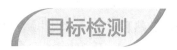

目标检测

答案解析

一、A 型题（最佳选择题）

1. 药品零售企业开办的基本要求不包括（　　）

A. 具有依法经过资格认定的药学技术人员

B. 具有保证所经营药品质量的规章制度

C. 具有与所经营药品相适应的营业场所、设备、仓储设施以及卫生环境

D. 具有能够配备满足当地消费者所需药品的能力，并能保证 24 小时供应

E. 具有能对所经营药品进行质量检验的人员以及必要的仪器

2. 关于药品购销的说法，错误的是（　　）

A. 药品经营企业不得在经药品监督管理部门核准的地址以外的场所储存或者现货销售药品

B. 药品生产企业可销售本企业受委托生产的或者他人生产的药品

C. 药品经营企业不得以展示会、订货会、产品宣传会等方式现货销售药品

D. 药品经营企业不得以搭售、买药品赠药品、买商品赠药品等方式向公众赠送处方药或者甲类非处方药

E. 医药代表只能从事学术推广、技术咨询等活动，不得承担药品销售任务

3. 不纳入首营企业审核查验加盖其原印章资料范围的是（　　）

A. 《药品生产许可证》或者《药品经营许可证》复印件

B. 营业执照、税务登记、组织机构代码的证件复印件及上一年度企业年度报告公示情况

C. 《药品生产质量管理规范》认证证书

D. 药品检验报告书

E. 开户户名、开户银行及账号

4. 《互联网药品信息服务资格证书》的核发部门是（　　）

A. 国家药品监督管理部门　　　　　　　　　B. 省级药品监督管理部门

C. 设区的市级药品监督管理部门　　　　　　D. 县级药品监督管理部门

E. 信息服务部门

5. 根据现行版《药品经营质量管理规范》，药品批发企业记录及凭证保存的时限应当是（　　）

　　A. 至少 1 年　　　　　　B. 至少 2 年　　　　　　C. 至少 3 年

　　D. 至少 4 年　　　　　　E. 至少 5 年

6. 《药品经营许可证》有效期限是（　　）

　　A. 1 年　　　　　　　　B. 2 年　　　　　　　　　C. 3 年

　　D. 4 年　　　　　　　　E. 5 年

7. 定点零售药店应将参保人员医保目录内药品外配处方、购药清单等保存（　　）

　　A. 1 年　　　　　　　　B. 2 年　　　　　　　　　C. 3 年

　　D. 4 年　　　　　　　　E. 5 年

8. 针对当前部分地区执业药师不够用、配备难的实际情况，省级药品监督管理部门在不降低现有执业药师整体配备比例前提下，可制定实施差异化配备使用执业药师的政策，并设置过渡期，过渡期不超过（　　）

　　A. 2022 年　　　　　　　B. 2023 年　　　　　　　C. 2024 年

　　D. 2025 年　　　　　　　E. 2026 年

二、B 型题（配伍选择题）

（9～12 题共用备选答案）

　　A. 红色　　　　　　　　B. 黄色　　　　　　　　　C. 绿色

　　D. 黑色

9. 合格药品库（区）为（　　）

10. 不合格药品库（区）为（　　）

11. 退货药品库（区）为（　　）

12. 待发药品库（区）为（　　）

（13～17 题共用备选答案）

　　A. 5cm　　　　　　　　B. 10cm　　　　　　　　　C. 30cm

　　D. 100cm　　　　　　　E. 200cm

13. 药品堆垛时，与墙的间距不小于（　　）

14. 药品堆垛时，与地面的间距不小于（　　）

15. 药品堆垛时，垛间距不小于（　　）

16. 药品堆垛时，主通道宽度应不少于（　　）

17. 药品堆垛时，辅通道宽度应不少于（　　）

三、X 型题（多项选择题）

18. 药品批发企业购进药品时（　　）

　　A. 质量为要

　　B. 对首营企业应进行包括资格和质量保证能力的审核

　　C. 企业对首营品种应进行合法性和质量基本情况的审核

D. 购进药品合法企业所生产或经营的药品，具有法定的质量标准

E. 中药材应标明性状

19. 属于定点零售药店申请条件的是（　　）

A. 取得药品经营许可证

B. 在注册地址正式经营至少3个月

C. 至少有1名取得执业药师资格证书或具有药学、临床药学、中药学专业技术资格证书的药师，且注册地在该零售药店所在地，药师须签订1年以上劳动合同且在合同期内

D. 至少有2名熟悉医疗保障法律法规和相关制度规定的专（兼）职医保管理人员负责管理医保费用，并签订1年以上劳动合同且在合同期内

E. 按药品经营质量管理规范要求，开展药品分类分区管理，并对所售药品设立明确的医保用药标识

20. 下列有关零售药店执业药师说法正确的是（　　）

A. 在岗执业的执业药师应当挂牌明示

B. 执业药师可以通过"挂证"解决紧缺问题

C. 经营处方药、甲类非处方药的药品零售企业，应当配备执业药师

D. 药品经营领域依法经过资格认定的药师是指执业药师

E. 中药饮片调剂人员应当具有中药学中专以上学历或者具备中药调剂员资格

书网融合……

知识回顾

微课1

习题

（沈　力）

项目十一　医疗机构药事管理

学习引导

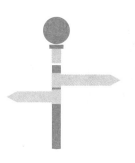

央视纪录片《见证》之"药案寻踪"节目中曾经播出过一个令人扼腕的事件：一个年仅 18 个月大的宝宝因为感冒发烧，在一家省级医院输液。除了输液，医生还配了两盒药，一盒"某某泡腾片"。使用时，母亲从标明"口服"的"某某泡腾片"盒子里拿出一粒直径约 6 毫米的小药片，直接放入了患儿的嘴里，并给孩子喂了点水。过了 10 多秒钟，孩子的手脚突然抖动起来，紧接着开始剧烈地咳嗽，嘴边也慢慢变成了青色。后虽经医生全力抢救，但患儿终因脑部缺氧时间过长而抢救无效死亡。这是一起典型的用药方法错误致死的惨痛案例。除了用药指导之外，你了解的医疗机构的药事活动还有哪些呢？

本项目主要介绍医疗机构调剂管理、制剂管理、药品供应管理和临床药学管理等内容。

学习目标

1. **掌握**　医疗机构药事的概念；处方管理和调剂业务管理；医疗机构制剂准入和调剂管理；药品采购和储存管理；合理用药的概念；药学服务的内涵及药学服务能力要求。

2. **熟悉**　医疗机构药事管理的概念和主要内容；处方点评制度、处方点评结果的判定；医疗机构制剂注册管理；药品经济管理；不合理用药的表现、原因及后果；药学服务内容；能根据所学知识和相关法律法规进行简单的处方点评。

3. **了解**　医疗机构的概念及分类管理制度；医疗机构制剂配制的质量管理和监督管理；临床药学的含义；医疗机构临床合理用药概况及管理。

任务 11-1　医疗机构分类及其药事管理认知

PPT

一、医疗机构的概念

根据原卫生部发布的《医疗机构管理条例实施细则》的规定，医疗机构是指依据《医疗机构管理条例》和《医疗机构管理条例实施细则》的规定，经登记取得《医疗机构执业许可证》的机构。

目前，我国医疗机构的类别主要有：①综合医院、中医医院、中西医结合医院、民族医医院、专科医院、康复医院；②妇幼保健院、妇幼保健计划生育服务中心；③社区卫生服务中心、社区卫生服务站；④中心卫生院、乡（镇）卫生院、街道卫生院；⑤疗养院；⑥综合门诊部、专科门诊部、中医门诊部、中西医结合门诊部、民族医门诊部；⑦诊所、中医诊所、民族医诊所、卫生所、医务室、卫生保健所、卫生站；⑧村卫生室（所）；⑨急救中心、急救站；⑩临床检验中心；⑪专科疾病防治院、专科疾病防治所、专科疾病防治站；⑫护理院、护理站；⑬医学检验实验室、病理诊断中心、医学影像诊断中心、血液透析中心、安宁疗护中心；⑭其他诊疗机构。本章讨论的医疗机构主要是指各级各类医院。

二、医疗机构的分类管理

2000 年 2 月，国务院办公厅转发国务院体改办等八个部门《关于城镇医药卫生体制改革的指导意见》，提出建立新的医疗机构分类管理制度。将医疗机构分为非营利性和营利性两类进行管理。国家根据医疗机构的经营目的和服务任务，制定并实施不同的财税、价格政策和财务会计制度。非营利性医疗机构在我国医疗服务体系中占主体和主导地位，享受相应的税收优惠政策。政府举办的非营利性医疗机构由同级财政给予合理补助，并按扣除财政补助和药品差价收入后的成本制定医疗服务价格；其他非营利性医疗机构不享受政府补助，医疗服务价格执行政府指导价。卫生、财政等部门要加强对非营利性医疗机构的财务监督管理。营利性医疗机构医疗服务价格放开，依法自主经营，照章纳税。

三、医疗机构药事管理规定

（一）医疗机构药事的概念

医疗机构药事，泛指在以医院为代表的医疗机构中，一切与药品和药学服务有关的事务。包括医疗机构中药品的监督管理、采购供应、储存保管、调剂制剂、质量管理、临床应用、经济核算、临床药学、药学情报服务和教学科研；药学部门内部的组织结构、人员配备、设施设备、规章制度；药学部门与外部的沟通联系、信息交流等一切与药品或药学服务有关的事务。

即学即练

下列哪些事务属于医疗机构药事？

A. 参与临床用药方案制定　　　　　　B. 参与血药浓度监测工作

答案解析　　C. 参与医院药房采购药品工作　　D. 参与医院药房药品保管工作

（二）医疗机构药事管理的概念

《医疗机构药事管理规定》第二条规定："医疗机构药事管理，是指医疗机构以病人为中心，以临床药学为基础，对临床用药全过程进行有效的组织实施与管理，促进临床科学、合理用药的药学技术服务和相关的药品管理工作"。

传统的医疗机构药事管理主要是对物的管理，即药品的采购、储存、调剂及配制制剂的管理，药品的质量和经济管理等。随着现代医药卫生事业的发展，医疗机构药事管理的重心已经逐步由对物的管理转向以患者安全、有效、合理用药为中心的系统药事管理。

（三）医疗机构药事管理的主要内容

医疗机构药事管理是由若干相互联系、相互制约的部门管理和药学专业管理构成的一个相对完整的管理系统，具有专业性、实践性、服务性等特点。主要包括以下几个方面的内容。

1. 组织管理 包括医疗机构药学部门的组织体制及结构、各项规章制度的建立、岗位设置、人员配备和职责范围。

2. 业务技术管理 包括药品的采购、储存、供应管理，药品调剂、医疗机构制剂、静脉用药调配管理，临床药学服务和科研教学管理等。

3. 药品质量管理 包括购进药品和医疗机构制剂的质量管理。按照相关法律、法规对购进的药品进行质量验收和科学库存保管，对医疗机构制剂的生产进行质量控制和质量检验，以确保向患者供应质量合格的药品。

4. 药品信息管理 获取、分析和发布药物信息，开展药学情报服务，为临床提供用药咨询服务，促进合理用药。

5. 药品经济管理 利用药物经济学的原理，结合药品的临床应用情况，开展用药的经济分析和评价，评估临床药物使用的合理性、经济性，提高临床合理用药的水平。在保证质量和服务的前提下，控制药品采购成本和库存量，降低药物治疗费用支出。

6. 人员管理 对医院药学技术人员的培养和教育，以及对医务人员进行与药事管理有关的教育和培训等。

7. 药事法规、制度管理 国家和政府相关管理部门针对医疗机构药事管理工作制定、颁布了一系列的法规和政策。医疗机构应当根据国家的有关法规，并结合自身实际情况，制定、修改药学部门内部管理的各项规章制度，并加以贯彻执行，从而规范医疗机构药事管理工作和药学人员的从业行为。

（四）医疗机构药事管理组织和药学部门

1. 药事管理与药物治疗学委员会（组） 药事管理与药物治疗学委员会（组）是一个为促进临床合理用药、科学管理医疗机构药事工作、具有学术研究性质的内部咨询机构。它既不是行政管理部门，也不属于常设机构。主要职责为贯彻执行医疗卫生及药事管理等有关法律、法规、规章；审核制定本机构药事管理和药学工作规章制度，并监督实施；制定本机构药品处方集和基本用药供应目录等。

二级以上医院应当设立药事管理与药物治疗学委员会；其他医疗机构应当成立药事管理与药物治疗学组。

药事管理与药物治疗学委员会委员由具有高级技术职务任职资格的药学、临床医学、护理和医院感染管理、医疗行政管理等人员组成。

药事管理与药物治疗学组由药学、医务、护理、医院感染、临床科室等部门负责人和具有药师、医师以上专业技术职务任职资格人员组成。

医疗机构负责人任药事管理与药物治疗学委员会（组）主任委员，药学和医务部门负责人任药事管理与药物治疗学委员会（组）副主任委员。

2. 药学部门 医疗机构应当根据本机构功能、任务、规模设置相应的药学部门，配备和提供与药学部门工作任务相适应的专业技术人员、设备和设施。三级医院设置药学部，并可根据实际情况设置二级科室；二级医院设置药剂科；其他医疗机构设置药房。

 实例分析 11-1

　　小王原打算毕业后应聘到医院药学部门工作，后来听人说，药学人员在医院就是负责抓药，这种略带轻蔑的说法让他有些犯嘀咕了，到底要不要去医院找工作呢？你觉得这种说法有道理吗？

答案解析

四、现行主要相关法规

除《中华人民共和国药品管理法》（2019年8月26日第十三届全国人民代表大会常务委员会第十二次会议第二次修订）外，现行主要相关法规如下：

1. 《医疗机构管理条例》（根据2016年2月6日《国务院关于修改部分行政法规的决定》修订）。

2. 《医疗机构管理条例实施细则》（根据2017年2月3日国家卫生计生委委主任会议《国家卫生计生委关于修改〈医疗机构管理条例实施细则〉的决定》修正）。

3. 《医疗机构药事管理规定》（卫医政发〔2011〕11号，2011年1月30日卫生部、国家中医药管理局、总后勤部卫生部发布）。

任务11-2　医疗机构调剂管理

PPT

一、处方管理

为规范处方管理，提高处方质量，促进合理用药，保障医疗安全，根据《执业医师法》《药品管理法》《医疗机构管理条例》《麻醉药品和精神药品管理条例》等有关法律、法规，原卫生部发布了《处方管理办法》，自2007年5月1日起施行。

1. 处方的概念　处方，是指由注册的执业医师和执业助理医师（以下简称医师）在诊疗活动中为患者开具的、由取得药学专业技术职务任职资格的药学专业技术人员（以下简称药师）审核、调配、核对，并作为患者用药凭证的医疗文书。处方包括医疗机构病区用药医嘱单。

医师开具处方和药师调配处方应当遵循安全、有效、经济的原则。处方是药学技术人员为患者调配、发药的凭据，是处方开具者与处方调配者之间的书面依据，具有法律上、技术上和经济上的意义。处方必须认真调配，仔细核对，防止差错，并加以妥善保存。

2. 处方标准　处方标准由国家卫生行政主管部门统一规定，处方格式由省、自治区、直辖市卫生行政部门统一制定，处方由医疗机构按照规定的标准和格式印制。

（1）处方内容　①前记：包括医疗机构名称、费别、患者姓名、性别、年龄、门诊或住院病历号、科别或病区和床位号、临床诊断、开具日期等。可添列特殊要求的项目。麻醉药品和第一类精神药品处方还应当包括患者身份证明编号、代办人姓名、身份证明编号。②正文：以Rp或R（拉丁文Recipe"请取"的缩写）标示，分列药品名称、剂型、规格、数量、用法用量。③后记：医师签名或者加盖专用签章，药品金额以及审核、调配，核对、发药师签名或者加盖专用签章。

（2）处方颜色　①普通处方的印刷用纸为白色。②急诊处方印刷用纸为淡黄色，右上角标注"急诊"。③儿科处方印刷用纸为淡绿色，右上角标注"儿科"。④麻醉药品和第一类精神药品处方印刷用纸为淡红色，右上角标注"麻、精一"。⑤第二类精神药品处方印刷用纸为白色，右上角标注"精二"。

3. 处方书写的规则　处方书写应当符合下列规则：

（1）患者一般情况、临床诊断填写清晰、完整，并与病历记载相一致。

（2）每张处方限于一名患者的用药。

（3）字迹清楚，不得涂改；如需修改，应当在修改处签名并注明修改日期。

（4）药品名称应当使用规范的中文名称书写，没有中文名称的可以使用规范的英文名称书写；医疗机构或者医师、药师不得自行编制药品缩写名称或者使用代号；书写药品名称、剂量、规格、用法、用量要准确规范，药品用法可用规范的中文、英文、拉丁文或者缩写体书写，但不得使用"遵医嘱""自用"等含糊不清字句。

（5）患者年龄应当填写实足年龄，新生儿、婴幼儿写日、月龄，必要时要注明体重。

（6）西药和中成药可以分别开具处方，也可以开具一张处方，中药饮片应当单独开具处方。

（7）开具西药、中成药处方，每一种药品应当另起一行，每张处方不得超过5种药品。

（8）中药饮片处方的书写，一般应当按照"君、臣、佐、使"的顺序排列；调剂、煎煮的特殊要求注明在药品右上方，并加括号，如布包、先煎、后下等；对饮片的产地、炮制有特殊要求的，应当在药品名称之前写明。

（9）药品用法用量应当按照药品说明书规定的常规用法用量使用，特殊情况需要超剂量使用时，应当注明原因并再次签名。

（10）除特殊情况外，应当注明临床诊断。

（11）开具处方后的空白处划一斜线以示处方完毕。

（12）处方医师的签名式样和专用签章应当与院内药学部门留样备查的式样相一致，不得任意改动，否则应当重新登记留样备案。

 知识链接

药品剂量单位的规定

第七条　药品剂量与数量用阿拉伯数字书写。剂量应当使用法定剂量单位：重量以克（g）、毫克（mg）、微克（μg）、纳克（ng）为单位；容量以升（L）、毫升（ml）为单位；国际单位（IU）、单位（U）；中药饮片以克（g）为单位。

片剂、丸剂、胶囊剂、颗粒剂分别以片、丸、粒、袋为单位；溶液剂以支、瓶为单位；软膏及乳膏剂以支、盒为单位；注射剂以支、瓶为单位，应当注明含量；中药饮片以剂为单位。

——《处方管理办法》

4. 处方权的获得

（1）经注册的执业医师在执业地点取得相应的处方权。经注册的执业助理医师在医疗机构开具的处方，应当经所在执业地点执业医师签名或加盖专用签章后方有效。

（2）经注册的执业助理医师在乡、民族乡、镇、村的医疗机构独立从事一般的执业活动，可以在注册的执业地点取得相应的处方权。

（3）医师应当在注册的医疗机构签名留样或者专用签章备案后，方可开具处方。

（4）医疗机构应当按照有关规定，对本机构执业医师和药师进行麻醉药品和精神药品使用知识和规范化管理的培训。执业医师经考核合格后取得麻醉药品和第一类精神药品的处方权，药师经考核合格后取得麻醉药品和第一类精神药品调剂资格。医师取得麻醉药品和第一类精神药品处方权后，方可在本机构开具麻醉药品和第一类精神药品处方，但不得为自己开具该类药品处方。药师取得麻醉药品和第一类精神药品调剂资格后，方可在本机构调剂麻醉药品和第一类精神药品。

（5）试用期人员开具处方，应当经所在医疗机构有处方权的执业医师审核并签名或加盖专用签章后方有效。

（6）进修医师由接收进修的医疗机构对其胜任本专业工作的实际情况进行认定后授予相应的处方权。

5. 处方开具

（1）药品名称　医师开具处方应当使用经药品监督管理部门批准并公布的药品通用名称、新活性化合物的专利药品名称和复方制剂药品名称；医师开具院内制剂处方时应当使用经省级卫生行政部门审核、药品监督管理部门批准的名称；医师可以使用由原卫生部公布的药品习惯名称开具处方。

（2）处方有效期　处方开具当日有效。特殊情况下需延长有效期的，由开具处方的医师注明有效期限，但有效期最长不得超过3天。

（3）处方限量

处方一般不得超过7日用量；急诊处方一般不得超过3日用量；对于某些慢性病、老年病或特殊情况，处方用量可适当延长，但医师应当注明理由；医疗用毒性药品、放射性药品的处方用量应当严格按照国家有关规定执行。

为门（急）诊患者开具的麻醉药品注射剂，每张处方为一次常用量；控缓释制剂，每张处方不得超过7日常用量；其他剂型，每张处方不得超过3日常用量。

第一类精神药品注射剂，每张处方为一次常用量；控缓释制剂，每张处方不得超过7日常用量；其他剂型，每张处方不得超过3日常用量。哌醋甲酯用于治疗儿童多动症时，每张处方不得超过15日常用量。

第二类精神药品一般每张处方不得超过7日常用量；对于慢性病或某些特殊情况的患者，处方用量可以适当延长，医师应当注明理由。

为门（急）诊癌症疼痛患者和中、重度慢性疼痛患者开具的麻醉药品、第一类精神药品注射剂，每张处方不得超过3日常用量；控缓释制剂，每张处方不得超过15日常用量；其他剂型，每张处方不得超过7日常用量。

为住院患者开具的麻醉药品和第一类精神药品处方应当逐日开具，每张处方为1日常用量。

对于需要特别加强管制的麻醉药品，盐酸二氢埃托啡处方为一次常用量，仅限于二级以上医院内使用；盐酸哌替啶处方为一次常用量，仅限于医疗机构内使用。

医疗机构应当要求长期使用麻醉药品和第一类精神药品的门（急）诊癌症患者和中、重度慢性疼痛患者，每3个月复诊或者随诊一次。

（4）利用计算机开具、传递、调剂处方　医师利用计算机开具、传递普通处方时，应当同时打印出纸质处方，其格式与手写处方一致；打印的纸质处方经签名或者加盖签章后有效。药师核发药品时，应当核对打印的纸质处方，无误后发给药品，并将打印的纸质处方与计算机传递处方同时收存备查。

6. 处方的保存　处方由调剂处方药品的医疗机构妥善保存。普通处方、急诊处方、儿科处方保存期限为1年，医疗用毒性药品、第二类精神药品处方保存期限为2年，麻醉药品和第一类精神药品处方保存期限为3年。

处方保存期满后，经医疗机构主要负责人批准、登记备案，方可销毁。

医疗机构应当根据麻醉药品和精神药品处方开具情况，按照麻醉药品和精神药品品种、规格对其消耗量进行专册登记，登记内容包括发药日期、患者姓名、用药数量。专册保存期限为3年。

二、处方点评 📱微课

处方点评是近年来在中国医院管理系统中发展起来的用药监管模式，是医院将医生处方用药过程中对临床处方进行综合统计分析，从不同层面和不同角度反映医疗机构处方工作的整体和细分情况，为医疗机构管理层进行决策提供科学的数据支持，以加强临床用药监测、促进合理用药。

1. 处方点评的含义 处方点评是根据相关法规、技术规范，对处方书写的规范性及药物临床使用的适宜性（用药适应症、药物选择、给药途径、用法用量、药物相互作用、配伍禁忌等）进行评价，发现存在或潜在的问题，制定并实施干预和改进措施，促进临床药物合理应用的过程。处方点评是医院持续医疗质量改进和药品临床应用管理的重要组成部分，是提高临床药物治疗学水平的重要手段。

2. 处方点评的组织管理 处方点评工作在医院药事管理与药物治疗学委员会（组）和医疗质量管理委员会领导下，由医院医疗管理部门和药学部门共同组织实施。医院应当根据本医院的性质、功能、任务、科室设置等情况，在药物与治疗学委员会（组）下建立由医院药学、临床药学、临床微生物学、医疗管理等多学科专家组成的处方点评专家组，为处方点评工作提供专业技术咨询。

医院药学部门成立处方点评工作小组，负责处方点评的具体工作。

3. 处方点评的实施

（1）医院药学部门应当会同医疗管理部门，根据医院诊疗科目、科室设置、技术水平、诊疗量等实际情况，确定具体抽样方法和抽样率，其中门急诊处方的抽样率不应少于总处方量的1‰，且每月点评处方绝对数不应少于100张；病房（区）医嘱单的抽样率（按出院病历数计）不应少于1%，且每月点评出院病历绝对数不应少于30份。

（2）医院处方点评小组应当按照确定的处方抽样方法随机抽取处方，并按照《处方点评工作表》（表11-1）对门急诊处方进行点评；病房（区）用药医嘱的点评应当以患者住院病历为依据，实施综合点评，点评表格由医院根据本院实际情况自行制定。

表 11-1 处方点评工作表

医疗机构名称：

点　评　人：　　　　　　　　　　　　　　　　　　　　　　　　　　　　填报日期：

序号	处方日期	年龄/岁	诊断	药品品种	抗菌药(0/1)	注射剂(0/1)	国家基本药物品种数	药品通用名数	处方金额	处方医师	审核、调配药师	核对、发药药师	是否合理(0/1)	存在问题(代码)
1														
2														
3														
4														
5														
							......							
总计					A =	C =	E =	G =	I =	K =			O =	
平均					B =					L =			P =	
%						D =	F =	H =	J =					

说明：有 =1，无 =0；结果保留小数点后一位。

A：用药品种总数；B：平均每张处方用药品种数 = A/处方总数；C：使用抗菌药的处方数；D：抗菌药使用百分率 = C/处方总数；E：使用注射剂的处方数；F：注射剂使用百分率 = E/处方总数；G：处方中基本药物品种总数；H：国家基本药物占处方用药的百分率 = G/A；I：处方中使用药品通用名总数；J：药品通用名占处方用药的百分率 = I/A；K：处方总金额；L：平均每张处方金额 = K/处方总数；O：合理处方总数；P：合理处方百分率 = O/处方总数。

（3）三级以上医院应当逐步建立健全专项处方点评制度。专项处方点评是医院根据药事管理和药物临床应用管理的现状和存在的问题，确定点评的范围和内容，对特定的药物或特定疾病的药物（如国家基本药物、血液制品、中药注射剂、肠外营养制剂、抗菌药物、辅助治疗药物、激素等临床使用及超说明书用药、肿瘤患者和围手术期用药等）使用情况进行的处方点评。

（4）处方点评工作应坚持科学、公正、务实的原则，有完整、准确的书面记录，并通报临床科室和当事人。

（5）处方点评小组在处方点评工作过程中发现不合理处方，应当及时通知医疗管理部门和药学部门。

（6）有条件的医院应当利用信息技术建立处方点评系统，逐步实现与医院信息系统的联网与信息共享。

4. 处方点评的结果　处方点评结果分为合理处方和不合理处方。不合理处方包括不规范处方、用药不适宜处方及超常处方。

（1）有下列情况之一的，应当判定为不规范处方：①处方的前记、正文、后记内容缺项，书写不规范或者字迹难以辨认的；②医师签名、签章不规范或者与签名、签章的留样不一致的；③药师未对处方进行适宜性审核的（处方后记的审核、调配、核对、发药栏目无审核调配药师及核对发药药师签名，或者单人值班调剂未执行双签名规定）；④新生儿、婴幼儿处方未写明日、月龄的；⑤西药、中成药与中药饮片未分别开具处方的；⑥未使用药品规范名称开具处方的；⑦药品的剂量、规格、数量、单位等书写不规范或不清楚的；⑧用法、用量使用"遵医嘱""自用"等含糊不清字句的；⑨处方修改未签名并注明修改日期，或药品超剂量使用未注明原因和再次签名的；⑩开具处方未写临床诊断或临床诊断书写不全的；⑪单张门急诊处方超过五种药品的；⑫无特殊情况下，门诊处方超过 7 日用量，急诊处方超过 3 日用量，慢性病、老年病或特殊情况下需要适当延长处方用量未注明理由的；⑬开具麻醉药品、精神药品、医疗用毒性药品、放射性药品等特殊管理药品处方未执行国家有关规定的；⑭医师未按照抗菌药物临床应用管理规定开具抗菌药物处方的；⑮中药饮片处方药物未按照"君、臣、佐、使"的顺序排列，或未按要求标注药物调剂、煎煮等特殊要求的。

（2）有下列情况之一的，应当判定为用药不适宜处方：①适应症不适宜的；②遴选的药品不适宜的；③药品剂型或给药途径不适宜的；④无正当理由不首选国家基本药物的；⑤用法、用量不适宜的；⑥联合用药不适宜的；⑦重复给药的；⑧有配伍禁忌或者不良相互作用的；⑨其他用药不适宜情况的。

（3）有下列情况之一的，应当判定为超常处方：①无适应症用药；②无正当理由开具高价药的；③无正当理由超说明书用药的；④无正当理由为同一患者同时开具 2 种以上药理作用相同药物的。

三、调剂业务管理

1. 调剂的概念　处方调剂俗称配药、配方、发药，又称为调配处方。它是从药师接受处方至给患者或护士发药并交代和答复询问的全过程。它集专业性、技术性、管理性、法律性、事务性和经济性为一体，是一个药剂人员、医护人员、患者协同活动的过程。调剂业务是药学技术服务的重要组成部分，也是医院药学的重要工作。要充分发挥药学技术在调剂工作中的保障作用，药师要最大限度地做到配发的药品准确无误、使用合理，提供的用药指导简洁明了、通俗易懂。

2. 调剂业务分类　可以分为门（急）诊调剂业务管理、住院部调剂业务管理、中药调剂业务管理和静脉用药集中调配管理等。

3. 调剂工作的流程　调剂工作是一个过程，其具体流程如图 11 – 1 所示。

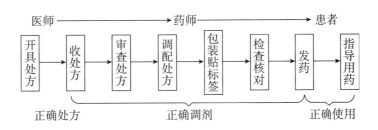

图 11 – 1　处方调剂流程示意图

4. 调剂工作的步骤　在处方调剂开始前，要做好相应准备工作，如准备包装器材、清理台面、清查药品存量和按照一日调剂用量增补药品等。以门诊调剂为例，大致可分为以下几个步骤：

（1）收处方　是指调剂人员从患者处接受处方或从医护人员处接受请领单、处方。

（2）审查处方　是指药师对处方的合法性、规范性和适宜性进行审核。

（3）调配处方　是指按照医师处方进行配药或取出药品。

（4）包装与贴标签　是指在所调配的药品包装上写明患者的姓名和药品的用法、用量等内容。

（5）检查与核对处方　是指药师核对所取药品外观质量是否合格、有效期等是否正确无误，与处方药品是否一致等，防止产生差错。

（6）发药并指导用药　是指将调配好并已核对过的药品发给患者的过程。发药时应核对患者姓名，确认无误后将处方中药品逐个发给患者，并说明用法、用量和注意事项等。

5. 调剂人员的资格要求　根据《处方管理办法》的规定：取得药学专业技术职务任职资格的人员方可从事处方调剂工作。药师在执业的医疗机构取得处方调剂资格。药师签名或者专用签章式样应当在本机构留样备查。具有药师以上专业技术职务任职资格的人员负责处方审核、评估、核对、发药以及安全用药指导；药士从事处方调配工作。

6. 调剂工作的要求

（1）做好处方合法性审核　药师应当凭医师处方调剂处方药品，非经医师处方不得调剂；特殊药品的处方是否由具有相应处方权的医师开具。

（2）做好处方规范性审核　药师应当认真逐项检查处方前记、正文和后记书写是否清晰、完整、准确；条目是否规范。

（3）做好处方适宜性审核　药师应当对处方用药适宜性进行审核，审核内容包括：①规定必须做皮试的药品，处方医师是否注明过敏试验及结果的判定；②处方用药与临床诊断的相符性；③剂量、用法的正确性；④选用剂型与给药途径的合理性；⑤是否有重复给药现象；⑥是否有潜在临床意义的药物相互作用和配伍禁忌；⑦其他用药不适宜情况。

（4）严格按照操作规程调剂药品　药师应当按照操作规程调剂处方药品：认真审核处方，准确调配药品，正确书写药袋或粘贴标签，注明患者姓名和药品名称、用法、用量，包装；向患者交付药品时，按照药品说明书或者处方用法，进行用药交待与指导，包括每种药品的用法、用量、注意事项等。

（5）正确处理问题处方　药师经处方审核后，认为存在用药不适宜时，应当告知处方医师，请其确认或者重新开具处方；药师发现严重不合理用药或者用药错误，应当拒绝调剂，及时告知处方医师，并应当记录，按照有关规定报告；药师对于不规范处方或者不能判定其合法性的处方，不得调剂。

（6）"四查十对"调剂处方　药师调剂处方时必须做到"四查十对"：查处方，对科别、姓名、年龄；查药品，对药名、剂型、规格、数量；查配伍禁忌，对药品性状、用法用量；查用药合理性，对临床诊断。

(7) 调剂工作其他规定 药师在完成处方调剂后，还须在处方上签名或者加盖专用签章。药师应当对麻醉药品和第一类精神药品处方，按年月日逐日编制顺序号。

7. 处方外流规定 除麻醉药品、精神药品、医疗用毒性药品和儿科处方外，医疗机构不得限制门诊就诊人员持处方到药品零售企业购药。

8. 调剂业务管理

（1）门诊调剂业务管理

1）独立配方法 从收方到发药均由1名调剂人员独立完成。此方法节省人力，但是对调剂人员的要求比较高，容易出现差错。适合小药房和急诊药房的调剂工作。

2）流水作业配方法 又称协作配方法。整个调剂过程由多名调剂人员具体分工，协作完成。通常由1人收方及审查处方，1~2人调配处方，1人核对及发药。此方法分工具体、工作有序、责任明确、效率较高。药品经第二人核对后发出，可减少差错，但需要较多的人力。此法适合大型医院门诊以及候药患者较多的情况。

3）结合法 即将独立配方法与流水作业配方法相结合。1人负责收方、审查处方以及核对发药，另外1人负责调配处方。此方法结合了上述两种方法的优点，既不容易发生差错，又节省人力，且效率较高。此法普遍适用于各类医院的门诊调剂工作，是目前使用较为广泛的一种方法。

目前，国内有些医院采用计算机发药，医师用计算机开具处方，处方信息被输入到计算机内，经审查核对后，与计算机相连接的发药机将药品通过传送带输送到发药窗口，由调剂人员核对无误后发出药品。此法节约人力，差错率低，效率较高。

（2）住院部调剂业务管理

1）凭处方发药制 医师给住院患者开出处方或用药医嘱单，护士凭处方直接到住院调剂室取药，调剂人员按处方发药。这种发药方式可以使药师了解患者的用药情况，有利于发挥药师的监督作用，及时纠正临床不合理用药的情况，促进安全、合理用药。但工作量较大，仅适用于特殊情况下的取药。

2）病区小药柜制 按照各个病区的专业特点和床位数，在病区内设小药柜，储存一定数量的常用药品及少量的急救药品，由护士按照用药医嘱给患者使用，通常是在夜间。次日，护士根据用药医嘱单，到住院调剂室领取补充消耗的药品。这种方式便于患者及时用药，减轻了护士和调剂人员的工作量。但药师不能及时审核，不易了解药品的使用情况和患者的用药情况，不能及时纠正用药过程中出现的问题。此外，病区储存的药品，容易造成积压、浪费等现象。

3）中心摆药制 在病区的适当位置设立中心摆药室，由药学专业技术人员负责调配。以往由药剂人员和护士分工合作的摆药方式，已经逐步被由药学专业技术人员负责的摆药方式所取代。摆药人员根据用药医嘱把药品摆入患者药杯（盒）中，由病区治疗护士核对后发给患者服用。这种方式由药师集中保管药品，可有效地避免药品变质、过期失效和浪费。摆药经过多重核对，可减少差错。但摆好的药品置于药杯（盒）中，运送不便，且在运送过程中容易受到污染。

 知识链接

单位剂量调剂

单位剂量调剂，又称单元调剂（unit dose dispensing，UDD），即调剂人员把住院患者所需服用的各种固体药品，按单位剂量（如每1片、每1粒）用铝箔或塑膜单独包装后密封（常见的联用药品可以一起包装），包装上面标有药名、剂量等，便于药师、护士及患者自己进行核对，避免了过去发给患者散片无法识别、无法核对的缺点。方便患者服用，防止服错药或重复服药，重新包装也提高了药品的稳定性，保证药品使用的正确性、安全性和经济性。美国自20世纪60年代起，开始采用单位剂量调剂。目前，我国的《医疗机构药事管理规定》第二十九条规定，住院（病房）药品调剂室对口服制剂药品实行单剂量调剂配发。

（3）静脉用药集中调配管理　《医疗机构药事管理规定》规定肠外营养液、危害药品静脉用药应当实行集中调配供应。医疗机构根据临床需要建立静脉用药调配中心（室），实行集中调配供应。静脉用药调配中心（室）应当符合静脉用药集中调配质量管理规范，由所在地设区的市级以上卫生行政部门组织技术审核、验收，合格后方可集中调配静脉用药。在静脉用药调配中心（室）以外调配静脉用药，参照静脉用药集中调配质量管理规范执行。医疗机构建立的静脉用药调配中心（室）应当报省级卫生行政部门备案。

1）静脉用药集中调配的概念　静脉用药集中调配（pharmacy intravenous admixture，PIVA），是指医疗机构药学部门根据医师处方或用药医嘱，经药师进行适宜性审核，由药学专业技术人员按照无菌操作要求，在洁净环境下对静脉用药物进行加药混合调配，使其成为可供临床直接静脉输注使用的成品输液操作过程。静脉用药集中调配是药品调剂的一部分。

2）静脉用药集中调配的意义　静脉用药从过去在普通环境中开放式加药混合，移至空气洁净环境中进行调配，可以保证静脉输注药物的无菌性，防止微粒污染，最大程度降低输液反应，确保患者的用药安全。同时，由于层流洁净台的防护作用，可大大降低细胞毒性药物对医务人员的职业伤害及对环境的污染。此外，静脉用药集中调配通过药师的审核，对调配药物的相容性和稳定性进行考察，防止配伍禁忌等不合理用药现象，可最大限度降低用药错误。静脉用药集中调配对合理用药和加强药品管理具有重要的意义，已成为医院药学工作中不可缺少的组成部分。

3）静脉用药调配中心（室）工作流程　临床医师开具静脉输液治疗处方或用药医嘱→用药医嘱信息传递→药师审核→打印标签→贴签摆药→核对→混合调配→输液成品核对→输液成品包装→分病区放置于密闭容器中、加锁或封条→由工人送至病区→病区药疗护士开锁（或开封）核对签收→给患者用药前护士应当再次与病历用药医嘱核对→给患者静脉输注用药。

四、现行主要相关法规

除《中华人民共和国药品管理法》（2019年8月26日第十三届全国人民代表大会常务委员会第十二次会议第二次修订）外，现行主要相关法规如下：

1.《处方管理办法》（2007年2月14日卫生部令第53号公布，自2007年5月1日施行）。

2.《医疗机构处方审核规范》（国卫办医发〔2018〕14号，2018年6月29日国家卫生健康委员会等3部门发布）。

3.《医院处方点评管理规范（试行）》（卫医管发〔2010〕28号，2010年2月10日卫生部发布）。

4.《静脉用药集中调配质量管理规范》与《静脉用药集中调配操作规程》（卫办医政发〔2010〕62号，2010年4月20日卫生部发布）。

PPT

任务 11－3　医疗机构制剂管理

《药品管理法实施条例》规定，医疗机构制剂是指医疗机构根据本单位临床需要经批准而配制、自用的固定处方制剂。医疗机构配制的制剂，应当是本单位临床需要而市场上没有供应的品种，并须经所在地省、自治区、直辖市人民政府药品监督管理部门批准后方可配制。配制的制剂必须按照规定进行质量检验；合格的，凭医师处方在本医疗机构使用。

为了加强医疗机构制剂的监督管理，2001 年 3 月 13 日，《医疗机构制剂配制质量管理规范》（试行）发布实施；2005 年 6 月 1 日，《医疗机构制剂配制监督管理办法》（试行）开始施行；2005 年 8 月 1 日，《医疗机构制剂注册管理办法》开始施行。相关法律、法规和规章对医疗机构制剂的管理进行了明确的规定，促进医疗机构制剂配制向规范化方向发展，医疗机构制剂管理进入法制化轨道。

一、医疗机构制剂许可

1. 医疗机构制剂批准文号管理　医疗机构配制制剂，必须按照国务院药品监督管理部门的规定报送有关资料和样品，经所在地省、自治区、直辖市人民政府药品监督管理部门批准，并发给制剂批准文号后，方可配制。

医疗机构制剂批准文号的格式为：X 药制字 H（Z）＋4 位年号＋4 位流水号。

X－省、自治区、直辖市简称，H－化学制剂，Z－中药制剂。

2.《医疗机构制剂许可证》管理　《药品管理法》规定，医疗机构配制制剂，应当经所在地省、自治区、直辖市人民政府药品监督管理部门批准，取得医疗机构制剂许可证。无医疗机构制剂许可证的，不得配制制剂。

（1）核发　医疗机构设立制剂室，应当向所在地省、自治区、直辖市人民政府卫生行政部门提出申请，经审核同意后，报同级人民政府药品监督管理部门审批；省、自治区、直辖市人民政府药品监督管理部门验收合格的，予以批准，发给《医疗机构制剂许可证》。省、自治区、直辖市人民政府卫生行政部门和药品监督管理部门应当在各自收到申请之日起 30 个工作日内，作出是否同意或者批准的决定。

《医疗机构制剂许可证》是医疗机构配制制剂的法定凭证，应当载明证号、医疗机构名称、医疗机构类别、法定代表人、制剂室负责人、配制范围、注册地址、配制地址、发证机关、发证日期、有效期限等项目。其中由药品监督管理部门核准的许可事项为：制剂室负责人、配制地址、配制范围、有效期限。《医疗机构制剂许可证》分正本和副本。正、副本具有同等法律效力。

（2）变更　《医疗机构制剂许可证》变更分为许可事项变更和登记事项变更。许可事项变更是指制剂室负责人、配制地址、配制范围的变更；登记事项变更是指医疗机构名称、医疗机构类别、法定代表人、注册地址等事项的变更。

医疗机构变更《医疗机构制剂许可证》许可事项的，应当在许可事项发生变更 30 日前，依照规定向原审核、批准机关申请《医疗机构制剂许可证》变更登记；未经批准，不得变更许可事项。原审核、批准机关应当在各自收到申请之日起 15 个工作日内作出决定。

医疗机构新增配制剂型或者改变配制场所的，应当经所在地省、自治区、直辖市人民政府药品监督管理部门验收合格后，按照规定办理《医疗机构制剂许可证》变更登记。

医疗机构变更登记事项的，应当在有关部门核准变更后 30 日内，向原发证机关申请《医疗机构制剂许可证》变更登记，原发证机关应当在收到变更申请之日起 15 个工作日内办理变更手续。

《医疗机构制剂许可证》变更后，原发证机关应当在《医疗机构制剂许可证》副本上记录变更的内容和时间，并按变更后的内容重新核发《医疗机构制剂许可证》正本，收回原《医疗机构制剂许可证》正本。

（3）换发　《医疗机构制剂许可证》有效期为 5 年。有效期届满，需要继续配制制剂的，医疗机构应当在许可证有效期届满前 6 个月，按照国务院药品监督管理部门的规定申请换发《医疗机构制剂许可证》。

（4）缴销　医疗机构终止配制制剂或者关闭的，《医疗机构制剂许可证》由原发证机关缴销。同时报国家药品监督管理部门备案。

（5）补发　遗失《医疗机构制剂许可证》的，持证单位应当在原发证机关指定的媒体上登载遗失声明并同时向原发证机关申请补发。遗失声明登载满 1 个月后原发证机关在 10 个工作日内补发《医疗机构制剂许可证》。

3. 中药制剂委托配制与备案管理　经省级药品监督管理部门批准，具有《医疗机构制剂许可证》且取得制剂批准文号，并属于"医院"类别的医疗机构的中药制剂，可以委托本省、自治区、直辖市内取得《医疗机构制剂许可证》的医疗机构或者药品生产企业配制制剂。委托配制的制剂剂型应当与受托方持有的《医疗机构制剂许可证》或者《药品生产许可证》所载明的范围一致。未取得《医疗机构制剂许可证》的"医院"类别的医疗机构，在申请中药制剂批准文号时申请委托配制的，应当按照《医疗机构制剂注册管理办法》的相关规定办理。

《中医药法》规定，医疗机构配制中药制剂，应当按照《药品管理法》的规定取得医疗机构制剂许可证，或者委托取得药品生产许可证的药品生产企业、取得医疗机构制剂许可证的其他医疗机构配制中药制剂。委托配制中药制剂应当向委托方所在地省、自治区、直辖市人民政府药品监督管理部门备案。

医疗机构配制的中药制剂品种，应当依法取得制剂批准文号。但是，仅应于传统工艺配制的中药制剂品种，向医疗机构所在地省、自治区、直辖市人民政府药品监督管理部门备案后即可配制，不需要取得制剂批准文号。

二、医疗机构制剂的注册、配制及使用管理

（一）医疗机构制剂的注册管理

为加强医疗机构制剂的管理，规范医疗机构制剂的申报与审批，根据《药品管理法》及其实施条例，原国家食品药品监督管理局发布了《医疗机构制剂注册管理办法》（试行），自 2005 年 8 月 1 日起施行。

1. 医疗机构制剂的申请人　医疗机构制剂的申请人应当是持有《医疗机构执业许可证》并取得《医疗机构制剂许可证》的医疗机构。

2. 申报要求　申请医疗机构制剂，应当进行相应的临床前研究并按要求报送资料；应当对所报送的资料和所用的物料合规性负责；应当对所申请注册的制剂或者使用的处方、工艺、用途等，提供专利及其权属状态说明，确保不存在侵权情况。申请医疗机构制剂的名称、配制使用的原辅料及包装材料、拟定的使用说明书及包装标签均应符合相关规定。

3. 医疗机构制剂品种范围　医疗机构配制的制剂应当是本单位临床需要经批准而市场上没有供应的品种。

不得作为医疗机构制剂申报的情形：①市场上已有供应的品种；②含有未经国家药品监督管理部门批准的活性成分的品种；③除变态反应原外的生物制品；④中药注射剂；⑤中药、化学药组成的复方制剂；⑥麻醉药品、精神药品、医疗用毒性药品、放射性药品；⑦其他不符合国家有关规定的制剂。

下列情况不纳入医疗机构中药制剂管理范围：①中药加工成细粉，临用时加水、酒、醋、蜜、麻油等中药传统基质调配、外用，在医疗机构内由医务人员调配使用；②鲜药榨汁；③受患者委托，按医师处方（一人一方）应用中药传统工艺加工而成的制品。

临床需要而市场无供应的麻醉药品和精神药品，持有《医疗机构制剂许可证》和《印鉴卡》的医疗机构需要配制制剂的，应当经所在地省、自治区、直辖市人民政府药品监督管理部门批准。

4. 临床研究要求

（1）临床研究用的制剂　应当按照《医疗机构制剂配制质量管理规范》或者《药品生产质量管理规范》的要求配制，配制的制剂应当符合经省、自治区、直辖市药品监督管理部门审定的质量标准。

（2）医疗机构制剂的临床研究　具体要求有：①应当获得《医疗机构制剂临床研究批件》；②取得受试者知情同意书以及伦理委员会的同意；③按照《药物临床试验质量管理规范》的要求实施；④应当在本医疗机构按照临床研究方案进行，受试例数不得少于 60 例；⑤申请配制的化学制剂已有同品种获得制剂批准文号的，可以免于进行临床研究。

5. 审批程序　具体申报与审批流程见图 11-2。

填写申请表并报送资料和实样	形式审查	现场考察	样品抽检及质量标准复核
• 申请人应当填写《医疗机构制剂注册申请表》 • 向所在地省级药监部门或者其委托的设区的市级药监部门报送有关资料和制剂实样	• 收到申请的药监部门对申报资料进行形式审查 • 符合要求的予以受理 • 不符合要求的，应当自收到申请材料之日起5日内书面通知申请人并说明理由，逾期未通知的自收到材料之日起即为受理	• 药监部门应当在申请受理后10日内组织现场考察 • 抽取连续3批检验用样品，通知指定的药品检验所进行样品检验和质量标准技术复核	• 药品检验所40日内出具检验报告书及标准复核意见，报送省药监部门并抄送通知其检验的药品监督管理机构和申请人

核发批文批件	许可决定	报送临床研究资料	技术审评
• 符合规定的，应当自做出准予许可决定之日起10日内向申请人核发《医疗机构制剂注册批件》及制剂批准文号，同时报国家局备案 • 不符合规定的，应当书面通知申请人并说明理由，同时告知申请人享有依法申请行政复议或者提起行政诉讼的权利	• 省级药监部门收到全部申报资料后40日内组织完成技术审评，做出是否准予许可的决定	• 完成临床研究后，申请人向所在地省级药监部门或者其委托的设区的市级药监部门报送临床研究总结资料	• 省级药监部门应当在收到全部资料后40日内组织完成技术审评 • 符合规定的，发给《医疗机构制剂临床研究批件》

图 11-2　医疗机构制剂申报与审批流程示意图

6. 补充申请与再注册

（1）补充申请　医疗机构配制制剂，应当严格执行经批准的质量标准，并不得擅自变更工艺、处方、配制地点和委托配制单位。需要变更的，申请人应当提出补充申请，报送相关资料，经批准后方可执行。

（2）再注册　医疗机构制剂批准文号的有效期为 3 年。有效期届满需要继续配制的，申请人应当在有效期届满前 3 个月按照原申请配制程序提出再注册申请，报送有关资料。

省、自治区、直辖市药品监督管理部门应当在受理再注册申请后 30 日内，作出是否批准再注册的决定。准予再注册的，应当自决定做出之日起 10 日内通知申请人，予以换发《医疗机构制剂注册批件》，并报国家药品监督管理部门备案。

决定不予再注册的，应当书面通知申请人并说明理由，同时告知申请人享有依法申请行政复议或者提起行政诉讼的权利。

（二）医疗机构制剂配制的质量管理

为了加强医疗机构的制剂配制和质量管理，原国家药品监督管理局根据《中华人民共和国药品管理法》的规定，参照《药品生产质量管理规范》的基本原则，制定了《医疗机构制剂配制质量管理规范》（试行）（以下简称"本规范"）。本规范是医疗机构制剂配制和质量管理的基本准则，适用于制剂配制的全过程，于 2001 年 3 月 13 日起发布施行。主要内容包括：机构与人员、房屋与设施、设备与物料、卫生、文件、配制管理、质量管理与自检和使用管理等。

1. 机构与人员　医疗机构制剂配制应在药剂部门设制剂室、药检室和质量管理组织。机构与岗位人员的职责应明确，并配备具有相应素质及相应数量的专业技术人员。医疗机构负责人对本规范的实施及制剂质量负责。制剂室和药检室的负责人应具有大专以上药学或相关专业学历，具有相应管理的实践经验，有对工作中出现的问题作出正确判断和处理的能力。制剂室和药检室的负责人不得互相兼任。从事制剂配制操作及药检人员，应经专业技术培训，具有基础理论知识和实际操作技能。凡有特殊要求的制剂配制操作和药检人员还应经相应的专业技术培训。凡从事制剂配制工作的所有人员均应熟悉本规范，并应通过本规范的培训与考核。

2. 房屋与设施　为保证制剂质量，制剂室要远离各种污染源。周围的地面、路面、植被等不应对制剂配制过程造成污染。制剂室应有防止污染、昆虫和其他动物进入的有效设施。制剂室的房屋和面积必须与所配制的制剂剂型和规模相适应。应设工作人员更衣室。各工作间应按制剂工序和空气洁净度级别要求合理布局。一般区和洁净区分开；配制、分装与贴签、包装分开；内服制剂与外用制剂分开；无菌制剂与其他制剂分开。各种制剂应根据剂型的需要，工序合理衔接，设置不同的操作间，按工序划分操作岗位。制剂室应具有与所配制剂相适应的物料、成品等库房，并有通风、防潮等设施。

3. 设备与物料　设备的选型、安装应符合制剂配制要求，易于清洗、消毒或灭菌，便于操作、维修和保养，并能防止差错和减少污染。制剂配制和检验应有与所配制制剂品种相适应的设备、设施与仪器。用于制剂配制和检验的仪器、仪表、量具、衡器等其适用范围和精度应符合制剂配制和检验的要求，应定期校验，并有合格标志。校验记录应至少保存一年。建立设备管理的各项规章制度，制定标准操作规程。设备应由专人管理，定期维修、保养，并作好记录。

制剂配制所用物料的购入、储存、发放与使用等应制定管理制度。制剂配制所用的物料应符合药用要求，不得对制剂质量产生不良影响。制剂配制所用的中药材应按质量标准购入，合理储存与保管。各种物料要严格管理。合格物料、待验物料及不合格物料应分别存放，并有易于识别的明显标志。不合格的物料，应及时处理。各种物料应按其性能与用途合理存放。对温度、湿度等有特殊要求的物料，应按规定条件储存。挥发性物料的存放，应注意避免污染其他物料。各种物料不得露天存放。物料应按规定的使用期限储存，储存期内如有特殊情况应及时检验。制剂的标签、使用说明书必须与药品监督管理部门批准的内容、式样、文字一致，不得随意更改；应专柜存放，专人保管，不得流失。

4. 卫生 制剂室应有防止污染的卫生措施和卫生管理制度，并由专人负责。配制间不得存放与配制无关的物品。配制中的废弃物应及时处理。更衣室、浴室及厕所的设置不得对洁净室（区）产生不良影响。配制间和制剂设备、容器等应有清洁规程，内容包括：清洁方法、程序、间隔时间、使用清洁剂或消毒剂、清洁工具的清洁方法和存放地点等。洁净室（区）应定期消毒。使用的消毒剂不得对设备、物料和成品产生污染。消毒剂品种应定期更换，防止产生耐药菌株。工作服的选材、式样及穿戴方式应与配制操作和洁净度级别要求相适应。洁净室（区）仅限于在该室的配制人员和经批准的人员进入。进入洁净室（区）的人员不得化妆和佩戴饰物，不得裸手直接接触药品。配制人员应有健康档案，并每年至少体检一次。传染病、皮肤病患者和体表有伤口者不得从事制剂配制工作。

5. 文件

（1）制剂室应有下列文件：①《医疗机构制剂许可证》及申报文件、验收、整改记录；②制剂品种申报及批准文件；③制剂室年检、抽验及监督检查文件及记录。

（2）医疗机构制剂室应有配制管理、质量管理的各项制度和记录。①制剂室操作间、设施和设备的使用、维护、保养等制度和记录；②物料的验收、配制操作、检验、发放、成品分发和使用部门及患者的反馈、投诉等制度和记录；③配制返工、不合格品管理、物料退库、报损、特殊情况处理等制度和记录；④留样观察制度和记录；⑤制剂室内外环境、设备、人员等卫生管理制度和记录；⑥本规范和专业技术培训的制度和记录。

（3）制剂配制管理文件主要有：①配制规程和标准操作规程；②配制记录。

（4）配制制剂的质量管理文件主要有：①物料、半成品、成品的质量标准和检验操作规程；②制剂质量稳定性考察记录；③检验记录。

（5）制剂配制管理文件和质量管理文件的要求：①制订文件应符合《药品管理法》和相关法律、法规、规章的要求；②应建立文件的管理制度，使用的文件应为批准的现行文本，已撤销和过时的文件除留档备查外，不得在工作现场出现；③文件的制订、审查和批准的责任应明确，并有责任人签名；④有关配制记录和质量检验记录应完整归档，至少保存2年备查。

6. 配制管理 配制规程和标准操作规程不得任意修改。如需修改时必须按制定时的程序办理修订、审批手续。在同一配制周期中制备出来的一定数量常规配制的制剂为一批，一批制剂在规定限度内具有同一性质和质量。每批制剂均应编制制剂批号。每批制剂均应按投入和产出的物料平衡进行检查，如有显著差异，必须查明原因，在得出合理解释，确认无潜在质量事故后，方可按正常程序处理。

为防止制剂被污染和混淆，配制操作应采取下述措施：每次配制后应清场，并填写清场记录。每次配制前应确认无上次遗留物；不同制剂（包括同一制剂的不同规格）的配制操作不得在同一操作间同时进行；如确实无法避免时，必须在不同的操作台配制，并应采取防止污染和混淆的措施；在配制过程中应防止称量、过筛、粉碎等可能造成粉末飞散而引起的交叉污染；在配制过程中使用的容器须有标明物料名称、批号、状态及数量等的标志。

根据制剂配制规程选用工艺用水。工艺用水应符合质量标准并定期检验。根据验证结果，规定检验周期。

每批制剂均应有一份能反映配制各个环节的完整记录。操作人员应及时填写记录，填写字迹清晰、内容真实、数据完整，并由操作人、复核人及清场人签字。记录应保持整洁，不得撕毁和任意涂改。需要更改时，更改人应在更改处签字，并需使被更改部分可以辨认。

新制剂的配制工艺及主要设备应按验证方案进行验证。当影响制剂质量的主要因素，如配制工艺或质量控制方法、主要原辅料、主要配制设备等发生改变时，以及配制一定周期后，应进行再验证。所有验证记录应归档保存。

7. 质量管理与自检 质量管理组织负责制剂配制全过程的质量管理。药检室负责制剂配制全过程的检验。医疗机构制剂质量管理组织应定期组织自检。自检应按预定的程序，按规定内容进行检查，以证实与《医疗机构制剂配制质量管理规范》的一致性。自检应有记录并写出自检报告，包括评价及改进措施等。

（三）医疗机构制剂的使用管理

1. 医疗机构制剂的常规使用 医疗机构制剂只能在本医疗机构内凭执业医师或者执业助理医师的处方使用，并与《医疗机构执业许可证》所载明的诊疗范围一致。医疗机构制剂不得在市场上销售，或者通过互联网、邮购等变相销售，不得发布宣传广告。

医疗机构制剂应按药品监督管理部门制定的原则并结合剂型特点、原料药的稳定性和制剂稳定性试验结果规定使用期限。制剂配发必须有完整的记录或凭据。制剂在使用过程中出现质量问题时，制剂质量管理组织应及时进行处理，出现质量问题的制剂应立即收回，并填写收回记录。制剂使用过程中发现的不良反应，应按《药品不良反应监测管理办法》的规定予以记录，填表上报。保留病历和有关检验、检查报告单等原始记录至少保存一年备查。

2. 医疗机构制剂的调剂使用

（1）调剂使用条件及审批权限 医疗机构制剂一般不得调剂使用。发生灾情、疫情、突发事件或者临床急需而市场没有供应时，需要调剂使用的，属省级辖区内医疗机构制剂调剂的，必须经所在地省、自治区、直辖市药品监督管理部门批准；属国家药品监督管理部门规定的特殊制剂以及省、自治区、直辖市之间医疗机构制剂调剂的，必须经国家药品监督管理部门批准。

（2）调剂审批流程 省级辖区内申请医疗机构制剂调剂使用的，应当由使用单位向所在地省、自治区、直辖市药品监督管理部门提出申请，说明使用理由、期限、数量和范围，并报送有关资料。

省、自治区、直辖市之间医疗机构制剂的调剂使用以及国家药品行政监督管理部门规定的特殊制剂的调剂使用，应当由取得制剂批准文号的医疗机构向所在地省、自治区、直辖市药品监督管理部门提出申请，说明使用理由、期限、数量和范围，经所在地省、自治区、直辖市药品监督管理部门审查同意后，由使用单位将审查意见和相关资料一并报送使用单位所在地省、自治区、直辖市药品监督管理部门审核同意后，报国家药品监督管理部门审批。

（3）调剂使用要求 取得制剂批准文号的医疗机构应当对调剂使用的医疗机构制剂的质量负责。接受调剂的医疗机构应当严格按照制剂的说明书使用制剂，并对超范围使用或者使用不当造成的不良后果承担责任。医疗机构制剂的调剂使用，不得超出规定的期限、数量和范围。

三、医疗机构制剂配制监督管理

为了加强医疗机构制剂配制的监督管理，原国家食品药品监督管理局根据《药品管理法》《药品管理法实施条例》的规定，制定了《医疗机构制剂配制监督管理办法》（试行），本办法自2005年6月1日起施行。医疗机构制剂的配制及其监督管理适用本办法。

医疗机构配制制剂，必须具有能够保证制剂质量的人员、设施、检验仪器、卫生条件和管理制度。医疗机构设立制剂室，应当向所在地省、自治区、直辖市药品监督管理部门提交申请及相关材料。申请人应当对其申请材料的真实性负责。

省、自治区、直辖市药品监督管理部门应当自收到申请之日起 30 个工作日内，按照原国家食品药品监督管理总局制定的《医疗机构制剂许可证验收标准》组织验收。验收合格的，予以批准，并自批准决定作出之日起 10 个工作日内向申请人核发《医疗机构制剂许可证》；验收不合格的，作出不予批准的决定，书面通知申请人并说明理由，同时告知申请人享有依法申请行政复议或者提起行政诉讼的权利。

省、自治区、直辖市药品监督管理部门验收合格后，应当自颁发《医疗机构制剂许可证》之日起 20 个工作日内，将有关情况报国家药品监督管理部门备案。

省级药品监督管理部门负责本辖区内医疗机构执行《医疗机构制剂配制质量管理规范》的情况、《医疗机构制剂许可证》换发的现场检查以及日常的监督检查。国家药品监督管理部门可以根据需要组织对医疗机构制剂配制进行监督检查，同时对省级药品监督管理部门的监督检查工作情况进行监督和抽查。

四、现行主要相关法规

除《中华人民共和国药品管理法》（2019 年 8 月 26 日第十三届全国人民代表大会常务委员会第十二次会议第二次修订）、《中华人民共和国药品管理法实施条例》（根据 2019 年 3 月 2 日《国务院关于修改部分行政法规的决定》修订）外，现行主要相关法规如下：

1. 《中华人民共和国中医药法》（2016 年 12 月 25 日第十二届全国人民代表大会常务委员会第二十五次会议通过，自 2017 年 7 月 1 日起施行）。

2. 《医疗机构制剂配制质量管理规范》（试行）（2001 年 3 月 13 日国家药品监督管理局发布）。

3. 《医疗机构制剂配制监督管理办法》（试行）（2005 年 4 月 14 日国家食品药品监督管理局发布）。

4. 《医疗机构制剂注册管理办法》（2005 年 6 月 22 日国家食品药品监督管理局发布）。

5. 《关于加强医疗机构中药制剂管理的意见》（2010 年 8 月 24 日卫生部、国家中医药管理局和国家食品药品监督管理局发布）。

PPT

任务 11 – 4 医疗机构药品供应管理

一、药品采购管理

医疗机构药品采购管理主要是指对医疗机构医疗、科研所需药品的供应渠道、采购程序及方式、采购计划及文件的综合管理。

（一）实施药品采购管理的原因

医疗机构使用的药品，除了小部分是自配制剂外，绝大部分是从市场上购进的。采购合格药品是医疗机构药品管理的首要环节，因此，医疗机构应建立健全药品采购管理制度，在采购中加强计划性，确保进货渠道的合法性以及药品质量的可靠性，严格执行药品采购的相关规定。

（二）医疗机构采购药品的具体要求

1. 坚持药品集中采购方向 要坚持药品集中采购方向，实行一个平台、上下联动、公开透明、分类采购。要以省（区、市）为单位，结合确定的药品采购范围，进一步细化各类采购药品。医院使用的所有药品（不含中药饮片）都应在网上采购。

2. 药品采购部门和品种限制 医疗机构临床使用的药品应当由药学部门统一采购供应，禁止医疗机构其他科室和医务人员自行采购。

医疗机构要按照不低于上年度药品实际使用量的80%制定采购计划，具体到通用名、剂型和规格，每种药品采购的剂型原则上不超过3种，每种剂型对应的规格原则上不超过2种。药品采购预算一般不高于医院业务支出的25%～30%。依据国家基本药物目录、医疗保险药品报销目录、基本药物临床应用指南和处方集等，遵循临床常用必需、剂型规格适宜、包装使用方便的原则采购药品。

3. 细化药品分类采购措施

（1）招标采购药品 医疗机构可根据上一年度药品采购总金额中各类药品的品规采购金额百分比排序，将占比排序累计不低于80%且有3家及以上企业生产的基本药物和非专利药品纳入招标采购范围。

（2）谈判采购药品 要坚持政府主导、多方参与、公开透明、试点起步，实行国家和省级谈判联动。谈判采购的药品针对的是专利药和独家品种，这些药品在市场上缺乏充分竞争，为避免价格虚高，2015年，国家开始启动部分专利药品、独家生产药品谈判试点。对于一时不能纳入谈判试点的药品，探索以省（区、市）为单位的量价挂钩、价格合理的集中采购实现路径和方式，并实行零差率销售。

（3）直接挂网采购药品 包括妇儿专科非专利药品、急（抢）救药品、基础输液、常用低价药品以及暂不列入招标采购的药品。针对这些药品不能一味追求降低药价，而是要保障供应，保障老百姓的基本用药需求。因此这部分药品采取直接挂网，由医疗机构跟企业直接议价成交。

（4）国家定点生产药品 要按照全国统一采购价格直接网上采购，不再议价。

（5）麻醉药品和第一类精神药品 实行最高出厂价格和最高零售价格管理。

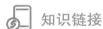 **知识链接**

两票制与药品集中带量采购

两票制是指药品从药厂卖到一级经销商开一次发票，经销商卖到医院再开一次发票，以"两票"替代以往的七票、八票，减少流通环节的层层盘剥。两票制的目的是减少药品流通环节和附加成本，以降低药品销售价格。

药品集中带量采购是指从通过质量和疗效一致性评价的仿制药中遴选试点品种，把医疗机构零散的采购量集中"打包"，形成规模团购效应。以实现带量采购，以量换价，使集中采购的药品价格大幅度降低；同时设定质量门槛，确保中标药品的质量，让人民群众真正用上"低价格，高质量"的药品。

"两票制"与药品集中带量采购政策的推广，体现了国家以人为本，降低药价，减轻群众用药负担的决心。

4. 药品进货检查验收制度

（1）选择合法购药渠道 医疗机构要选择具有《药品生产许可证》的生产企业或具有《药品经营许可证》的药品经营企业购进合格药品。

（2）验明药品合格证明 原料药和制剂产品必须要有批准文号和生产批号，应有产品合格证。

（3）验明药品其他标识 对药品的包装、说明书、外观性状进行检查，中药材和中药饮片应有包装并附有质量合格的标志，特殊管理药品和外用药品包装的标签或说明书上有规定的标识和警示说明，处方药和非处方药的标签、说明书有相应的警示语和忠告语，非处方药的包装有国家规定的专有标识，进口药品要有中文包装和说明书等。

（4）销售人员资质的查验 对药品生产企业、药品批发企业派出的销售人员还应当提供盖本企业原印章的授权书复印件。授权书复印件应当载明授权销售的品种、地域、期限，注明销售人员的身份证号码，并加盖本企业原印章和企业法人印章（或者签名）。销售人员应当出示授权书原件及本人身份证原件，供药品采购方核实。

（5）索取、留存供货单位的票据及相关资料 从药品生产企业、药品批发企业采购药品时，供货企业开具的票据应标明供货单位名称、药品名称、生产厂商、批号、数量、价格等内容的销售凭证。按规定对留存的资料和销售凭证等，应当保存至超过药品有效期1年，但不得少于3年。

5. 药品购进（验收）记录 医疗机构购进的药品，应及时对药品进行验收，且必须有真实、完整的药品购进（验收）记录。药品购进记录必须注明药品的通用名称、剂型、规格、批号、有效期、生产厂商、供货单位、购货数量、购进价格、购货日期以及国务院药品监督管理部门规定的其他内容。购进（验收）记录必须保存至超过药品有效期1年，但不得少于3年。

二、药品储存管理

（一）实施药品储存管理的原因

药品有不同的理化性质，在储存过程中，受内在因素和外在因素的影响，可能会产生质量变化，从而影响药品的安全有效性。要做好药品储存和保管工作就应根据药品本身的性质，提供适宜的储存条件，采取有效措施以确保药品质量、降低药品损耗，最大限度地实现药品的使用价值。

（二）医疗机构药品储存的具体要求

1. 药品保管养护制度 医疗机构设置的药房，应当具有与所使用药品相适应的场所、设备、仓储设施和卫生环境，配备相应的药学技术人员，并设立药品质量管理机构或者配备质量管理人员，建立药品保管制度。定期对库存药品进行养护与质量检查，并采取必要的冷藏、防冻、控温、防潮、避光、通风、防火、防虫、防鼠、防污染等措施，保证药品质量。

医疗机构应当建立药品效期管理制度，药品发放应当遵循"近效期先出"的原则。

2. 药品分类储存 医疗机构应当有专用的场所和设施、设备储存药品。药品的存放应当符合药品说明书标明的条件。

医疗机构储存药品，应当按照药品属性和类别分库、分区、分垛存放，并实行色标管理。药品与非药品分开存放；化学药品、生物制品、中药材、中药饮片、中成药应当分别储存，分类定位存放；过期、变质、被污染等药品应当放置在不合格库（区）；易燃、易爆、强腐蚀性等危险性药品应当另设仓库单独储存，并设置必要的安全设施，制定相关的工作制度和应急预案。

3. 特殊药品储存 麻醉药品、精神药品、医疗用毒性药品、放射性药品等特殊管理的药品，应当专库或专柜存放。

4. 药品养护人员 医疗机构应当配备药品养护人员，定期对储存药品进行检查和养护，检测和记录储存区域的温湿度，维护储存设施设备，并建立相应的养护方案。

三、药品经济管理

药品经济管理将药品管理和财务管理相融合，合理安排收入、支出，通过有效管理手段优化管理流程，提高药品资源的使用效率，促进公立医院的公益性。因此，必须加强医疗机构药品经济管理，严格控制药品消耗，让有限的药品资源发挥更大的效益，对提高医疗机构经济效益起着重要作用。

（一）药品购销管理

医院应健全药品采购管理制度，明确采购计划，规范采购流程，逐步形成依法合规、运转高效、权责统一的管理制度。应根据保证医疗活动的实际需要及市场供应情况确定合理的药品储备定额，实行计划采购、及时供应。对药品需求的把握不当可能会导致药品库存增多，流动资金减少、养护成本增加，导致严重浪费。因此，必须严格核算库存定额，使在库药品数量合理，效期适当，质量稳定、可靠。

在药品使用时，应严格规范医疗服务行为，严禁超范围使用药品、过度诊疗等问题。同时依据政府医疗服务价格政策变动，及时调整医院价格管理系统的价格（含公示价格）标准，切实提高价格透明度，规范医院价格行为，在显著位置公示药品、医用材料和医疗服务价格信息。

（二）盘存管理

加强药品物资核对管理，建立、建全、定期盘点制度。药剂科应每月对药品进行一次全面盘点。由药品会计月末对药品进、销、存结账，并据此编制月末结账信息查询表。药品保管员要根据药品会计提供的月末盘存表逐一盘点药品库存，药品的购入和领用必须建立健全出入库手续，药库与药房应定期进行盘点，保证月末药房药品总账余额与药房药品明细账的余额之和相等。财会部门的工作人员还应及时与药库、各药房的明细及实物进行核对，定期对账，实地盘点，做到账账相符，账实相符，账卡相符。对盘盈、盘亏的药品要在盘点清册中反映，并要查明原因，按规定及时进行账务处理，充分发挥财务人员在物货清查中的作用。

（三）信息化管理

要想提高药房管理、服务的质量，必须实现信息化，建立起医疗机构信息化系统体系结构，实现单位内部运营管理平台系统与医疗教学科研等业务系统互联互通，数据共享共用，使药房流程更加科学化，同时加强数据管理和分析应用，强化数据资源整合，定期开展数据综合分析研究，以不断提高医疗机构的管理水平与效益。

四、现行主要相关法规

除《中华人民共和国药品管理法》（2019年8月26日第十三届全国人民代表大会常务委员会第十二次会议第二次修订）外，现行主要相关法规如下：

1. 《医疗机构药事管理规定》（卫医政发〔2011〕11号）。

2. 《处方管理办法》（卫生部令〔2007〕53号）。

3. 《医疗机构药品监督管理办法（试行）》（国食药监安〔2011〕442号）。

4. 《关于落实完善公立医院药品集中采购工作指导意见的通知》（国卫药政发〔2015〕70号）。

5. 《国家组织药品集中采购和使用试点方案的通知》（国办发〔2019〕2号）。

6. 《关于开展"公立医疗机构经济管理年"活动的通知》（国卫财务函〔2020〕262号）。

7. 《关于推动药品集中带量采购工作常态化制度化开展的意见》（国办发〔2021〕2号）。

PPT

任务11-5 医疗机构临床药学管理

一、临床药学的概念

临床药学是研究药物防病治病的合理性和有效性的药学学科。主要内容是研究药物在人体内代谢过程中发挥最高疗效的理论与方法。侧重于药物和人的关系，直接涉及药物本身、用药对象和给药方式，因此也直接涉及医疗质量。

二、医疗机构临床合理用药

（一）合理用药的概念

1985年，世界卫生组织（WHO）首次将合理用药定义为："合理用药要求患者接受的药物适合其临床需要，药物剂量应符合患者的个体化要求，疗程适当，药价对患者及其社区内最为低廉。"

WHO为促进世界范围的合理用药，推出一系列措施：制定药物示范目录、示范处方集和标准治疗指南等。1987年WHO对合理用药提出了5条标准：开具处方的药物应适宜；在适宜的时间，以公众能支付的价格保证药物供应；正确地调剂处方；以准确的剂量、正确的用法和用药时间服用药物；确保药物质量安全有效。

合理用药概念起源于合理治疗学。20世纪50年代以前，医师主要以个人经验开具处方，进行临床药物治疗，由此造成众多的医源性和药源性危害。特别是人类经历几次惨重的药品不良反应事件后，合理用药的观念逐步成为医学界和药学界的共识，随着药物动力学和药效动力学的发展及药物经济学概念的提出，各国政府和专业人士普遍认可安全、有效、适当和经济是合理用药的目标。

20世纪90年代以来，国际药学会的专家已就合理用药问题达成共识，给合理用药赋予了更科学、完善的定义。合理用药是指以当代药物和疾病的系统知识和理论为基础，使药物治疗达到安全、有效、经济、适当的基本要求。从用药的结果考虑，合理用药应当包括"安全、有效、经济"三大要素。安全、有效强调以最小的治疗风险获得尽可能大的治疗效益；而经济则强调以尽可能低的治疗成本取得尽可能好的治疗效果，合理使用有限的医疗卫生资源，减轻病人及社会的经济负担。

（二）不合理用药

合理用药是临床用药的理想境界。实际上，临床用药中存在较多不合理用药现象。因此，想要达到理想境界，首先必须正视临床合理用药的现状，分析造成这种现状的各种因素，然后有针对性地寻找解决的办法。

1. 不合理用药的主要表现 在临床实践中，不合理用药现象屡见不鲜，轻者给病人带来不必要的痛苦，严重者可能酿成医疗事故，造成药物灾害，给当事人乃至社会带来无法弥补的损失。目前临床用药普遍存在的问题：

（1）用药不对症 多数情况属于选用药物不当，也有开错、配错、发错、服错药物造成的。无用药的适应症而保险或安慰性用药，或者有用药的适应症而得不到药物治疗的，也属于用药不对症。

（2）使用无确切疗效的药物　受经济利益驱动，给病人使用疗效不确切的药物；有些情况属于宣传报道的疗效与实际不符。

（3）用药不足　首先指剂量偏低，达不到有效治疗剂量。再就是疗程太短，不足以彻底治愈疾病，导致疾病反复发作，消耗更多医药资源。

（4）用药过分　用药剂量过大；疗程过长；无病用药，主要指长期使用以保健为目的的药品，以及不必要的预防用药；轻症用重药，这里的"重"有两层含义，一层含义指贵重药，另一层含义指用药剂量大；治疗普通的感冒也要主辅药合用，预防药、对症药、保健药配套使用。

（5）使用毒副作用过大的药物　无必要地让病人承受较大的治疗风险，容易发生原可避免的药物不良反应或药源性疾病。

（6）联合用药不适当　是指在一个病人身上同时或相继使用两种或两种以上的药物，治疗一种或多种同时存在的疾病。联合用药不适当包括：无必要地合并使用多种药物；不适当地联合用药，导致不良的药物相互作用。

（7）给药方案不合理　未在适当的时间、间隔、经适当的途径给药。

（8）重复给药　多名医生给同一病人开相同的药物，或者提前续开处方。

2. 导致不合理用药的因素　临床用药不只是医师、药师或病人单方面的事，而是涉及诊断、开方、配方、给药及服药各个方面，涉及医师、药师、护士、病人及家属乃至社会各相关人员。

（1）医师因素　医师是疾病诊断和治疗的主要责任者，掌握着是否用药和如何用药的决定权，即只有具有法定资格的医师才有处方权。因此，临床用药不合理，医师有不可推卸的责任。医师个人的医药知识、临床用药经验、药物信息掌握程度、职业道德、工作作风、服务态度，都会影响其药物治疗决策和开处方行为，导致不合理用药。

（2）药师因素　药师在整个临床用药过程中是药品的提供者和合理用药的监督者。药师不合理用药的责任主要有：调配处方时审方不严；对病人的正确用药指导不力；缺乏与医护人员的密切协作与信息交流。

（3）护士因素　护理人员负责给药操作，住院病人口服药品也需经护士之手发给病人。给药环节发生的问题也会造成不合理用药。例如，未正确执行医嘱；使用失效药品；临床观察、监测、报告不力；给药过程操作不规范等。

（4）病人因素　病人积极配合治疗，遵照医嘱正确服药是保证合理用药的另一个关键因素。病人不遵守医生制定的药物治疗方案的行为称为病人不依从。病人不依从的原因主要有：对药物疗效期望过高；理解、记忆偏差；不能耐受药物不良反应；经济承受能力不足；滥用药物等。

（5）药物因素　药物本身的作用是客观存在的，无合理与不合理的问题，关键是药物的一些特性容易造成不合理用药。因药物固有的性质导致的不合理用药往往是错综复杂的。如药物的作用和使用因人而异，用规定的常用剂量，病人获得的疗效可能各不相同。而严重的药物不良反应往往是个别现象，只发生在极少数病人身上。有些病人对某些药品会产生严重的过敏反应，甚至危及生命；多药并用使药物不良反应、相互作用发生概率增加。药物相互作用分为体外相互作用和体内相互作用。前者主要有药物之间的理化反应，药物与赋形剂之间的相互作用。后者主要包括药动学方面的相互作用和药效学方面的相互作用。药效学方面的相互作用，可以影响合并使用的其他药物的吸收、分布、代谢、排泄，使受影响药物毒性增强，或者疗效减弱。药效学方面的相互作用一方面指生理活性的相互作用，疗效增强或拮抗；另一方面指药物作用部位的相互作用，如竞争受体或靶位，增敏受体，改变作用部位递质酶的活力等。

（6）社会因素　主要是药品营销过程中的促销活动、广告宣传以及经济利益驱动等。

3. 不合理用药的后果　不合理用药必然导致不良后果，这些不良后果有些是单方面的，有些是综合性的；有些程度较轻，有些十分严重。归纳起来，不合理用药导致的后果主要有以下几个方面。

（1）延误疾病治疗　有些不合理用药直接影响到药物治疗的有效性，轻者降低疗效、治疗失败或得不到治疗。

（2）发生药物不良反应甚至药源性疾病　药物不良反应和药源性疾病的病源都是药物，差别在于对病人机体损害的程度。

（3）浪费医药资源　不合理用药可造成药品乃至医疗卫生资源（物质、资金、人力）有形和无形的浪费。

（4）酿成药疗事故　因用药不当所造成的医疗事故，称为药疗事故。不合理用药的不良后果被称为事故的，一方面是发生了严重的甚至是不可逆的损害，如致残致死；另一方面是涉及人为的责任。药疗事故通常分为三个等级：因用药造成严重毒副反应，给病人增加重度痛苦者为三等药疗事故；因用药造成病人残废者为二等药疗事故；因用药造成病人死亡者为一等药疗事故。

（三）合理用药的管理

1. 国家宏观政策管理　国家应进一步完善有关药品管理的法律法规，加强药品信息管理，保证其内容的科学性；面向大众进行合理用药宣传，提高全民合理用药意识；推行并实施国家基本药物制度，制定《国家基本药物目录》，各级医疗机构必须使用基本药物诊疗疾病；制定并实施药物临床应用指南，提倡规范化用药，如原卫生部组织各方专家制定并发布的《抗菌药物临床应用指导原则》《麻醉药品临床应用指导原则》《精神药品临床应用指导原则》等。

2. 加强医疗机构内部药事管理

（1）发挥药事管理委员会的职能　药事管理委员会应成为合理用药的推动者和监督管理者。药事管理委员会应逐步组织开展临床用药研究、医院处方集制定与修订、药物治疗学培训等，促进合理用药。

（2）合理用药制度、标准建设　制定处方管理制度，规范医师处方。制止医师因个人利益开具不合理的处方；制定适合医疗机构自身治疗特点的药物临床使用标准，规定药物使用的适应症、用法、用量、联合用药的原则及药物治疗效果判断等，对医院的合理用药发挥指导作用。

（3）开展处方和病历用药调查　通过调查处方和病历，及时了解临床用药规律和发展趋势，发现不合理用药现象，针对问题及其产生的原因，制定相应措施予以纠正。

（4）建设药品信息管理系统　为医师、护士、患者提供及时、便利的用药咨询服务。

（5）开展临床药学工作，培养临床药学人才　临床药师积极参与临床药物治疗工作，为合理用药提供药学服务。

三、药学服务

现代药学的发展历程主要经历了三个阶段：即传统的药品供应为中心的阶段；参与临床用药实践，促进合理用药为主的临床药学阶段；更高层次的以患者为中心，改善患者生命质量的药学服务阶段。药学服务的变化反映了现代医药学服务模式和健康理念，体现"以人为本"的宗旨，是时代进步赋予药师的使命，同时也是科学发展和药学技术进步的结果。

（一）药学服务的内涵

药学服务是在临床药学工作的基础上发展起来的，与传统的药学基础服务（供应、调剂）有很大的区别。药学服务于 1990 年由美国学者倡导，其含义是药师应用药学专业知识向公众（包括医护人员、患者及家属）提供直接的、负责任的、与用药相关的服务，以期提高药物治疗的安全性、有效性、经济性和适宜性，改善和提高人类生活质量。药学服务在完成传统的处方调剂、药品检验、药品供应外，更是一种更高层次的临床实践，即必须在患者药物治疗全过程中实施并获得效果，涵盖了患者用药相关的全部需求，包括选药、用药、疗效跟踪、用药方案与剂量调整、不良反应规避、疾病防治和公众健康教育等。

（二）药学服务的对象

药学服务的对象是广大公众，包括患者及家属、医护人员和卫生工作者、药品消费者和健康人群。其中尤为重要的人群包括：①用药周期长的慢性病患者，或需长期或终身用药者；②病情和用药复杂，患有多种疾病，需同时合并应用多种药品者；③特殊人群，如特殊体质者、肝肾功能不全者、过敏体质者、小儿、老年人、妊娠及哺乳期妇女、血液透析者等；④药品效果不佳，需要重新选择药品或调整用药方案、剂量、方法者；⑤用药后易出现明显的药品不良反应者；⑥用特殊剂型、特殊给药途径者，药物治疗窗窄，需做监测者。

另外，药师可以帮助医师解决在为患者制定给药方案及护士在临床给药时，遇到的药物配伍、组方、注射剂溶媒的选择、溶解和稀释浓度、滴注速度、不良反应、禁忌证、药物相互作用等问题。

（三）药学服务内容

药学服务的主要实施内容包含患者用药相关的全部需求，因此药学服务的具体工作，除传统的处方调剂工作以外，还包括参与并实施药物治疗、治疗药物监测、进行药物利于研究与评价、开展药学信息服务、不良反应监测与报告及健康教育等。

1. 处方审核　药师在调剂工作中，首先要审核处方的合法性，然后应对处方的规范和完整性（前记、正文、后记）、处方的病情诊断与用药的适宜性、用药的合理性（给药途径、剂量、疗程、）进行审核。

2. 处方调配　调剂岗位是药师直接面对患者的工作，提供正确的处方审核、调配、复核和发药并提供用药指导是药物治疗基础保证，也是药师所有工作中最重要的工作，是联系和沟通医、药、患的最重要纽带。值得注意的是随着药师工作的转型，调剂工作正从"具体操作经验服务型"向"药学知识技术服务型"方向转变。

针对不同的患者，调剂工作的侧重点或关注的角度实际有区别的，要了解服务对象，针对性开展工作，调剂工作不只是收方发药，而要把药学服务融入日常工作中，也使药师的工作水平在实践中提升。

3. 药品不良反应监测和报告　把分散的不良反应病例资料汇集起来，并进行因果关系的分析和评价，及时上报和网报。其目的是及时发现、正确认识不良反应，并采取相应的防治措施，减少药源性疾病的发生以及保证不良反应信息渠道畅通和准确，保证科学决策，发挥药品不良反应监测工作。

4. 参与临床药物治疗　药学服务要求药师在药物治疗全过程中为患者争取最好的结果，为患者提供全程化的药学服务。这要求药师运用其药物知识和专业特长、最新药物信息和药物检测手段，结合临床实际，参与患者用药全过程，包括制定合理用药方案。药物治疗的对象是患者，药师应与临床医护人员有机结合，以患者为中心，结合病因、病情、病程、实验室指标，制定和实施合理的个体化治疗方案，以获得最佳的治疗效果和承受最低的治疗风险。

5. 治疗药物监测　治疗药物监测（therapeutic drug monitoring，TDM）是根据患者的具体情况，监测患者用药过程，分析药代动力学参数，药师与临床医师一起制定和调整合理的个体化用药方案，是药物治疗发展的必然趋势，也是药师参与临床药物治疗、提供药学服务的重要方式和途径。

6. 药物利用研究和评价　药物利用研究和评价是对全社会的药品市场、供给、处方及临床使用进行研究，重点研究药物引起的医药的、社会的和经济的后果以及各种药物和非药物因素对药物利用的影响，其目的是保证用药的合理化。药物利用研究是保证药学服务的指南，药物经济学、循证医学等的评估是提供药学服务、保证合理用药的科学信息基础和决策依据，药师应结合临床，按临床药物治疗需要进行药物利用研究和评价。

7. 处方点评　处方点评是根据原卫生部《处方管理办法》《医院处方点评管理规范（试行）》和世界卫生组织门诊处方评价指标等相关法规、技术规范，对处方书写的规范性及药物临床使用的适宜性进行评价，发现存在或潜在的问题，制定并实施干预和改进措施，促进临床药物合理应用的过程。其目的是提高处方质量，促进合理用药，保障医疗安全。处方点评是医院持续医疗质量改进和药品临床应用管理的重要组成部分，是提高临床药物治疗学水平的重要手段。各级医院应当逐步建立健全系统化、标准化和持续改进的处方点评制度，开展处方点评工作，并在工作实践中不断完善。

8. 药学信息　广义的药学信息（drug information，DI）指药学学科方面所有的信息，也包括大量医学学科的信息。狭义的 DI 是指为实现临床合理用药所需要的信息，它涉及的内容仍然十分广泛，包括药品研发、生产、检验、经营、使用全过程的各个方面，但集中表现在药物的临床使用信息。药学信息服务（drug information services，DIS）是所有涉及药学信息的活动，指药师进行的药学信息收集、保管、整理、评价、传递、提供和利用等工作。药学信息服务的主要目的是解决患者用药问题，使患者用药更安全、有效、合理。具体内容有为临床合理用药提供支持、为药物治疗与药事管理委员会工作提供依据、为医务人员及公众提供专业或科普的合理用药宣教、评价药品不良反应和用药错误、进行药物利用评价，协助进行新药的临床评价。

9. 健康教育　健康教育是医务人员通过有计划、有目的的教育活动，向人们介绍健康知识、进行健康指导，促使人们自觉地采纳有益于健康的行为和生活方式，消除或减轻影响健康的危险因素，预防疾病、促进健康和提高生活质量。对公众进行健康教育是药学服务工作的一项重要内容。药师开展药学服务，在为患者的疾病提供药物治疗的同时，还要为患者及社区居民的健康提供服务。通过开展健康知识讲座、提供科普教育材料以及提供药学咨询等方式，讲授相应的自我保健知识。重点宣传合理用药的基本常识，目的是普及合理用药的理念和基本知识，提高用药应从性。

10. 居家社区药学服务　在家庭医生签约服务等基层医疗卫生服务中，积极开展用药咨询、药物治疗管理、重点人群用药监护、家庭药箱管理、合理用药科普等服务。国家鼓励医疗联合体内将二级以上医疗机构药师纳入家庭医生签约服务团队，有条件的地区可探索为行动不便的老年人、孕产妇、儿童等重点人群开展上门的居家药学服务。同时可以开展全科医生、社区护士的合理用药知识培训，采取进修学习、对口支援、远程教育等方式，帮助基层提高药学服务水平。

11. "互联网＋药学服务"　在开展互联网诊疗或远程医疗服务过程中，以实体医疗机构内的药师为主体，积极提供在线药学咨询、指导患者合理用药、用药知识宣教等"互联网＋药学服务"。规范电子处方在互联网流转过程中的关键环节的管理，电子处方审核、调配、核对人员必须采取电子签名或信息系统留痕的方式，确保信息可追溯。探索医疗卫生机构处方信息与药品零售消费信息互联互通。强化电子处方线上线下一体化监管，不断完善监管措施。国家鼓励有条件的地方探索建立区域药事管理或处方审核平台，提升处方调配事中事后监管水平。

 实例分析 11-2

疫情下的药学服务

　　瓣膜病术后规范的抗凝治疗，是决定患者术后疗效和预后的关键。但华法林具有治疗窗较窄、个体所需剂量差异性大、与众多药物及食物相互作用的特点，故需要按时监测国际标准化比值（international normalized ratio，INR）以调整药物用量，普通患者难以把握其用量，很容易造成出血。在 2020 年底，由于 COVID-19 疫情防控需要，各类人员外出都受到不同程度影响，这使得许多术后服用抗凝药物的患者的来院随访和定期复诊受到一定限制。

　　讨论　请为抗凝患者制定具有针对性的药学服务策略，保证服用华法林患者在疫情期间能够得到高质量、不间断的药学服务。

答案解析

（四）药学服务的能力要求

　　药学服务是高度专业化的服务过程，要求药师以合理用药为核心，以提高患者生命质量为目的。对药师的能力要求如下：

　　1. 职业道德　药能治病救人，也能致病害人。药师必须遵守职业道德，忠于职守，以对药品质量负责、保证人民用药安全有效为基本准则，还必须有良好的人文道德素养，遵循和社会伦理规范。遵守职业道德，绝不允许调配、发出没有达到质量标准要求和缺乏疗效的药品，要为患者提供专业、真实、准确和全面的信息，并尊重患者隐私，严守伦理道德。

　　2. 专业知识　提供药学服务的药师必须具有药学专业背景，具备扎实的药学专业知识，这是药师最重要的本领。除此，还需要学习，了解一点相关基础医学知识和临床医学知识，不断拓宽知识面，拓宽思维，便于理解医生的临床思维，协助医生实现其用药治疗的意图，也便于更好地完成患者的用药指导，提高患者用药依从性。

　　3. 专业技能　药师的基本技能是指完成优化药物治疗结果、开展合理用药所需要的工作技能，包括审核处方、调配处方、发药与用药指导、药品管理、药物咨询、不良反应监测和药物治疗方案的优化等能力。

　　（1）**调剂技能**　调剂（通常包括审方、调配处方和发药）是药师的基本工作，是指药师依据医师的处方或医嘱，调配药品并进行用药指导，回答患者咨询的服务过程。及时、准确地为患者提供药品是开展药学服务的基础，是做好其他一切工作的前提，也是药师的最基本技能。

　　（2）**咨询与用药指导技能**　用药咨询及患者用药教育是药师重要的药学服务项目之一。药师需要解决患者取药时当场提出对用药的疑惑，不知该如何用药，服用时的注意事项、禁忌症、服药后发生的药品不良反应等问题。

　　（3）**药品管理技能**　药品是特殊商品，直接作用于人体，与人的生命安全直接相关。只有符合质量标准的合格药品才能保证疗效，因此从药品的验收，包括品名、规格、数量、生产批号、有效期、质量状况、包装、标签、说明书上应有规定内容和标识等，到验收合格后按贮存要求上架、定位摆放、标志清晰。会按法规等要求对药品进行相关的养护和管理，以保证贮存和发出的药品质量合格。

　　（4）**药物警戒技能**　药品的风险可来自不良事件、用药错误和药品质量缺陷。药品不良反应是指合格药品在正常用法用量下出现的与用药目的无关的有害反应。药师应当主动收集药品不良反应，当获知或发现可能与用药有关的不良反应后应当详细记录、分析和处理，填写《药品不良反应/事件报告表》并通过国家药品不良反应检测信息网络报告，报告内容应当真实、完整、准确。药师应注意收集药品不良反应监测机构发布的药品定期安全性更新报告、药品不良反应警示信息等，采取有效措施减少和防止药品不良反应的重复发生。用药错误是指合格药品在临床使用全过程中出现的、任何可以防范的用药不当。药品质量缺陷是指由于药品质量不符合国家药品标准造成的对患者的损害。有了相关的意识，则可降低不良事件带来的潜在风险。

（5）沟通技能 药师与患者之间的良好沟通是建立和保持药患关系、审核药物相关问题、执行治疗方案、监测药物疗效以及开展患者健康教育的基础。通过沟通，药师的科学、专业、严谨、耐心的回答可使患者获得有关用药指导，有利于疾病的治疗，提高用药的依从性、有效性和安全性，减少药品不良反应和不良事件的发生。同时，药师也可从沟通中获取患者的用药感受、问题及用药规律。

（6）药历书写技能 药历（medication history）是药师为参与药物治疗和实施药学服务而为患者建立的用药档案。它源于病历，但又别于病历，是由药师填写，客观记录患者的用药方案、用药经过、药效表现、不良反应、治疗药物监测、各种医院实验室数据、药师对药物治疗的建设性意见、用药指导和对患者的健康教育忠告等内容，可作为药师掌握用药情况的资料。

（7）投诉与应对能力 在药学服务过程中，经常遇到的一个棘手的问题——接待和处理患者的投诉。患者投诉在一定意义上属于危机事件，需要及时处理。正确妥善地处理患者的投诉，可改善药师服务，增进患者对工作的信任。反之，不但无益于患者的药物治疗，无益于改进药师的服务，同时对患者的失信和伤害会产生爆炸链式的反应，甚至导致纠纷，使药师失去一个极大的顾客群。

投诉的类型：对药师的服务态度不满意投诉；药品质量投诉；药品的数量投诉；服用药品后出现的不良反应投诉；药品价格投诉。

投诉的处理：一般的原则是如果投诉即时发生，则要尽快将患者带离现场，以减缓、转移患者的情绪和注意力，不使事件造成对其他患者的影响。接待患者地点宜在办公室、会议室等场所，以有利于谈话和沟通。二是选择合适人员，无论是即时或事后患者投诉，均不宜由当事人来接待患者，可由当事人主管或同事接待。接待投诉的人必须有亲和力，要善于沟通，要有一定的经验。三是接待时的举止行为至关重要，尊重、微笑以拉近人与人间的距离，消除隔阂，化解投诉者的怨气。四是工作中应当注意保存有形的证据，如处方、清单、病历或电脑储存的相关信息，以应对患者的投诉。

（8）自主学习的能力 药师要熟知所有药品的知识是不大可能的，所以执业后的继续教育很重要，要学会获取药品咨询的能力，如熟知药品说明书的架构并能及时找到所需信息，要善用各种提供药物咨询的书籍、文献及网络工具，并善于向同行、医疗团队其他成员学习取经。

四、现行主要相关法规

1.《医疗机构药事管理规定》（卫医政发〔2011〕11 号）。

2.《处方管理办法》（卫生部令〔2007〕53 号）。

3.《医疗机构药品监督管理办法（试行）》（国食药监安〔2011〕442 号）。

4.《关于加快药学服务高质量发展的意见》（国卫医发〔2018〕45 号）。

5.《关于加强医疗机构药事管理促进合理用药的意见》（国卫医发〔2020〕2 号）。

📝 实践实训

实训 11　模拟处方点评

【实训目的】

1. 掌握处方点评结果判断。

2. 熟悉处方点评流程。

【实训组织】

班级随机分组，4 人一组。由组长代表小组抽取处方，进行处方点评。

【实训内容】

处方 1

临床诊断：上呼吸道感染、青光眼。

用药：酚麻美敏片 10 片。

用法：每次 1 片每日 3 次，口服。

处方 2

临床诊断：普通感冒，16 岁。

用药：5% 葡萄糖注射液 250ml 2 瓶，左氧氟沙星注射液 0.1g×2ml 4 支，0.9% 氯化钠注射液 250ml 2 瓶，病毒唑注射液 0.1g 10 支。

处方 3

诊断：感冒，5 岁。

用药：阿奇霉素颗粒 0.25×3 袋 2 盒 sig：0.25 bid 。

处方 4

诊断：慢性前列腺炎。

用药：阿奇霉素颗粒 0.25×3 袋 7 盒 sig：0.75 qd 。

处方 5

诊断：药物疹。

用药：赛庚啶片 2mg×18 片，扑尔敏片 4mg×18 片，强的松片 5mg×18 片。

处方 6

诊断：流行性感冒。

用药：维 C 银翘片 24 片×1 盒，复方氨酚烷胺胶囊。

处方 7

诊断：2 型糖尿病。

用药：瑞格列奈片 1mg，3 次/天；格列齐特缓释片 60mg，1 次/天。

处方 8

诊断：肺炎。

用药：注射用青霉素钠 160 万 U，12 支，sig：640 万 U ivgtt qd ；5% 葡萄糖注射液 250ml 3 瓶，

sig：250ml ivgtt qd。

处方 9

诊断：神经痛。

用药：消炎痛 25mg×30 片，维生素 B_6 片 10mg×100 片，维生素 B_1 片 10mg×100 片，强的松片 5mg×50 片。

处方 10

诊断：急性肠炎。

处方：蒙脱石散 3g×10 袋，1 盒 sig 3g tid，左氧氟沙星胶囊 0.1g×12 片，1 盒 sig 0.2g bid。

处方 11

诊断：角膜炎。

处方：聚肌胞注射液 2ml×4 支，病毒唑注射液 0.1×2 支，奈替米星注射液 0.1×2 支，利多卡因注射液 5ml×2 支，左氧氟沙星眼药水 2 支，阿昔洛韦眼药水 2 支，复方托品酰胺眼药水 1 支，维生素 C 片 0.1×100 片 1 瓶。

处方 12

诊断：胃炎。

处方：法莫替丁片 20mg×24 片 1 盒，熊去氧胆酸片 50mg×30 片×2 瓶，头孢克洛片 0.375×6 片×2 盒。

处方 13

诊断：支气管。

处方：0.9% 氯化钠注射液 250ml×3 瓶，头孢唑啉注射液 0.5×30 支，阿奇霉素分散片 0.25×6 片 2 盒。

处方 14

诊断：儿童，2 岁，上呼吸道感染。

处方：头孢呋辛酯片。

处方 15

诊断：患者有磺胺类药物过敏史。

处方：寿比山。

【实训评价】

教师根据学生点评情况实施评价。

【实训讨论】

如何判断处方点评结果，不合理处方主要有哪些类型？

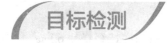目标检测

答案解析

一、A 型题（最佳选择题）

1. 处方的组成包括（　　）

  A. 前记、主体、正文   B. 前记、主体、后记   C. 前记、正文、后记

  D. 前记、主体、附录   E. 前记、正文、附录

2. 调剂的步骤正确的是（　　）

  A. 收方、审查处方、调配处方、包装贴标签、发药

  B. 收方、审查处方、调配处方、核对处方、发药

  C. 收方、调配处方、核对处方、发药

  D. 收方、调配处方、包装贴标签、核对处方、发药

  E. 收方、审查处方、调配处方、包装贴标签、核对处方、发药

3. 下列关于医疗机构制剂的说法不正确的是（　　）

  A. 必须按照规定进行质量检验

  B. 凭医师处方在本医疗机构内使用

  C. 不得零售

  D. 市场上已有供应的品种不得作为医疗机构制剂申报

  E. 由国家药品监督管理局批准，发给《医疗机构制剂注册批件》及批准文号

4. 根据《处方管理办法》，具有调剂资格的人员是（　　）

  A. 执业医师   B. 执业助理医师   C. 护士

  D. 药师   E. 药士

5. 处方开具后的有效期为（　　）

  A. 当日   B. 2 日   C. 3 日

  D. 5 日   E. 7 日

6. 处方保存期满后，经（　　）批准、登记备案，方可销毁

  A. 药师   B. 药剂科主任

  C. 医疗机构主要负责人   D. 护士

  E. 医师

7. 选出下列属于处方点评中用药不适宜的情形（　　）

  A. 处方前记、正文、后记内容缺项

  B. 西药、中成药与中药饮片未分别开具处方

  C. 重复给药

  D. 无适应症用药

  E. 无正当理由为同一患者同时开具两种以上药理作用相同的药物

8. 医疗机构的药品购进记录保存时间不得少于（　　）

  A. 二年   B. 三年   C. 四年

  D. 五年   E. 六年

9. 临床药学是研究药物防病治疗的（　　）

  A. 经济性和合理性   B. 有效性和合理性   C. 适当性和有效性

  D. 安全性和合理性   E. 社会性和经济性

10. 药师在接受护士咨询时，应重点关注的内容是（　　）

A. 药品经济学知识

B. 药物制剂的等效性

C. 药品的生产厂商和批号

D. 注射剂的配制和滴注速度

E. 药品在人体内的药动学参数

二、B 型题（配伍选择题）

（11～12 题共用备选答案）

A. 白色　　　　　　　B. 淡黄色　　　　　　C. 淡红色

D. 淡绿色　　　　　　E. 淡蓝色

11. 儿科处方的印刷用纸为（　　）

12. 第二类精神药品处方的印刷用纸为（　　）

（13～14 题共用备选答案）

A. 1 年　　　　　　　B. 2 年　　　　　　　C. 3 年

D. 4 年　　　　　　　E. 5 年

13. 根据《处方管理办法》规定，普通处方保存期限为（　　）

14. 根据《处方管理办法》规定，麻醉药品处方保存期限为（　　）

三、X 型题（多项选择题）

15. 根据《处方管理办法》，下列符合处方书写规则的是（　　）

A. 每张处方不得超过 5 种药品

B. 西药和中成药可以分别开具处方，也可以开具一张处方，中药饮片应当单独开具处方

C. 药品名称应当使用规范的中文名称书写，没有中文名称的可以使用规范的英文名称书写

D. 药品用法用量应当按照药品说明书规定的常规用法用量使用，特殊情况需要超剂量使用时，应当注明原因并再次签名

E. 处方医师的签名式样和专用签章应当与院内药学部门留样备查的式样相一致，不得任意改动，否则应当重新登记留样备案

16. 《处方管理办法》规定，医疗机构不得限制门诊就诊人员持处方到药品零售药店购买（　　）

A. 麻醉药品　　　　　　　　　　B. 医疗用毒性药品

C. 儿科处方的药品　　　　　　　D. 用于治疗高血压的药品

E. 抗生素

17. 根据《医院处方点评管理规范（试行）》，下列应当判定为用药不适宜处方的有（　　）

A. 药品剂型或给药途径不适宜的

B. 无正当理由不首选国家基本药物的

C. 联合用药不适宜的

D. 重复给药的

E. 有配伍禁忌或者不良相互作用的

18. 执业药师或药师在调配医师处方时必须（　　）

A. 对医师处方进行审核、签字后方可依据处方正确调配、销售药品

B. 对处方不得擅自更改或代用

C. 在保证药品疗效的前提下可以用便宜的药品替代价高的药品

D. 对有配伍禁忌或超剂量的处方,拒绝调配、销售

E. 必要时,经处方医师更正或重新签字,方可调配、销售

19. 医师开具处方和药师调剂处方应当遵循的原则是（　　）

A. 安全　　　　　　　　B. 有效　　　　　　　　C. 适当

D. 经济　　　　　　　　E. 方便

20. 药学服务的对象包括（　　）

A. 用药周期长的慢性病患者,或需长期或终身用药者

B. 病情和用药复杂,患有多种疾病,需同时合并应用多种药品者

C. 特殊人群,如特殊体质者、肝肾功能不全者、过敏体质者、小儿、老年人、妊娠及哺乳期妇女、血液透析者、听障、视障人士等

D. 用药效果不佳,需要重新选择药品或调整用药方案、剂量、方法者

E. 用药后易出现明显的药品不良反应者

书网融合……

知识回顾　　　　　　微课　　　　　　习题

（王明军　舒　阳）

参考文献

［1］胡颖廉.中国药品安全治理现代化［M］.北京：中国医药科技出版社，2017.

［2］邵蓉.中国药事法理论与实务［M］.3版.北京：中国医药科技出版社，2019.

［3］史录文.国家药物政策与基本药物制度—管理与实践［M］.北京：人民卫生出版社，2020.

［4］张琳琳，侯沧.药事管理与法规［M］.2版.北京：中国医药科技出版社，2019.

［5］万仁甫.药事管理与法规［M］.3版.北京：人民卫生出版社，2018.

［6］沈力，吴美香.药事管理与法规［M］.3版.北京：中国医药科技出版社，2017.

［7］国家药品监督管理局执业药师资格认证中心.药事管理与法规［M］.8版.北京：中国医药科技出版社，2021.

［8］杨世民.药事管理学［M］.6版.北京：人民卫生出版社，2018.

［9］李洁玉，杨冬梅，卞晓霞.药事管理与法规［M］.北京：高等教育出版社，2019.

［10］杨世民.药事管理学［M］.北京：人民卫生出版社，2016.

［11］李淑霞.药事管理学［M］.7版.济南：山东人民出版社，2020.

［12］何思煌，罗文华.GMP实务教程［M］.北京：中国医药科技出版社，2017.

［13］巩海涛，蒋琳，边虹铮.药事管理与法规［M］.北京：世界图书出版社，2020.